A Brief History of Fractures

骨折简史

梅炯 ——— 编著

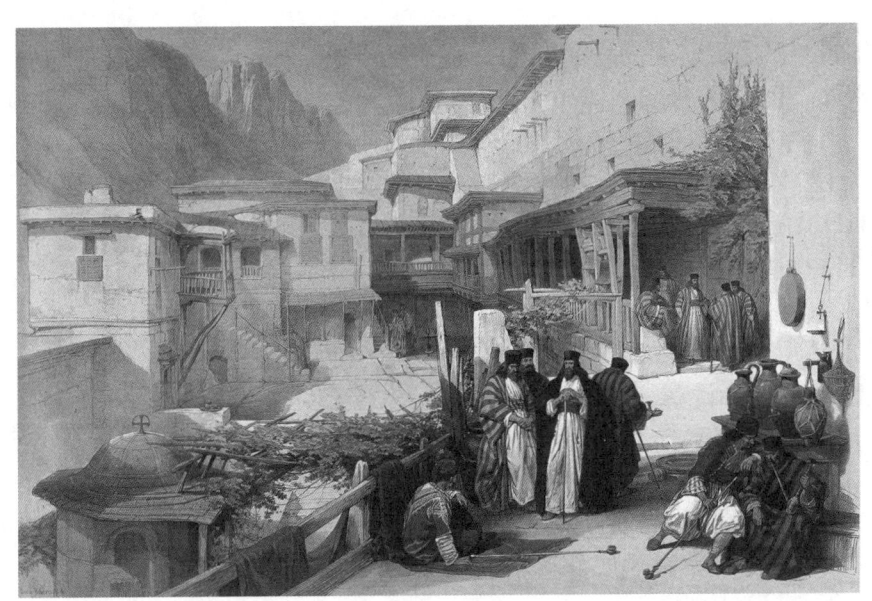

上海科技教育出版社

图书在版编目(CIP)数据

骨折简史 / 梅炯编著. -- 上海：上海科技教育出版社, 2025.8. -- ISBN 978-7-5428-8455-8

Ⅰ. R683-09

中国国家版本馆CIP数据核字第2025YS3807号

责任编辑　匡志强　周彦呈
装帧设计　杨　静

GUZHE JIANSHI

骨折简史

梅炯　编著

出版发行　上海科技教育出版社有限公司
　　　　　(上海市闵行区号景路159弄A座8楼　邮政编码201101)
网　　址　www.sste.com　　www.ewen.co
经　　销　各地新华书店
印　　刷　上海颛辉印刷厂有限公司
开　　本　720×1000　1/16
印　　张　21.25
版　　次　2025年8月第1版
印　　次　2025年8月第1次印刷
书　　号　ISBN 978-7-5428-8455-8/R·505
定　　价　88.00元

前 言

从原始部落的巫医祝祷到现代手术室的无影灯光,从考古出土的古埃及木制夹板到毫米级精度的当代手术机器人,人类与伤病抗争的漫长历程,汇集了无数先驱的智慧、匠人的巧思与医者的仁心。骨折诊疗的历史,远不止技术的迭代,更是一部浸透生命尊严与人性光辉的温情长卷。

在美索不达米亚的泥版楔形文字中,在殷墟的甲骨卜辞里,都映照出巫医不分的时代里,远古先民对生命的敬畏。当人类开始挣脱神秘主义的桎梏,尼罗河畔的莎草医书、希波克拉底的传世文稿,还有东方医者撰就的《妙闻集》和《黄帝内经》,共同标记着伤病诊疗在经验积累中,悄然迎来了理性思考的曙光。

本书聚焦骨折诊疗技术的发展脉络,围绕不同历史阶段具有代表性的治疗技术及其推动者,从文献的字里行间,探寻当时社会、群体与个体间的相互影响。我们能看见中世纪修道院中萌发的科技微光,感受文艺复兴时代人文与科学的蓄力迸发;也能见证传统骨折诊疗经典被逐步突破的轨迹,体察传统"正骨师"在科技浪潮中被迫转型的无奈。雕塑家手中的石膏走进战地医院,是冷兵器退场后创伤类型剧变的需要;而X线显现的伦琴夫人的手指,不仅开启了骨折诊疗标准化的革新,还让患者得以将X线片作为"呈堂证供",悄然重塑着医患间的信任逻辑……

约翰·雷亚·巴顿的首例骨折内固定手术失败了,伯恩哈德·冯·朗根贝克的首例股骨颈骨折内固定手术也失败了。这些超前尝试的背后,技术狂想与伦理约束的角力,至今仍在叩问医者的初心。直到约瑟夫·李斯特接纳了路易斯·巴斯德的理论,开创现代外科无菌技术,才为那些满怀英雄主义情结的"蛮干者"撑起了保护伞。自此,无数开放性骨折患者方得以摆脱截肢厄运,不再遭遇诸如安布鲁瓦兹·帕雷与珀西瓦尔·波特医生的抉择困境——他们曾经替无数的此类患者果断选择了截肢,而当自己也成为开放性骨折患者时,却为自己选择了截然不同的保肢治疗。

伴随20世纪工业革命的洪流,从不锈钢到钛合金的材料演进,从AO学派加压内固定理念到数字技术的全面渗透,骨科诊疗的理论与实践迎来了颠覆性变革:虚拟现实构建的全息解剖模型,让年轻医生得以在数字空间锤炼技艺;3D打印技术不仅重塑个性化支具,更让定制化的骨组织替代材料触手可及;手术机器人的机械臂突破人类精度极限,在复杂骨折的微创修复中创造奇迹;循证医学与加速康复外科理念的兴起,促使大规模临床研究取代经验直觉,让个性化治疗方案在数据支撑下愈发精准;微创操作与多学科协作的普及,使患者得以从术前准备到术后康复全程置身于人文关怀之中。

谨以本书献给所有在无影灯下执着的灵魂。当您翻阅这些被岁月包浆的技术细节,或许会从百余年前医生的临床总结中,看见自己昨日在急诊室手足无措的影子;或许会在某些看似荒诞的描述中,捕捉到明日创新的灵感火花。过去的故事永远不会落幕,其脉络仍在延续拓展——我们当下拥抱的新概念,未必就是终极"真理";今日的"新知",终将成为后人眼中的"传统"。这份对知识演进的清醒认知,尤为可贵,也是一位理性医者应有的觉悟。

医学的进步,永远始于对生命的敬畏,成于对现状的挑战,而终于对人性温度的永恒守望。

梅 炯

2024年11月7日

目　录

001　序　章　人类早期对骨折的认知
031　第一章　不同部位骨折的诊疗
056　第二章　夹板、支具与石膏
086　第三章　牵引技术与外固定支架
138　第四章　骨折内固定技术的发展
184　第五章　骨折冠名术语的时代解读
237　第六章　影像诊断技术革命
260　第七章　循证医学与加速康复外科
279　第八章　骨科数字技术与手术机器人

291　参考文献
304　引用图片说明
311　骨折诊疗大事记
316　人名译名对照
325　后记

许多东西没有创建人,或者没有确切的起始日期,
却只是在成长,缓慢地、悄无声息地产生,
没有明确的记录。

美国中世纪史学家查尔斯·霍默·哈斯金斯
(Charles Homer Haskins, 1870—1937)

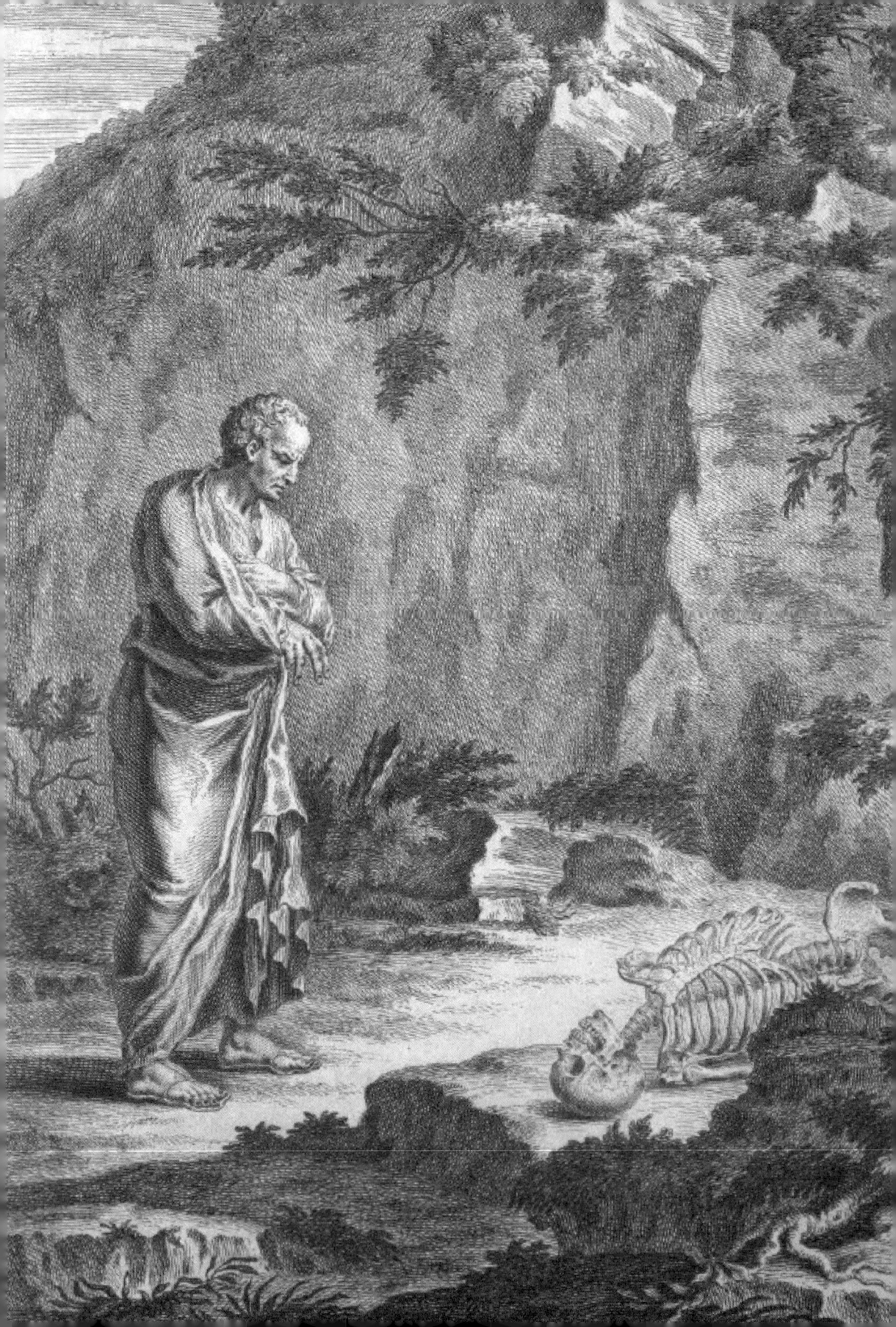

序章
人类早期对骨折的认知

考古与古代文献中的骨折记录

在考古研究中,分子人类学家认为人类的祖先最早生活在20万年前的非洲,其后逐渐向其他地区扩散并出现现代人类。在恶劣的自然条件下,远古人类的生活充满着各种不确定因素,或是自然灾害,或是部落间的冲突,或是在狩猎和采集过程中的意外损伤,轻则造成批量的伤残,重则发生群体性死亡。在考古发现的远古人类的遗骸上,种种病损痕迹依旧可见,有骨折,也有骨膜炎、骨坏死和骨发育异常等。在东非考古发现的"人类之母"露西(Lucy)便是由于高处坠落导致全身多处骨折而死亡。

对古人类骨折的研究,只能依靠检测考古出土的骸骨化石,或者观察分析浮雕、铭文、壁画和木乃伊等,研究方法和古生物学的研究方法很相似。著名解剖学家和人类学家格拉夫顿·埃利奥特·史密斯(下称G.E.史密斯;1871—1937)爵士在该研究领域做了大量工作。1900年他在开罗大学任医学院解剖学主任,参加了一系列考古研究,如底比斯附近的陵墓谷和努比亚墓地等,研究了包括很多木乃伊在内的上千具古人类尸体,对古埃及文明相关的木乃伊制作技术、安葬仪式,还有木制、石制及较为复杂的石室坟墓和金字塔也进行了大量研究。1914年他在曼彻斯特大学任解剖学主任,对木乃伊进行了X线研究。其间他受邀到悉尼大学访问,举办了"古代埃及和文明的曙光"的专场讲座,并有机会考察了3具托雷斯海峡岛人的木乃伊。

在出土的古埃及前王朝时期到公元前6世纪的波斯王朝时期的骨骼标本及木乃伊标本中,G.E.史密斯发现了大量的骨折标本,还有类似于骨结核、类风湿关节

人物

格拉夫顿·埃利奥特·史密斯

(Grafton Elliot Smith,1871—1937)

史密斯于1871年出生在澳大利亚新南威尔士镇的格拉夫顿,他的名字就是取自这个地名。其父亲来自英国剑桥。史密斯对科学的最早兴趣来自于10岁时父亲送给他的一本关于生理学的小册子,这促使他去悉尼大学医学院学习解剖学和医学。这也为他日后的人类学研究奠定了基础。

1893年大学毕业后,史密斯在伦敦的圣玛丽医院任外科医生,并先后在悉尼大学(1894)、剑桥大学圣约翰学院(1896)、英国皇家外科学院(1899)研究大脑的进化。1900年开始他先后在开罗大学和曼彻斯特大学研究古埃及文明,并出版重要著作《古埃及人及其对欧洲文明的影响》及《木乃伊地理分布的意义——人类的移民和某些习俗、信仰的研究》。

第一次世界大战期间,史密斯跟随英国著名人类学家威廉·哈尔斯·里弗斯(1864—1922)一起研究文化人类学,继续研究古埃及文明对亚洲、大洋洲和美洲的影响。1919年,史密斯在伦敦大学任解剖学主任。1924年,史密斯发表了《大象和人类学家》《人类的进化》等系列著作;次年他受邀担任悉尼大学人类学学科带头人。

1930年,史密斯到中国考察了中国猿人,回国后在伦敦大学做了"关于北京猿人之意义"的报告,同年出版《人类史》。1932年史密斯出版了他最后一本著作《文化的传播》后,因卒中而终止研究。最终他在1937年的新年去世。

炎和疑似氟中毒的骨骼标本。

他发现,骨折是古埃及骨骼标本中常见的病损,其中以左侧尺骨骨折为多见。这种骨折多见于突然面对暴力打击,伤者举手遮挡保护头面部时被棍棒直接打击所致,这在现在的骨科临床工作中有时也能看到。此外,标本中颅骨骨折也很常见,说明战争可能是当时重要的损伤原因。G.E.史密斯在古埃及骨骼标本中也发现有髋部和股骨骨折的例子,还有可能和建筑工人坠落伤有关的脊柱骨折例子。

古代医学对骨折的认识与治疗方法也体现在出土文献所记载医学资料中。如我国殷墟发现的甲骨文中记载有骨科疾病及治病方法,马王堆汉墓出土的医学方书也有不少与骨折有关;在古埃及地区发现有大量莎草纸文献,如《史密斯外科纸草书》(Edwin Smith Surgical Papyrus)、《埃伯斯纸草书》(Ebers Papyrus)、《卡洪妇科纸草书》(Kahun Papyrus)等,分别记载有古埃及医生内、外、妇、儿各科的医疗技术和卫生防疫方法,其中《史密斯外科纸草书》是古埃及医学中对骨科诊疗记录最全面的文献。

1862年,一伙盗墓贼在埃及底比斯古城(位于今天埃及的卢克索)一座岩石墓中发现了一卷莎草纸文稿,长4.68米,宽约32厘米,由于文稿有残缺,原来的完整版长度可能达5米。盗墓贼将文稿卖给了美国的埃及学家埃德温·史密斯(1822—1906),由此被后世称为《史密斯外科纸草书》(图0-1-1)。虽然该文稿上没有作者名字,但据推测可能是古埃及第三王朝宰相伊姆霍特普的作品。[1]

通常认为,伊姆霍特普是约公元前2800年左塞尔国王的宰相,他在萨卡拉设计了宏伟的阶梯金字塔,并指挥成千上万的工人参与建造。有

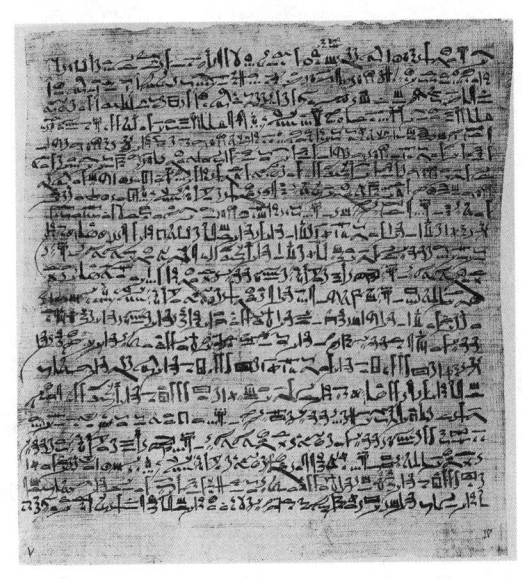

图0-1-1 《史密斯外科纸草书》病例9—病例12

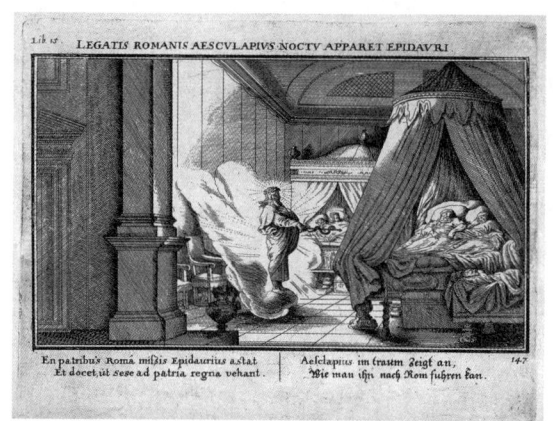 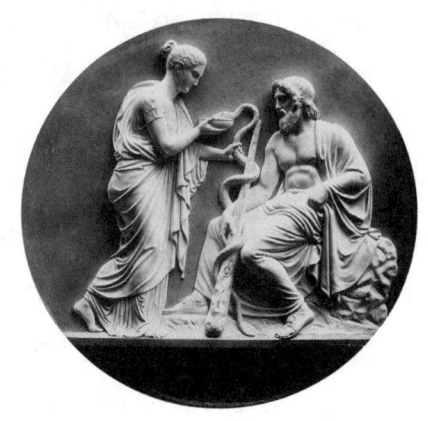

图0-1-2　医神阿斯克勒庇俄斯（左-蚀刻画）；医神及其女儿健康女神许革娅（右-轻浮雕）

人说他被希腊人神化了，希腊人认为他是医神阿斯克勒庇俄斯（图0-1-2）的化身，也有人说他就是一个文盲农民，或是一名建设金字塔的工人。无论传说是什么，抑或他是不是作者，这本莎草纸文稿都被确定是迄今为止最古老的外科著作。

当然，这些幸存的莎草纸文稿肯定不是原始版本，而是被反复抄写流传、时间跨度超过了千年的版本，而且是"下肢创伤"部分佚失的残本。文稿收集了48个临床记录案例，编排顺序是从"头部创伤"开始，然后按人体结构从上到下记载有面部、颈部、锁骨、上臂和胸骨的损伤；在每组案例中，又按损伤部位从浅到深编排。每个病例都有"标题""检查"和"治疗"三个部分，有的病例带有附加注释。文稿中共有33例骨关节创伤，12例头部、面部、颈部或胸部的新鲜伤。[1-2]

包括《史密斯外科纸草书》在内，诸多古埃及医学莎草纸文献为人类医学宝库留下了一份珍贵的遗产。这些医学莎草纸文献充分体现了古埃及医学的发达，尤其是在外科学领域（这可能与古埃及制作木乃伊有一定关系）。古埃及医学对地中海地区的医学影响巨大。公元前6世纪前后，一直有许多希腊人、犹太人、腓尼基人、波斯人前往埃及希利俄波利斯（Heliopolis，希腊语中"太阳城"之义）学习医学。古希腊著名的哲学家泰勒斯、毕达哥拉斯，历史学家希罗多德，医圣希波克拉底（公元前460—前377）都曾来埃及游学。由于古埃及多次被外族征服，古埃及文化（包括医学）也逐渐以各种形式汇入多个外族文化中。由此说古埃及的医学是现代西方医学之源毫不为过,欧洲和西亚大部分地区的医学都源于埃及,并长期完整地保留了古埃及的医学形式。后世还有较多希腊语、拉丁语、阿拉伯语的医学著作传承了古埃及医学,书中的药物几乎全部来自古埃及医学莎草纸文献,那些药物不仅保留了原名,还保留着古埃及人赋予它们的属性和传说,包括那些医学莎草纸文献中的术语和书尾题记。这些在"西方医学之父"希波克拉底及其崇拜者的著作中均有体现。

希波克拉底无疑是古希腊医学之集大成者,他在外科手术的大胆和成功方面远远超过了他的前辈和同时代的医生,他的著作《头部创伤》(*De Capitis Vulneribus*)描述了在进行头部手术时须重视颅骨缝线的鉴别,并叙述了诊治过程的情形。

可以肯定的是希波克拉底在生前就已经声名远扬,他通过广收学生、创立科斯医学学派扩大了其医术的传播和影响范围。有学者认为,"希波克拉底"一词在医学史上有两层含义:一是指科斯岛医生希波克拉底其人;二是指归于希波克拉底名下的60多篇医学文献的合集——《希波克拉底文集》(*Hippocratic Corpus*)。《希波克拉底文集》汇集了公元前420—前370年许多学者的文章。那时的医疗手段多以饮食和生活调理为基础,使用来自古埃及的药物是最受欢迎的治疗方法,外科手术往往是最后迫不得已的选择。古希腊医生已经认识到用酒擦洗可以减轻手术中的感染,对骨折、关节脱位、头部外伤等的治疗似乎有些接近现代医学方法,但其中更详尽的解剖学叙述很少。

希波克拉底时代的医学认为健康是平衡的表现,而疾病是失衡的结果。这与我国传统医学中的阴阳平衡观不谋而合。这种平衡有时是指自然环境的平衡(所谓天人合一),有时指体内液体的平衡,有时指"能量"(如气与血)的平衡。希波克拉底医学之所以被视为现代医学的先导,在于其还原了医学的本质,用理性的、来源于自然的思考来面对人类的健康,不再将疾病视为一种超自然现象。直到现在,每当有新的医学理论风行,"回归希波克拉底主义"就成为"回归理性"的代名词。第二次世界大战前后,在越来越多的医生只关注实验室检查结果时,曾兴起一阵"新希波克拉底运动"(neo-Hippocratic),再度提起希波克拉底的临床实践价值,强调临床观察的重要性。

人物

希波克拉底

(Hippocrates,公元前460—前377)

关于希波克拉底的生平,比较可信的是2世纪古希腊医生以弗所的索拉努斯(98—138)的《希波克拉底传》(Life of Hippocrates)。希波克拉底的崇拜者克劳迪乌斯·盖伦(129—199)根据《希波克拉底文集》写下了大量评论作品,并记录了许多关于希波克拉底的故事。如今难以对每一个故事的真伪都能达成共识,但通过一些史料的相互印证,关于希波克拉底的家庭背景和生活轨迹,还是可以推测出一鳞半爪的信息。

希波克拉底出生在希腊的科斯岛,成长于一个贵族家庭(也是一个医学世家)。据称其家族是医神阿斯克勒庇俄斯的后裔,在荷马的《伊利亚特》中,阿斯克勒庇俄斯的医术是从半人马喀戎处学来的,并将医术传给他的两个儿子马卡昂和波达利里奥斯。他们都作为军医随希腊联军征战特洛伊,最后战乱使得他们的子孙流散到三个地方——科斯岛、克尼多斯岛和罗德岛。自罗德岛的子孙绝嗣后,只有科斯岛和克尼多斯岛的后代将家族的医术继承下来。

在家乡科斯岛度过一段时间后,最晚在约公元前416年,希波克拉底已经在塞萨利定居。关于希波克拉底离开科斯岛的原因有三个版本。其中一个传说是希波克拉底销毁了科斯岛阿斯克勒庇俄斯神庙中的医疗档案,这种说法是从希腊化时期流传下来的,说明罗马时代之前就存在反希波克拉底的运动,以及对希腊医生的不信任。索拉努斯则认为希波克拉底离开科斯岛去塞萨利是因为一个梦的指引,这原因有些牵强。为了获取新的患者来源可能是更好的解释。在古希腊,游医是一种社会存在,医生在几个城市间流动行医,这种现象在古代几乎所有的国家或地区,包括中国,都是一种职业常态。他们或在走街串巷中谋取生计,或从一个家庭被召唤到另一个家庭。

关于希波克拉底的死亡也是众说纷纭,有的说他死于塞萨利,有的说他卒于家乡。关于具体的死亡时间也无从考证,有的人认为他享年85岁,有的说他享年90岁,更有说他享寿逾百。

与希波克拉底差不多同时期的妙闻,是古印度重要的外科学家(图0-1-3),其所著《妙闻集》(Susruta Samhita)一书被后世认为代表了当时世界上最先进的外科水平,其中对骨科医学的认识也非常详细。P. K.杜拉斯瓦米(1912—1974)对《妙闻集》颇有研究,他整理了书中的内容,并于1971年发表在《骨科临床与相关研究》(Clinical Orthopaedics and Related Research)杂志中,名为《印度5000年骨科》(5000 Years of Orthopaedics in India)。

《妙闻集》中记载了许多解剖学内容,为后世了解公元前5世纪前后的人体解剖知识提供了参考。那时的解剖是将尸体埋在河床下后,通过不断地刮除腐烂组织来进行解剖学观察。这种解剖方法只适合观察骨骼、肌肉和韧带的结构,其他组织的解剖结构会受损。

妙闻通过解剖观察,总结了人体关节的多种类型,包括铰链、球窝、杯状、冠状("乌鸦嘴"状)等,还描述了滑膜和滑液的存在;同时,他对骨关节的不同病理损伤情况也进行了分类归纳,如将骨折分为螺旋型、斜型、粉碎性、横断型、青枝型、嵌插型、复杂型、裂纹型和关节型,关节脱位分为闭合或开放、骨折脱位、下脱位或不完全脱位、外侧移位、向下移位、复杂脱位和完全脱位,还有软骨变形、管状骨断裂、扁

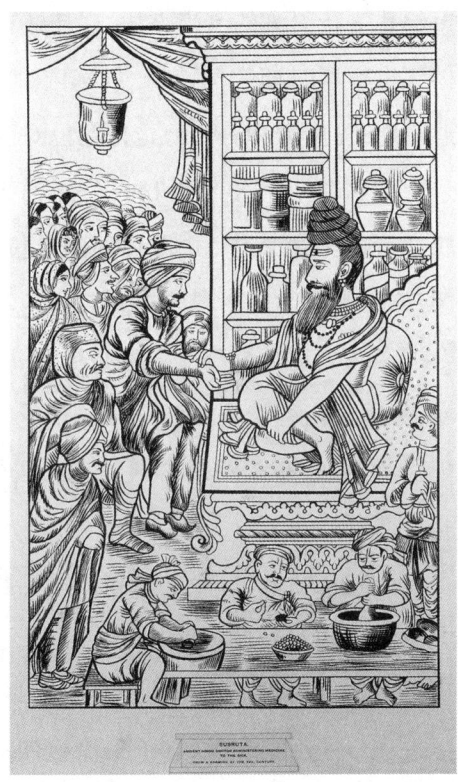

图0-1-3 古印度医神妙闻(钢笔画)

平骨裂纹、小骨破裂等病损。

妙闻还整理了自己治疗骨折的心得，认为骨折患者常出现疼痛、肿胀、骨擦音和功能丧失等症状，并采用夹板固定的方法来进行治疗。其夹板由树皮、竹子或榕树藤蔓制成，并用浸过酥油的布包裹。股骨和胫骨骨折的治疗除了夹板固定外，还需要手法复位和牵引。他观察到儿童骨折一般在1个月内趋于稳定，中年人骨折需要2个月，而老年人骨折需要3个月。如果治疗后骨折部位无痛，肢体无缩短、无形状异常，并且可以自由轻松地活动，说明骨折愈合良好。

他也会对一些复杂骨折采取手术方法治疗，并设计了手术器械、手术床和手术室的清洁消毒方法（当然不是现在意义上的消毒）。妙闻强调外科医生应该尽最大努力使骨折不化脓，因为肌肉、血管和韧带的化脓会使治疗变得困难。此外，《妙闻集》中还特别提到了骨膜下血肿的识别与治疗，其中介绍的甲下血肿通过指甲钻孔进行引流的治疗方法，现在还在应用。[3]

古罗马时期的奥卢斯·科尔内柳斯·塞尔苏斯（约公元前25—公元50）和克劳迪乌斯·盖伦（129—199）是另两位对西方医学理论有重要贡献的学者。

塞尔苏斯于公元前14—公元37年活跃于罗马，出身于贵族。他整理了古希腊学者的大量著作，并将其翻译成拉丁语，编写了一套包括农业、军事、哲学、法律、修辞和医学的百科全书，但最终仅部分医学内容传世，其他均已佚失。其百科全书的医学部分即《论医学》（*De Medicina* 或 *De re Medica*）约写于公元30年，共八卷，大部分内容来自希波克拉底学派的著作。这部书是除《希波克拉底文集》以外现存最早、最有影响的古典拉丁文医籍，有助于我们了解早期亚历山大利亚时期和早期罗马的医学。

《论医学》最后四卷的内容，尤其是第七卷和第八卷，完全是关于外科的，包括大量骨折和脱位的诊治内容。书中可以清楚地看到，自希波克拉底时代以来，外科手术已经取得了长足的进步。塞尔苏斯在希波克拉底的临床观察基础上，做了更进一步的观察和总结，他对炎症四大症状以及脊椎损伤和截瘫的描述都相当详细而准确。

盖伦继承了希波克拉底的许多观点,包括对骨折与关节脱位的治疗方法的讨论。他在希波克拉底"体液说"的基础上提出了"气质"这一概念,用"气质"代替了希波克拉底体液理论中的"人格",形成了4种气质学说,此分类方式在心理学中被沿用至今。除了对疾病的认识,解剖学也是盖伦的标志性成就之一,弥补了希波克拉底对医学的叙述中有所欠缺的部分。

在盖伦生活的年代,人体解剖在罗马是被严格禁止的。他曾解剖多种动物,包括猪、牛、羊、狗、马、狮子、狼、猴、鱼、鸟,甚至大象,因而对比较解剖学(Zootomy)有所了解。他观察了心脏的作用,认识到人体有消化、呼吸和神经等系统,并且对脑和脊髓进行了研究,提出神经起源于脊髓,记述了除第四对脑神经以外的几乎所有脑神经。他特别强调解剖猴子的意义,其解剖学著作中最重要的一书《给初学者的骨骼解剖学》(*De ossibus ad tirones*,该书共16册,其中一度佚失的9—15册最终于1906年找到了阿拉伯文本,并被翻译成了德文)就是基于猴子为主的动物解剖。盖伦认为观察猴子的神经、肌腱的大小和位置,有助于在人体上认识这些组织。

在外科的应用方面,盖伦记述了骨折、脱臼等外伤及钻颅术、截肢术等手术方法,在手术中他应用鸦片作为麻醉剂,并推荐使用薄的肠线,认为这种线不容易腐坏。盖伦的著述中充满了"目的论"的观点,他认为自然界的一切存在都有其意义,"大自然不做徒劳无功的事情"。人体器官及其生理功能也是如此。尽管他的解剖学与生理学认识有不少错误,但还是在其后的千余年中被视为权威。[4]

盖伦自称著有125部书,有250万字之多,由于存放其著作的太平神庙(Temple of Peace)失火,其著作至少有一半被毁。在留存下来的著作中,有83部是他的真笔著作,另有15部是对《希波克拉底文集》的注释,余下的存疑。

阿拉伯帝国的兴起,对古希腊医学理论的保存和传播作出了重要贡献,特别是波斯学者们致力于保留各文明的多种学科文化,包括数学、物理、化学、哲学以及医学,并将其翻译为叙利亚文或希伯来文,又翻译为阿拉伯文(也翻译了印度和中国的医学书籍)。正是因为他们的工作,为后来医学的发展储存了宝贵的资料,

人物

克劳迪乌斯·盖伦
（Claudius Galenus, 129—199）

盖伦出生于小亚细亚的海岸城市帕加马古城（现属于土耳其），时值罗马帝国鼎盛时期的安东尼王朝。父亲是一名著名建筑师。在盖伦眼中，其父性格温和，沉默友善，其母却是个性格急躁，争强好胜的人。"Galen"一词就是安静的意思。帕加马古城是著名的古代文化中心之一，该城的图书馆可与亚历山大利亚图书馆相媲美，藏有大量的羊皮纸文献。城里还有一座著名的阿斯克勒庇俄斯神庙，是治疗和疗养的中心，盖伦曾在此学习过宗教祭祀仪式。

早年的盖伦先后学习过哲学、数学、农业、建筑以及天文学、占星术等，17岁时，他的父亲在梦中受到医神阿斯克勒庇俄斯的"指引"，决定让盖伦去学习医学。20岁时父亲去世后盖伦开始外出游学，在土耳其伊兹密尔、古希腊科林斯和古埃及亚历山大利亚先后学习了12年。157年他返回帕加蒙并在当地的一个角斗士学校当了三四年医生，因此有机会观察和处理各种外伤。多年后，他自豪地说起在角斗士学校当医生时运用的许多"既不同于我的老师们所应用，也未曾在他们的著作中谈过"的诊疗方法。他33岁时开始在罗马行医，由于治愈了一些名人和要人的病，很快便名声大振，并成为马卡斯·奥理里阿斯的御医。这使他有相当多的时间从事医学研究。他经常演讲、表演解剖、开展动物实验，还为皇帝调制解毒药品等，也不停地进行写作，后来甚至回到故乡潜心写作。他的希腊语著作后来大多被译为拉丁语、阿拉伯语、德语、英语等多种语言，从16世纪起相继出版，其中较为标准的版本是由C. G.屈恩于1821—1833年在莱比锡出版的希腊语和拉丁语对照本，共22册。

关于盖伦的生平活动、行踪、工作和写作等经历都有翔实的时间和地点的记载，主要是借助于他本人大量半自传性质的著作，对于自己的活动附有翔实的描述。然而,他的死亡时间却无从查定。有人估计他应当死于210—216年,享年80岁左右。

所以有人如此总结波斯文明的贡献:

> 没有波斯的伊斯兰文明可能只有伊斯兰教,而没有伊斯兰文明的波斯同样会对世界历史影响深远。

在阿拉伯帝国统治时期保留下来的医学著作中,主要是引用和阐述了希波克拉底、盖伦的医学理论和实践,同时也在翻译和阐述过程中默默地对一些存有瑕疵的经典理论进行修订补充,如埃伊纳的保罗(625—690)和阿布尔·卡西斯·扎哈拉维(936—1013)都分别整理了希波克拉底和盖伦的理论,保罗的《医学大全(全七卷)》(*Epitomae medicae libri septem*)以及扎哈拉维的《医学手册》都对阿拉伯医学的发展影响巨大,成为几个世纪以来权威的医学参考书。他们在继承前人方法的同时,也有所创新。如扎哈拉维对骨折的治疗非常像希波克拉底的方法,同样是先仔细包扎,然后再用夹板固定。不过,使用夹板前他提倡的割毒、清洗和让患者保持饥饿都不是古希腊医学所强调的。

没有X线显像的骨折诊断

早期人类对骨折的诊断主要是依靠医生的经验和临床体检,即我国传统医学所说的"手摸心会"。如在我国唐朝的骨伤专著《仙授理伤续断秘方》中,对骨折诊疗的描述:"凡认损处,只须揣摸骨头平正、不平正便可见。凡左右损处,只相度骨缝,仔细捻捺,忖度便见大概……凡骨碎断,须要本处平正如何,大抵骨低是骨不曾损,左右看骨方是。"但这样的方法只能获取是否存在骨折的信息,难以对骨折的形态细节有全面的了解。[5]

西方骨科医生对骨折和关节脱位的鉴别也积累了一些实用的经验。一是检查骨折端的骨擦感(音);二是骨折后存在假关节活动,而关节脱位往往会造成关节不能活动;三是骨折移位后肢体多呈短缩状态,牵引即长,放之即短,而关节脱位后肢体长度往往固定。

"骨擦音"在古埃及的《史密斯外科纸草书》中即有记载,在关于鼻侧复合粉碎性骨折(病例13)、肱骨骨折(病例37)等内容中写道:"如果你检查一个人的……,你会在手指下发现骨折产生的骨擦音。"文稿还描述了存在骨擦音的锁骨骨折、肋骨骨折和开放性肋骨骨折的治疗,并对开放性肋骨骨折所致肺气肿和胸部创伤的骨擦音进行鉴别。基于骨擦音的骨折诊断在后来的医学著作中均有论述。如关于肋骨骨折的骨擦音,荷马的《伊利亚特》,还有后来的希波克拉底均有描述;《妙闻集》中提及骨盆和髋部骨折的骨擦音;阿拉伯医生扎哈拉维也论述了通过畸形、骨端凸出和骨擦音来辨别骨折和脱位的方法。[6]

1575年法国医生安布鲁瓦兹·帕雷(1510—1590)第一次对股骨颈骨折和髋关

人物

安布鲁瓦兹·帕雷

(Ambroise Paré,1510—1590)

帕雷出生在法国北部的拉瓦尔一个理发师世家,靠祖传手艺在巴黎行医并取得了广泛的信誉,最终成为王室的外科医生,先后为四位法国君主服务。

1554年,在法国国王亨利二世的帮助下,他获得了进入巴黎圣科斯马学院学习的机会,这是法国外科医生精英阶层的聚集地,他在此通过相关考核而获得硕士学位,其临床经验在理论知识的加持下得到大幅度提升。帕雷在1567年当选为皇家外科学院院长。1574年,国王亨利三世任命他为首席外科医生和皇家委员会成员,该职位一直保持到1587年。

帕雷是一名杰出而多产的作家,《帕雷著作集》是他引以为傲的最重要的著作,概括了大量的内科和外科知识,引用了古希腊、罗马和阿拉伯医学之经典,其中包括希波克拉底、盖伦等古代学者以及同时代诸多学者的论文。

节脱位作出鉴别诊断,就是依靠骨擦音以及患肢"牵引即长,放之即短"的骨折特征综合判断的结果。

当然,"手摸心会"的经验是离不开人体解剖学的知识的,只有在了解骨骼正常形态的基础上才能发现异常。

人体解剖学的最初繁荣是在古埃及,此后以医学研究为目的的人体解剖在全球都被限制,而现代人体解剖学的萌芽则已是文艺复兴时代的欧洲。

安德烈·维萨里(1514—1564)是现代人体解剖学的先驱,他从学生时代就痴迷于人体解剖学研究,后在帕多瓦大学医学院任解剖老师。他本是盖伦理论的追随者,随着研究的细化与深入,他发现并修正了盖伦解剖学理论的不少错误,编著了《人体之构造》(De humani corporis fabrica libri septem)一书。

被誉为"现代外科之父"的帕雷比维萨里年长4岁,当他第一次阅读《人体之构造》时便对书中的新观点以及精美的插图爱不释手,他更是将它们引用到自己的《帕雷著作集》(Les Oeuvres d'Ambroise Paré)中(图0-2-1)。帕雷还将《人体之构

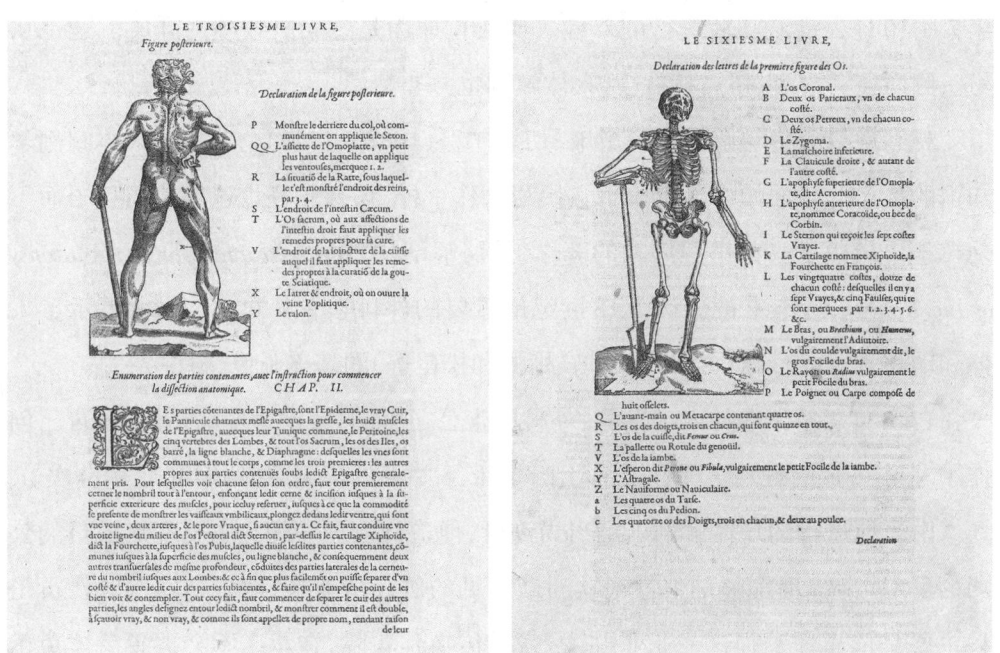

图0-2-1 《帕雷著作集》中与维萨里的解剖图高度相似的解剖图

造》翻译成法语著作,冠名《通用解剖学》(Anatomie Universelle),目的是使那些受教育程度较低、不懂拉丁文的外科医生能够学习掌握解剖学知识,该书在整个17世纪被视为外科医生的必备手册。

帕雷是法国启蒙时代极具影响力的外科医生,他对于外科的贡献不只是某一技术操作,更在于他独立的科学思想,改变了宗教影响下外科领域死板的教条模式,从而影响了整个欧洲。具体到骨科学领域,帕雷针对开放性骨折的治疗以及肩关节脱位、股骨颈骨折等骨关节创伤的治疗经验也堪称经典,并记录了截肢后的幻肢痛,设计了机械假肢以帮助截肢者恢复功能。

帕雷和维萨里有过一次医术交流。他们一起参与法国国王亨利二世(1519—1559)右眼外伤的诊疗。1559年6月30日,亨利二世在一场庆典中参加一个娱乐性的比武赛,对手的木制长矛被折断,木碎片从面罩下进入,扎进了国王的右眼。帕雷等御医从国王眼中取出了大的木碎片,但小碎片未能取出。与此同时,维萨里奉召入宫,并于7月3日到达巴黎。但二人联手依旧未能回天,国王还是于1559年7月10日去世。随后进行的尸检表明死亡原因是感染所致颅内高压。这也从另一侧面证实,在世俗君权社会,人体解剖也并非禁忌。

英国外科医生与解剖学家威廉·切塞尔登(1688—1752)也致力于人体解剖学知识的推广。就像帕雷不用拉丁文撰写著作一样,切塞尔登也选择使用英语而不是拉丁语出版了一部里程碑式的著作《骨骼解剖学》(Osteographia, or the Anatomy of the Bones),这本书被公认为18世纪最重要的外科学专著之一。书中展示了人体和动物骨骼(包括熊、猫、狗、鸵鸟、蜥蜴和松鼠等)的精美画像(图0-2-2)。

1710年切塞尔登加入理发师-外科医生公司,他对解剖学充满热情,还自己创作了一份36页的解剖学课程大纲,用于他私下举办的解剖课,每年讲授3—4次。

由于他进行的尸体解剖未经当局许可,他遭到以理发师为主要高级成员的公司的反对(传统理发师是中世纪欧洲最常见的医疗从业者,战争期间照顾伤员士兵主要是依靠理发师这一职业群体)并被传唤到法院,在承诺不会再犯后才免于受到法律惩罚。由此可见,至少在那个时代,这种非法的人体解剖还是存在的,而

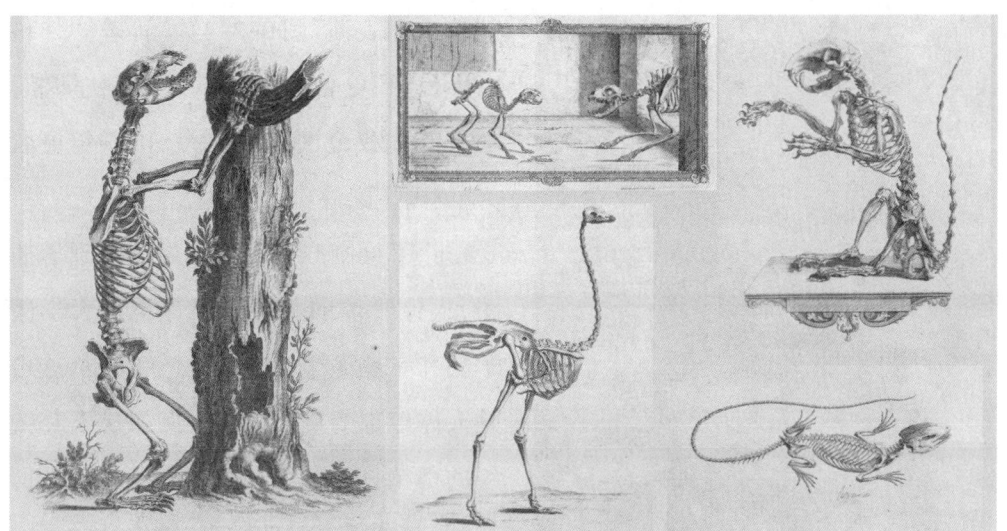

图0-2-2 切塞尔登绘制的动物骨骼解剖图

且被发现后官方的处罚也不那么严厉。

为了自身专业发展,包括切塞尔登在内的一些外科医生筹建"外科医生公司"并于1745年从"理发师-外科医生公司"分离出来,在纽盖特监狱附近建造了一个新的大厅和一个解剖剧院,这样他们就可以在医院之外进行被处决罪犯的尸体解

人物

威廉·切塞尔登

(William Cheselden, 1688—1752)

1688年10月19日,切塞尔登出生于英国莱斯特郡一个富裕之家,从小受古典教育。后在著名外科医生和解剖学家威廉·考伯(1666—1709)开办的解剖学私塾学习。1710年,切塞尔登通过考试取得从事外科手术的资格文凭。4年后,他被选为英国皇家学会的会员。他曾先后在圣托马斯医院和切尔西医院工作。切塞尔登在1729年获得了法国科学院荣誉医生的称号。1732年,他成为法国皇家外科学院的第一位外籍成员。

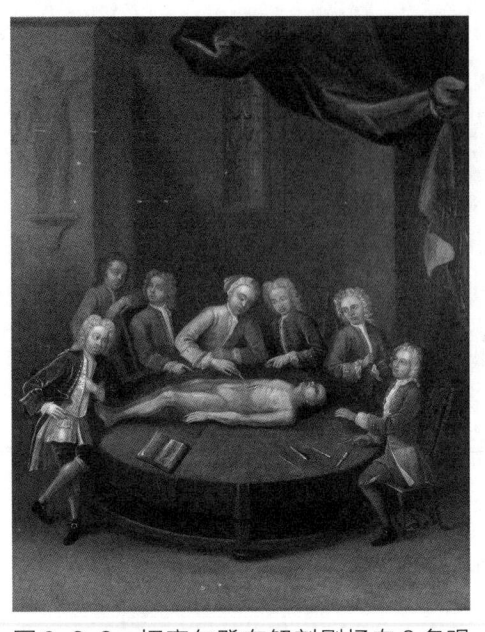

图0-2-3 切塞尔登在解剖剧场向6名观众进行解剖演示的场景

剖教学和表演(图0-2-3)。后来,"外科医生公司"更名为"伦敦皇家外科学院",随着其职权范围继续扩大,1843年更名为"英国皇家外科学院"。

除了绘制准确的人体骨骼解剖学插图,人体骨骼的收藏与保存也是大学医学院和一些医生十分重视的工作。这也是人体解剖的重要内容。例如建于1592年的都柏林圣三一学院就有一个病理博物馆,收藏了大量的骨折、脱位及骨病的骨骼标本,并将标本信息与临床病史编制目录归档以便查阅。这种骨骼标本的收藏对于认识骨折或骨病十分重要,特别是在没有X线检查的年代。比如在讨论股骨颈骨折能否愈合的早期文献中,也常常会提到一些骨科医生是如何从各自收藏的骨骼标本中,观察到股骨颈骨折已经愈合的例子。1934年美国外科医生凯洛格·斯皮德(1879—1955)在《未解决的骨折》(The Unsolved Fracture)一文中就提到,法国杜普依特伦博物馆(Musée Dupuytren)、英国圣彼得医院以及美国的一些博物馆中都收藏有股骨颈骨折愈合的标本。更早一些的例子如阿斯特利·帕斯顿·库珀(下称A. P.库珀;1768—1841)爵士在1823年发表的论文中,记录了43个标本,有的来自医院的收藏室,有的来自个人。1838年,年仅20岁的弗雷德里克·奥德菲尔德·沃德(1818—1877)出版了《人体骨骼学概论》(Outlines of Human Osteology)一书。该书的篇幅不大,但图解十分详细(展示了近200具骨骼标本的比较观察),文字描述也十分准确,记录了许多与其他权威著作中的不同观点。[7]

1856年他完成了《人体骨骼学概论》的第二版。1875年,完成了第三版。从书的前言中可以了解到,至少在沃德所就读的国王学院医院医学院中,学生只要有空就可以自由地去解剖室研究学习,没有时间和标本数量的限制。

此外,1858年美国医生奥尔登·玛琪(1795—1869)在其论文《关于关节囊内股骨颈骨折骨愈合》中说到骨骼标本的来源:

较小的一个标本,编号为884,被当时伦敦医院博物馆的老馆长认作一个股骨颈关节囊内骨折得到骨性愈合的很好的标本。于是(我)几年后在伦敦买下了这标本。[8]

在1895年英国医学会第63届年会上关于股骨颈骨折的讨论,也应用了大量的髋部骨折的干燥骨骼标本。

人体解剖学的发展大大促进了医生对骨折的认识。以对桡骨远端骨折的认识为例,经典的理论都认为这种损伤是"腕关节脱位"。1705年,法国医生让-路易·珀蒂(1674—1750)指出,腕关节创伤性肿胀和移位可以是桡骨远端骨折所致,而不全是传统经典所认为的腕关节脱位。1760年,法国医生克劳德·普托(1724—1775)进一步指出有些腕关节脱位实际上是桡骨远端骨折,并描述其骨折远端碎片往往发生背倾,所以这种骨折在法国至今仍被称为"Pouteau-Colles骨折"。对这些软组织覆盖不多的部位,其骨折单凭临床"手摸心会"得出诊断并不困难。但要像爱尔兰医生亚伯拉罕·科利斯(1773—1843)所描述的那样详细,没有进行尸体解剖和骨骼标本的观察是很难做到的(详见第五章)。1814年科利斯发表论文指出这种损伤的肿胀特点是腕关节前方凹陷,腕关节的底部向后侧倾斜,初看很像腕关节脱位。

同样细致的解剖性描述也出现在"Barton骨折"的研究中。大凡骨科临床医生都会同意,在没有X线的时代,单凭双手的触摸,要将骨折的特征描述得这般详细几乎是不可能的。约翰·雷亚·巴顿(下称J. R.巴顿;1794—1871)在描述骨折的体表特征时似乎更有一种日久年深的细致。

J. R.巴顿在发表论文中对于不涉及关节面的桡骨骨折和尺骨骨折进行了讨论,他提到了很多前人的工作,但没有提及科利斯。他总结这些骨折通常会有几条骨折线延伸到骨骼末端的关节处,因而被误认为是脱位,实际上这是关节外骨

档案

> 巴顿在《腕部重要损伤的观点与治疗方法》一书中对 Barton 骨折有这样的记载:
>
> 简单的手腕扭伤,虽然也会非常肿胀,但肢体多依然保留其自然外形的特征性轮廓,而呈均匀而弥漫的肿胀,手与前臂间的轮廓保持在一条平滑线上,中间没有突兀的骨性隆起。而在关节完全脱位时,骨端重叠会形成巨大隆起和明显的肢体缩短等体征,因此很容易鉴别这两种损伤的性质。
>
> 骨折所导致的最重要的变化在于,桡骨远端的凹状关节面原是与腕骨构成关节的,但由于关节面的脊状边缘部分缺失,通常是一整块骨折碎片发生分离,或是骨质的碎裂塌陷,导致关节面的边缘变成了一个斜面。当桡骨远端的关节面失去其凹状形状,腕骨的压迫和屈指或(和)伸指肌腱的联合作用力,可造成腕关节的脱位。如果是关节面的背侧发生骨折,腕骨带着碎骨块向背侧移位,从而在桡骨背侧形成肿块;而桡骨未受损伤的掌侧末端,就会在掌侧形成圆形光滑的凸起。如果是关节面的前侧发生骨折,未受损的桡骨末端就会在腕背侧凸出,腕骨带着的碎骨片就会在手掌侧形成肿块,从而形成了另一种手臂畸形。[9]

折,并不涉及关节,关节的假性畸形是由于骨折端移位所造成。J. R.巴顿对巴伦·吉约姆·迪皮特朗(1777—1835)男爵将"踝关节骨折与腕关节骨折相类比"的观点进行了否定,J. R.巴顿认为桡骨远端的背侧或掌侧缘骨折与腓骨骨折之间没有任何的相似之处。胫骨远端的内踝骨折虽然包括了踝关节面的一部分,但也不能因此将二者进行类比。他因此认为,按迪皮特朗的观点,在治疗上不会取得成功,只有按照自己的治疗理念,才是简单有效的方法。

但在科利斯和J. R.巴顿的论文中均没有提及他们是否进行过对骨折标本的观察或者做过相应的解剖学观察。

事实上，在中世纪后期关于人体解剖的禁忌已经变得较为宽松。文艺复兴后尸检和人体解剖制度在法律层面也有一些框架，医生可以通过尸体解剖求解自己临床中遇到的疑惑，法国国王亨利二世死后的尸检就是一个很好的例子。

也有一些骨折类型是在常规的尸体解剖中偶然发现的，一些发生在大关节内的小骨折，在没有现在的X线检查的年代，单凭双手体检几乎是不可能发现其骨折形态细节的，如发生在股骨髁冠状面的骨折（Hoffa骨折）以及肱骨小头骨折即是在日常解剖观察中偶然发现，并记录在论文中。

基于临床问题再回到人体解剖寻求答案的例子也不少。1819年法国医生迪皮特朗男爵为了了解踝关节骨折的损伤机制与特点，在大量的尸体上进行了踝关节实验性骨折的观察研究。也有为了解释医生自己的一些疑问所进行的人体解剖学研究。如1879年保罗·费迪南·塞贡（1851—1912）提出的Segond骨折的过程（详见第五章）；还有1869年美国医生爱德华·莫特·莫尔（下称E. M.莫尔；1814—1902）通过解剖与临床比对而发现了形似Colles骨折外观的Moore骨折；1892年法国外科医生保罗·朱尔·蒂洛（1834—1904）为了阐明踝关节损伤在不同受力情况下的骨折特点，他在尸体上进行了细致的解剖学研究，并发现了Tillaux骨折。有的人体解剖学研究还会一次使用大量的尸体。如1965年英国的西蒙·赛维特（1914—1987）和R. G.汤普森在其《股骨头和股骨颈供血动脉的分布和吻合情况》的一项研究中，使用的尸体高达65具。[10]

X线的出现终结了骨折的诊断全靠"手摸心会"的历史，随着科技进步而进一步出现的CT成像和MRI，使得现代医生实现了如神医扁鹊"视见垣一方人。以此视病，尽见五藏症结"的神话。

没有麻醉术和无菌术的骨折治疗

如果把现代外科手术比喻成一个人，那么让他站立和行走的两条腿一定就是麻醉技术和无菌技术。早期的骨折手术对象只限于开放性骨折患者，而对于闭合性骨折,采用恰当的夹板和各种牵引支具才是医生的分内工作。毕竟,开放性骨折是会死人的,如果一个医生因为手术把一个闭合性骨折变成了开发性骨折进而导致患者的死亡,医生要承受的伦理风险和法律风险可想而知。在狄奥多里克(455—526;493—526在位)时期颁布的哥特法律(the Gothic laws)中规定:"如果医生因放血致使绅士受伤,他将被处以100苏的罚款;如果绅士在手术后死亡,医生必须被交给死者的亲属,由他们随意处置。"[11]这些法律在西欧大部分地区一直沿用到11世纪。

1834年,美国费城的外科医生J. R.巴顿首次尝试髌骨骨折内固定手术,患者在术后因切口感染死亡。1858年,也是在没有外科无菌技术理念的背景下,德国外科医生伯恩哈德·冯·朗根贝克(1810—1887)完成了世界第一例股骨颈骨折内固定手术,患者术后死于败血症。当时的巴顿和朗根贝克对他们的骨折内固定手术都没有留下只言片语,此后也没有再做类似的手术,而是在数十年后由他人提起这桩往事。相信他俩对于自己所做的手术一定都有不愿提及的另一面。

从古埃及的莎草纸文献开始一直到中世纪的文献中,开放性骨折这样的复杂骨折往往会致人死亡,或者至少是截肢。在希波克拉底时代,也许古希腊的阳光和土壤更有利于伤员的康复,"如果那些感染破伤风的人没有在4天内死亡,他们就有恢复的希望"[4]114。希波克拉底对开放性骨折有很多尝试,他针对小腿开放性骨折设计了一种外固定支架。

档案

希波克拉底在其文集中介绍了对开放性骨折伤口的处理方法:

在受伤的第3或第4天,大多数患者的病情均会出现加重。所以对伤口的干预,在第2天已经是最后的期限了,此后,所有对伤口的探查以及其他任何可能刺激伤口的事情都应该避免进行。如果有骨折端刺出,不能通过牵引复位,可以通过插入骨折端之间的铁撬来施行;如果是重叠的斜行骨折就不能用撬棒了,可以在骨头上切一个台阶,形成一个稳定的接触。但这必须在第1天和第2天进行，而不是在第3—5天，因为那时干扰会引起炎症或痉挛（破伤风），几乎没有恢复的希望。在第7天后，干预的危害也比较小。[12]

对于开放性骨折伤口的处理，当时比较普遍的方法是应用沥青覆盖或淋葡萄酒。希波克拉底十分反对在伤口两侧绑上绷带，留下伤口部分用于更换各种敷料的方法。这方法有些类似于现在的石膏开窗方法。他认为即使伤口两边健康的组织都包扎好，中间留下间隙必然会出现肿胀和变色。而伤口部位的肿胀会出现伤口边缘外翻，会"排出水样的液体（不是脓液），让伤口变得又热又悸动"，最终得去除所有敷料，然后在完全没有包扎的情况下进行治疗。他主张对于开放性骨折治疗应该像外部没有伤口一样进行治疗，伤口用"沥青蜡膏"覆盖，用宽的绷带重叠包扎，应该避免使用比伤口窄的绷带，因为窄绷带容易形成对肢体的勒扎。敷料每隔一天换一次，使用夹板的时间要比普通骨折推后一些。应该避免普通骨折（或趋于愈合的骨折）转变成为开放性骨折的可能，这种情况往往是由于骨折端从内部刺出或者是由于外部的压迫造成，这类伤口的治疗是相似的。发黑的肌肉或肌腱用"白蜡膏"很容易去除，碎骨随着大量的分泌物排出预示着好结果。

在化脓和新肉（肉芽组织）生长的地方，骨头被清除得更快，因为伤口中新肉的生长通常会刺激骨碎片……多孔的骨头（松质骨）清除比较快，而坚硬的骨头（皮质骨）就比较慢。如果有必要，可以切除凸出的骨头，但这通常并不是很重要，因为完全失去软组织的骨头将不可避免地消失。如果两块断裂的骨头重叠愈合，或者被挤压形成一个"环状隔离骨"，肢体缩短是不可避免的。[12]176-177

这里希波克拉底所说的"环状隔离骨"，是否就是指现在临床上的"肥大性骨不连"表现，目前没有更多的信息进行考证。这些文字可以说明的是他对于开放性骨折的治疗抱有一定的乐观看法，部分患者是可以避免死亡的。

不过希波克拉底也认为一些特殊情况下，截肢手术是有必要实施的。

如果发生坏疽和骨死亡，截肢并不是一件坏事，即使腿的一部分没有了，只要人活下来，很快就会适应。在骨折后的坏疽（缺血性坏死）中，既然已经骨折，就应迅速明确坏死边界使之离断。但在没有骨折的坏疽中，虽然软组织部分会很快死亡，但骨的分离却非常缓慢。在这种情况下，截肢应在坏死组织水平的关节进行，以避免疼痛和休克。软组织的丧失意味着需要较长的时间等待骨骼分离；这些伤口看起来难以治愈，更难以处理，耐心地治疗就足够了，因为不同的伤口决定了不同的愈合进程。……但是，这过程会有继发性出血的危险。[12]361-367

从一些考古证据上看，在希波克拉底以后，对于开放性骨折，常规的骨折治疗应该还是较为普遍的方法。在我国的骨伤科历史上，截肢也从来不是治疗开放性骨折的选项。德国医生约亨·韦伯和伊莎贝尔·雅施-博莱描述了一例1400年前墨洛温王朝（Merovingian Dynasty, 481—751）时期，在德国巴登-符腾堡州的普富林根发掘出一名成年男性的遗骸，死亡年龄为40—60岁，一侧下肢显示为C型Pilon骨折，骨折愈合但伴有多种并发症，包括胫骨骨髓炎伴骨破坏，腓骨骨折缩短约3厘米畸形愈合；腓骨与距骨融合；胫骨远端骨愈合良好伴明显骨折错位（图0-3-1）。从标本状况分析，骨折端应该能够承受人体重量，骨髓炎的程度很轻，这可能是由于经皮瘘管"保持开放"的方式引流的结果。

现代外科之父帕雷和英国外科之父珀西瓦尔·波特（1713—1788）在各自的行医生涯中也治疗过很多开放性骨折，更重要的是他们两人自己也曾是开放性骨折患者。面对自己的骨折，他们两人都没有按照当时的医疗共识去选择"果断截肢以保全生命"，

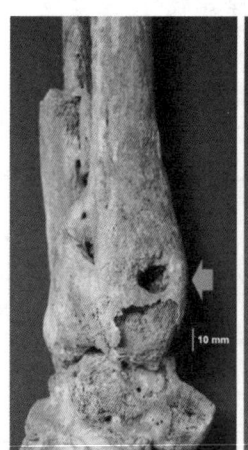
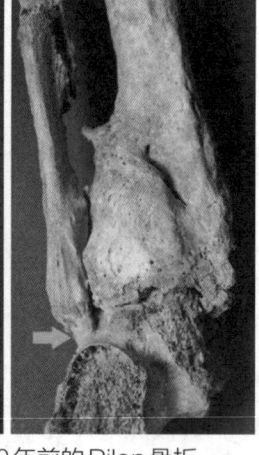

图0-3-1　1400年前的Pilon骨折

并且最终两人都幸运地保全了生命和肢体及功能,骨科史上还因此留下了"Pott骨折"这一术语。

帕雷详细描述了他本人在遭受胫腓骨远端开放性骨折后的治疗过程,其中的治疗方法被认为是自希波克拉底以来治疗开放性骨折之技术精华。1983年《骨科临床与相关研究》杂志还重印了这段经典内容。

当时帕雷和他的同事打算去巴黎附近的邦-霍姆斯镇看望患者。在牵马过河的时候,他的马突然转身踢向帕雷,为了避让,帕雷在后退时摔倒了,其左小腿的2根骨头在踝关节上4指处发生了骨折,骨折端甚至从靴子里刺了出来,疼痛难忍。

> 我的骨头就这样断了,脚也扭向一边,我非常担心这条腿会被切除。我把眼睛和心灵投向天堂,祈求上帝以他仁慈的恩典帮助身处绝境的我。他们立刻把我抬进船,过河后给我换衣服,这个过程真要命啊,刺出的骨端嵌锁在皮肉之外,而抬我的人却束手无策且不知所措。

随后他被抬到附近乡村的小屋内,在伤口敷上了一种当地常用药物,这种药物由蛋清、面粉、烟囱煤灰和新鲜融化的黄油组成。然后帕雷指导他的同事进行骨折复位,用力把下肢牵引拉直。因为皮肤伤口不够大影响了骨折复位,就用剃刀切开一点皮肤,让骨头能在比较轻松的情况下复位。他的同事用手指仔细探查了伤口,去除了完全分离的骨折碎片,还挤出了伤口周围大量的血液,最后用绷带包扎伤口并用夹板固定。主夹板大约3指宽,其他2块夹板约半英尺*长,他们将夹板预弯,使之适合小腿外形并放置在小腿周围;夹板的末端不必那么大,大约1指宽。然后用小布条将夹板和腿捆绑起来(图0-3-2)。

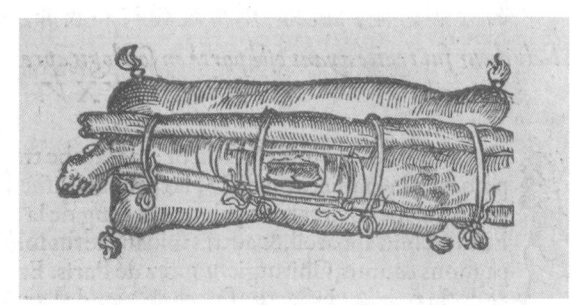

图0-3-2 帕雷小腿开放性骨折夹板

---

* 1英尺≈30.48厘米。

档案

帕雷在《帕雷著作集》中这样描述小腿开放性骨折的治疗过程：

夹板固定后，用亚麻裹成的布枕填充小腿后方和踝关节后方的间隙。然后在小腿两侧，从足跟到腹股沟，用2个稻草束（稻草束中需放置小木棍以增加强度）制成的夹板，使伤肢的一半周径埋入其中，分4个部位绑缚，以防止小腿部左右旋转。然后将其放于伸直位，患肢稍抬高，以预防疼痛、脱位、炎症等不良事故。

在伤口周围及其邻近部位用玫瑰软膏涂抹。这是古人强烈推崇用于骨折的方法，它可以缓解疼痛和预防炎症。它能顺应受伤部位的特点，因为它具有清凉、收敛止血和镇静的功效。玫瑰软膏是由鸡蛋油、玫瑰水、一点醋和白蜡制成的。每天使用一直持续到第6天。

用收敛止血药酒处理过的绑带来进行加压包扎有强化作用。希波克拉底曾特别强调在开放性骨折治疗中保持伤口干燥和排出伤口分泌物的重要性。当伤口干燥时，就用醋-水混合物和醋-玫瑰油混合物交替灌洗。因为当伤口太干燥时会产生疼痛和炎症，湿润时有利于排出分泌物。一些外科医生对这类病例的治疗从头到尾只使用收敛性药物和药膏，不像希波克拉底和盖伦的方法。他们认为，使用收敛剂和软膏，可以闭塞该部位的皮肤毛孔。然而，这会造成局部的烧灼感并伴有严重的瘙痒，并会在皮肤下产生一些浆液、刺激物和病态潮湿，甚至导致溃疡的发生。要记住连续使用这类药物的时间不应超过5—6天。应该用后面描述的药膏来替代这类药物。

从受伤开始我就接受了这种特别的饮食，9天来，我每天只吃1打大马士革李子和6小块面包，喝了1品脱*希波克拉斯酒。在其他时候，我还用开水调铁线蕨糖浆或圣酒。这些都在玻璃瓶或其他饮水容器中混合。有时我会用

---

* 1品脱≈0.473升。

1块桂皮加一点大黄,或者用肥皂栓剂来刺激排便。如果没有排便,会对肾脏产生巨大的负担。

又过了一个月,我才可以在没有支撑的情况下用脚踩地。开始时这很痛苦,因为骨痂连着肌肉。在可以自由运动之前,附着在骨痂上的肌腱和骨膜必须一点点地松动。最后,感谢上帝,我得以完全痊愈且没有任何残疾。[13]

帕雷在文中描述了肢体固定后的感受,他强调了患肢抬高问题,抬得过高或过低都可能会造成骨折端成角。所以小腿后方空隙部位的填充很重要,尤其是膝踝后方。

即使如此,帕雷在伤后第11天还是开始发热,伤口流脓不止(主要发生于晚上睡觉时)。帕雷认为这是因为不能站立造成部分分泌物残留,或一开始就没充分包扎好,导致一些骨折端的碎片不能结合和凝集而发生腐烂,这就是出现脓肿和其他并发症的原因。其伤口有明显的分泌物和肿胀,伤口边缘明显增大,肉芽像海绵一样松弛和潮湿。因为骨折发生移位,不得不拉开伤口重新复位。最终发热持续了7天才停止,部分是归功于引流,部分是归功于大量出汗。

再来看看发生在英国骨科巨匠波特身上的踝关节开放性骨折。

那是1756年1月中旬的一天,波特骑马去看望患者,行至肯特郡从马背上摔了下来,小腿下端发生了开放性骨折,骨端刺出了皮肤。波特当时非常冷静,他明白此时如果盲目地搬动和处置会增加开放性骨折的后续风险,马车上的颠簸也不利于这类骨折的固定。于是他派人到最近的威斯敏斯特市请了两位轿夫,带着木杠来。而他本人则耐心地躺在冰冷的人行道上,直到他们到来。他又令人买了一扇门,并钉在木杠上。然后他就躺在门板上,由轿夫抬着穿过伦敦大桥,送到伦敦圣保罗大教堂附近沃特林街的家中。波特的几位外科同事检查了伤口后,都建议他截肢,这也符合当时公认的治疗理念。波特也很悲观地接受了截肢建议,并准备好了截肢器械。此时他的老师爱德华·诺斯(1701—1761)来看了波特的伤势,认为可尝试保肢,于是在诺斯的主导之下进行了一系列的治疗。治疗结果表明,诺斯的选择是正确的,波特的骨折获得痊愈,没有任何并发症。诺斯对开放性骨折的治疗方法随后也得到进一步的改进,并被广泛应用于开放性复合骨折的治疗,使得此后开放性骨折的截肢率大幅下降。

由此,类似于波特遭受的小腿骨折也被称为"Pott骨折",是指发生于距踝关节近端5—7厘米部位的腓骨远端骨折,伴踝关节骨折脱位。损伤部位包括外侧的腓骨骨折和内侧的三角韧带断裂,距骨向外侧移位,但下胫腓韧带联合完整。波特认为这种类型的骨折脱位很难治疗,需要高超的临床技能,如果治疗不当导致肢体畸形或疼痛则可能需要截肢。

档案

波特在论文《骨折与脱位概述》中对小腿开放性骨折有这样的论述:

踝关节内侧的皮肤裂口是由于胫骨凸出所致,常会造成致命的坏疽,需要及时的截肢来预防。虽然我也见过一些成功治疗的病例,事实上,即使没有伤口,这种骨折的复位及其维持都是极困难的,除非有高超的理论水平和治疗技巧,否则以后往往会产生疼痛和畸形。

由于腓骨骨折,关节囊周围的韧带受到牵拉,维持胫骨末端与距骨、跟骨之间关系的韧带断裂,胫距关节错位,造成足部扭曲,关节周围的肌肉走行方向发生改变,使得骨折与关节的复位十分困难。由于腓骨对踝关节的支撑作用丧失,如何维持复位也成为难题。如果尝试用绷带加压的方法来维持复位,往往会造成踝关节内侧的溃疡,而导致疼痛;溃疡本身又反过来成为这种绷带加压方法不能再继续的原因。一旦关节和骨折的复位不能维持,肢体的残疾就不可避免。[14]

波特因此提出了他的解决办法,既然复位的困难与维持复位的困难,都是由于肌肉的牵拉,那么膝关节适当的屈曲可使小腿肌肉放松,令骨折的复位与维持变得容易。这就是当时著名的"Pott体位"。

波特所处的年代要比帕雷晚200多年，但他对开放性骨折的治疗却要比帕雷悲观很多，即使他本人的开放性骨折治疗取得了成功，在他看来，所有成功的病例也只是侥幸而已。

我说过，复合骨折可以愈合，这只是对少数像我这样的幸运者而言。有的伴有严重的炎症、巨大的脓肿和大量的脓液，这需要外科医生的责任心和技术水平；有时甚至会失去肢体或生命，或者两者皆失。

这种悲观也可能源于他的批判性思维。波特在骨折康复期间还写了一篇论文《论疝气》(*A Treatise on Ruptures*)，批评了当时关于疝气的原因和治疗的错误理论。这也是一篇对外科发展产生深远影响的论文。

和帕雷的开放性骨折不同，波特没有像帕雷那样详细描述自己骨折的治疗方法和过程，比如伤口是如何处理的，骨折是怎样复位和固定的等。但他对这类踝部骨折的研究，如损伤机制和治疗原理等的理论总结，却比帕雷要深入。

1768年波特发表了论文《骨折与脱位概述》(*Some Few General Remarks on Fractures and Dislocations*)，提出关于踝关节骨折的第一个临床分类系统，根据损伤所涉及的骨折数量来描述骨折，将损伤分为单踝、双踝和三踝骨折。这种分类使用方便，具有良好的可靠性，但不能区分骨折的稳定性。

虽然波特的伤口是否化脓不得而知，但帕雷本人是经历了伤口感染的困扰。可以说开放性骨折和外科手术的感染问题一直就是当时的医生不愿面对的难题。他们对开放性骨折患者的截肢又是怎样处理伤口感染问题的？可以肯定，在帕雷和波特之前，医生所面临的问题一定相同或者会更严峻。

医生自己发生开放性骨折不选择截肢，却要求开放性骨折的患者截肢，说明当时医生对于治疗开放性骨折的矛盾心理。虽然没有详细的资料显示当时的小腿开放性骨折患者在截肢术后的死亡率与保肢治疗的死亡率之间有多大的差异，但从19世纪中期英国爱丁堡皇家医院的统计可以看到，在1865年以前，急诊病房中的手术后死亡率为45%；其中截肢手术后的死亡率，爱丁堡皇家医院为43%，格拉斯哥皇家医院为39.1%——截肢手术带来的死亡率颇高。那时候没有外科无菌技术,也没有麻醉技术,选择截肢手术对患者而言是一种"向死而生"的博弈,对医生而言则只有一个"快"字,通过减少手术时间来保障手术得以完成。

传说中18世纪苏格兰医生本杰明·贝尔(1749—1806)可以在6秒内完成大腿截肢。现代军事外科之父,拿破仑的首席外科医生多米尼克·让·拉雷(1766—1842)男爵是现代的军队外科方法以及野战医院和军队救护队制度的开创者,制定了战伤的分类规则。他曾在24小时内完成了200例截肢手术,这意味着他要在不吃、不喝、不拉、不睡的情况下,平均每7分钟完成一个截肢手术。苏格兰医生罗伯特·利斯顿(1794—1847)更是一位把外科手术当作娱乐的人,有文献如此描绘他在手术过程中表演:

> 他身高6英尺2英寸*,穿着酒瓶绿色外套,套着惠灵顿靴子,从血迹斑斑的木板上蹦了出来。他脸上冒着汗,像一个决斗者一样,一面绑着患者,一面对着站在铁栅栏外的走廊里、手握着怀表的学生们高喊"给我计时,先生们,给我计时!"每个人都会见证,他切下的第一刀快如闪电,迅速地与锯骨而产生的刺耳声混杂在一起,形成一种视觉和声音融为一体的场景。为了解放双手,他会把血淋淋的刀放在嘴里用牙咬着。[15]

利斯顿是一位非常善于接受新事物的医生。1846年,美国进行了世界上第一次使用乙醚麻醉剂的手术演示,仅在此后的2个月,利斯顿便在英国进行了欧洲第一例现代乙醚麻醉手术,仅用28秒就锯掉了患者的大腿。在他曾经施行的截肢手术中,因动作幅度经常过大、过快造成意外而被载入史册。一次是他截肢时不小心切掉了患者的睾丸;另一次则是切掉了助手的一根手指,而后又失手划开了前排观众的衬衣,致使这位观众受惊吓,心脏病发作当场死亡,患者最终死于失血过多,而他的助手则死于断指的伤口感染,被戏称为"外科历史上唯一一次死亡率为300%的手术"。

或许对于医生而言,开放性骨折患者本就死亡率高,在截肢术后死亡至少可

---

* 1英寸≈2.54厘米。

以说明医生是尽了力的,但如果患者因为保肢治疗而发生死亡,医生可能会面临医疗延误的诉讼风险,这也许是当时把截肢手术作为治疗开放性骨折的医疗共识之原因之一。

1852年,新罕布什尔州巴恩斯特德镇的萨金特医生被患者约瑟夫·莱顿起诉就是一个代表性的例子。[16]

1850年9月,莱顿从马车上摔下造成踝关节和小腿开放性骨折,萨金特医生处理了他的伤口,并对骨折进行了夹板固定。固定期间出现伤口感染,踝关节上的脓疡间歇性破溃,常有碎骨片流出。直到1852年春,莱顿的伤口愈合,但遗留踝关节僵硬和脚趾下垂畸形,需要使用拐杖才能行走。于是他起诉萨金特医生治疗不当。当地的医生与萨金特医生存在业务竞争,不给萨金特医生作证,甚至2位当地医生成为控方的专家证人。二人在庭审中承认"莱顿在遭受如此严重外伤的情况下难免会影响疗效",但夹板固定位置不恰当也是原因之一,因为他们"从来没有见过骨折无法固定在正确位置的例子"。而萨金特医生的专家证人均来自外地。他们告诉陪审团,开放性骨折是非常严重的损伤,导致截肢的情况并不少见。其中一位证人还说,这种损伤即使是得到更好的治疗也难以获得更好的肢体功能,患者在治疗后还能用自己的脚行走,他应该对此感到高兴。但萨金特医生还是在一审中败诉,陪审团裁定他赔偿1500美元。1853年,萨金特医生上诉至新罕布什尔州最高法院。最高法院的塞缪尔·贝尔(下称S.贝尔;1770—1850)法官指出:

当前的一些案件,是把一些超越法律需求的危险义务强加到了一些专业人士身上,这种倾向很让人畏惧和担忧。应该妥善处理和充分理解所有专业类型的案件。

S.贝尔裁定,医生有必要正确判断自己专业能力,此案中的医生已经预见到了患者的不良结果,并没有夸大自己的工作能力,也没有向患者做出任何保证的暗示。选择医生不当的风险应由雇主(患者)承担。

他(患者)应该拥有选择自己的医生或律师的判断力,如果他作出一个糟糕的选择,或者说他未能选择最恰当的专业人士,那么由自己承担错误选择所带来的不良后果是公正的裁决。

萨金特医生赢得了上诉,并最终达成庭外和解。

实际上,到1835年,对于胫骨和踝关节附近的开放性骨折患者,英国著名的骨科专家A. P.库珀爵士就呼吁摒弃截肢方案,他建议切除碎骨片或者用锯子修平刺出皮外的齿状骨端使骨折易于复位和固定。他的观念改变是否和60年前波特的开放骨折保肢成功有关不得而知。

美国骨科医生哈罗德·布哈尔茨·博伊德(1904—1981)曾说过这样一个故事:

大约在1914年,我9到10岁的时候,亚拉巴马州北部的道路状况很差,还没有路标。有一次去埃尔克伍德村,我们在路口遇到了岔路。我父亲看到路口站着一个人便问道:"到埃尔克伍德该走哪条路?"那人回答:"两条都能到。"父亲又问:"哪条路最近?"对方说:"两条路差不多。"父亲接着问:"哪条路最好走?"那人沉思了很久,然后回答:"先生,跟您说实话吧,不管走哪条路,您过后都会想,还不如走另一条。"所以对一个手术而言,当所有选择都不尽人意时,我们必须考虑放弃手术治疗,以免让患者的情况变得更糟。在各种治疗方法中,手术往往最具吸引力,也最容易被高估。人们通常愿意接受手术,他们的期望往往过高,却很少有人意识到,骨科手术只是漫长康复过程中的一个环节。[17]

医生们在几千年的骨折治疗历程中曾经遇到过的,或者在将来可能遇到的岔路口一定不会少。骨折诊疗的历史是一面棱镜,折射出临床医学的复杂光谱——在每一个技术革命的背后,总会站着几个偏执的灵魂、无数不知名的受试者,以及无数在伦理困境中挣扎的选择。

第一章
不同部位骨折的诊疗

头骨损伤

《史密斯外科纸草书》把颅脑创伤的预后分为三类:一是"可以治疗的疾病",即预后良好;二是"需要尽力治疗的疾病",即预后不确定;三是"无法治疗的疾病",即预后很差[6]6。其中记录的颅脑创伤病例多种多样,包括严重的头部损伤伴复合移位性凹陷颅骨骨折、粉碎凹陷性颅骨骨折合并硬脑膜撕裂、复合性颅骨骨折合并感染等情况,并对部分病例提出了颈部损伤、癫痫等其他病症的可能性。文稿记录了触诊可帮助鉴别不同的颅骨骨折类型。其中一个病例将创伤深部结构描述为"如同熔化的铜所形成的波纹",这是对硬脑膜破裂和"某种物质渗出"(学者尚无法确定其指代的是脑脊液还是脑肿胀)的首次描述;文稿还描述了大脑组织的搏动,并确定了颞骨骨折与单/双侧眼部流血的关联性。其中一个病例患者因伤发热伴随出汗、面红,面部呈哭泣样,头有异味。有学者认为这段文字是破伤风感染的首次描述,也有人认为这一表现存在脑脓肿的可能。[6]167-168

除此之外,文稿也记录了古埃及人对于颅脑创伤的治疗原则,包括伤口处理、包扎,以及对一些重度损伤,患者需要保持直立坐位的观点等。

可能是因为冷兵器时代的战争关系,古代人类对颅脑外伤的描述还是比较多的,很多著名的医生对颅脑外伤都有不同的治疗经验,其治疗理念在出土的头骨标本中均有体现。美国俄克拉荷马州的骨骼博物馆收藏了一个2000年前的秘鲁武士的头骨，这名武士在战斗中颅骨损伤，损伤处被植入了一块金属板用以修复骨折。在我国的考古研究中，也有出土发现古人以治疗为目的颅骨钻孔手术，如青海民和阳山墓地M70出土4000多年前成年男性头骨标本；青海大通上孙家寨墓地M392出土3000多年前中年男性头骨标本，以及该墓地DS甲区M41出土2000多年前男性青壮年头骨标本；河南安阳后冈M9出土3000多年前成年男性头骨标本；黑龙江泰来县平洋墓地M11出土2000多年前壮年男性头骨标本等。

《史密斯外科纸草书》中还记载了更常见的颞下颌关节脱位的诊断和复位手法（病例25）：

> 一位男性患者的下颌骨脱臼，检查会发现患者张口不能闭合。你应该把拇指伸入患者嘴内，放在他嘴里下颌骨末端，双手的其他手指放在患者下巴之下，用力后推，从而使下颌骨恢复到原来的位置。[6]303-306

唐朝孙思邈的《备急千金要方》也有关于颞下颌关节脱位记载。

> 治失欠颊车蹉，开张不合方：一人以指牵其颐，以渐推之则复入，推当疾出指，恐误啮伤人指也。[18]

《妙闻集》中也有颞下颌骨脱位的复位手法介绍，复位方法也与古埃及和中国古代的方法类似，说明人们对于一些浅表而明显损伤的认知是大同小异的；又如日本江户时代滨田医官二宫彦可参考我国清朝御医吴谦等编修的《医宗金鉴·正骨心法要旨》后整理编写了《正骨范》（又名《中国接骨图说》）一书，书中也介绍了类似的复位方法；还有20世纪初，由美国著名骨科医生弗雷德里克·杰伊·科顿（1869—1939）编著的《脱位与骨折》（*Dislocations and Joint-Fractures*）中，其亲手绘制的复位方法和《史密斯外科纸草书》中描述的也几乎一致（图1-1-1）。

脊柱损伤

《史密斯外科纸草书》中描述有多种颈椎损伤的病理解剖和预后，如病例31：

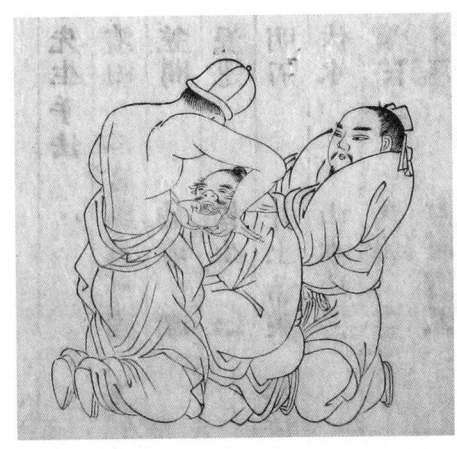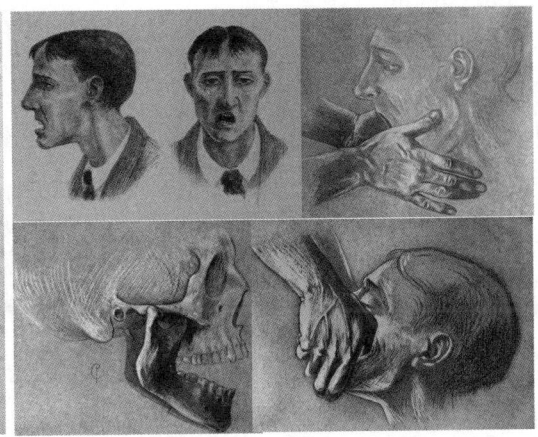

图1-1-1 《正骨范》(左)与《脱位与骨折》(右)所绘颞下颌脱位复位方法

如果一个人颈部的脊椎骨脱臼,检查时你会发现患者的手臂和双腿都失去了知觉,但他的阴茎却会勃起,在不自知的情况下滴尿。这是由于其颈椎脱臼延伸到脊椎骨,导致他的胳膊和腿失去知觉。你应该这样评价他:"这是一种不能治疗的疾病。"[6]323-333

病例32记录的可能是落枕,也可能是没有累及脊髓或神经的脊柱创伤或病损:

一个男性患者,他的颈椎脊椎骨移位,患者的脸固定在一侧,颈不能转动,如果你对他说:"看看你的胸部和双肩",他不能……你应该对他说:"我将治疗你颈部脊椎骨的移位。"[6]333-337

病例33是"颈椎被压碎",患者的手臂和腿无知觉,言语丧失,不能治疗。[6]337-342

在《妙闻集》中提到对于颈椎骨折脱位的患者,外科医生在治疗中需要用手托举在患者颈后和下颌两侧进行固定。就像《史密斯外科纸草书》中记载的一样,妙闻同样认为有些骨关节损伤是不必治疗的:

颅骨和腰部骨折、脱位和半脱位,以及髋骨挤压,医生应排除(这些损伤)在治疗之外。

他还指出一些存在先天畸形或者骨骼本身存在疾病的病理性骨折患者往往不能获得好的治疗效果:

在受伤前或出生时出现异常的骨骼和关节,或那些适当复位后由于不当固定或运动而变得复杂的骨折,应被排除在治疗之外。

希波克拉底认为,要对脱位的椎体进行复位是不可能的,因为如果椎体骨折脱位造成脊髓受伤,"致使许多重要结构完全瘫痪",那么花精力去复位椎体是毫无意义的。他批评了有人提出的切开复位的方法:

> 手术切开,插入一只手来对脊椎施加压力的这种方法,对尸体可以这样做,但对于一个活体是难以施行的。

这句话包含了这样的信息,一是在当时是可以对尸体进行解剖的,二是当时确实有医生对椎体脱位的患者进行切开复位。

希波克拉底批评这些无知的从业者自欺欺人,他们声称可以复位,其实是混淆了脊柱骨折、椎体横突骨折和椎间关节的损伤。

希波克拉底曾尝试让患者仰卧,在后背成角处用垫袋施压,但没有成功。

> 我是故意这样的:这事会给其他人以很好的指导,用自己试验的失败说明,他们的方法同样也会失败的原因。

因此,当椎骨"因疾病形成驼背"时,大多数病例都是无法治愈的。

> 这样的患者,一般肺部有硬和未成熟的结核,因为脊柱弯曲是由于这种结核引起的。当驼背位于横膈肌下方时,有时会伴有腰椎和腹股沟脓肿,持续且难以治愈。[20]

古罗马医学家盖伦首次使用或创造了"后凸""前凸""脊柱侧弯"等术语来描述希波克拉底记录的脊柱畸形;他通过牵引、局部加压和呼吸练习来治疗脊柱侧弯。盖伦认识到脊柱弯曲对呼吸功能的影响。在动物实验中,他注意到在连续较低的水平上切断颈髓会出现对呼吸功能的不同影响。

扎哈拉维对颈椎损伤的预后有详细的记录:

> 如果患者颈椎损伤伴有双手无力且无知觉,则必死无疑;如果在背部受伤后出现括约肌失控情况,而且双脚也出现了无力和无知觉的情况,也是没有希望治愈的,所以不要操心他的治疗。[21]

上肢损伤

对于治疗锁骨骨折的治疗,《史密斯外科纸草书》(病例35)的记载最少比希波克拉底和妙闻早1000年:

> 应该让患者仰面平卧,肩胛骨之间垫以折叠物使双肩展开,从而拉开锁骨,直到骨折复位。用两块亚麻夹板,一块放在内侧,一块在手臂的下方。[6]350-354

从现在的观点看,这种对锁骨骨折的复位方法应该是可行的。但这两块夹板的固定方法却有点让人难以理解,这里所说的"内侧"所指不明确,若是放置在肩胛骨内侧形成一个使患肩外展的着力点,那么手臂下方的夹板似乎就有些多余。在其他文献中没有类似这种方法的记载,也可能是该文稿在反复的传抄中产生的笔误。这本莎草纸文稿能遗留到今天已经是奇迹,不能奢望有更多版本相互对照。

希波克拉底认为,在锁骨骨折中,横行骨折比斜行骨折更容易复位,且愈合迅速,"与所有海绵状骨一样"。同时代的一些医生在治疗锁骨骨折时,为了复位和固定凸起的骨折内侧端,会在骨折处和会阴部放置压力垫,然后用绷带环绕于两压力垫处,用这样的方法向下压住锁骨内侧骨折端。希波克拉底认为这样的方法是不合理的,他认为正确的方法是需要抬高手臂使锁骨的外侧骨骨折端上移,然后卧床休息14天。这和《史密斯外科纸草书》《妙闻集》所用方法有些类似。

埃伊纳的保罗也像希波克拉底一样治疗锁骨骨折,并建议必要时卧床数周。扎哈拉维则通过加压复位治疗锁骨骨折:

> 在腋下使用一个球形垫,在手臂侧边时进行包扎;患者可以仰卧在垫枕上进行治疗。如果感觉到有一块可移动的碎片,你必须将其切下来,轻轻地把它移走,如果它粘在骨头上,你必须设法用凿子把它凿开。但需要先在锁骨后方放置保护垫膜。[21]

扎哈拉维使用的带腋下垫的8字绷带与今天所用的非常相似。他还建议对顶压皮肤的碎骨片需要去除,同样的理念也提示要取出可能损伤胸膜的肋骨碎片。

锁骨位置表浅,骨折后很容易做出诊断,大多数骨愈合是没有障碍的。但锁骨骨折的治疗即使是在今天，经过数千年的技术总结与改进，权衡各种治疗方法（包括手术切开复位内固定的优缺点），其最终的治疗结果却未必较古埃及时代优越多少。

1968年埃及开罗大学医生穆罕默德·卡迈勒·侯赛因（1901—1977）在《骨与关节外科杂志（英国版）》（*The Journal of Bone and Joint Surgery. British Volume*）杂志发表一篇文章《3000年前出现的Kocher肩关节前脱位复位法》，讲述了公元前1200年拉美西斯二世的雕刻家伊普伊为自己的坟墓画的壁画其中一幅画很像是埃米尔·特奥多尔·科赫尔（1841—1917）在1870年用来复位肩关节脱位的方法。[22]

在现在的教科书和临床工作中，希波克拉底的肩关节脱位复位方法依旧是主要的治疗方法之一。我们熟悉的经典方法是让患者仰卧在地上，外科医生坐在其身边，脚抵住患侧腋窝，将患肢手臂向下牵拉，助手固定患肢肩膀作为反牵引，以防止身体随医生的牵引倾斜（图1-3-1）。另一种复位方法文献中也常提到，即肩顶法，医生身高要比患者高，站在其患侧，用肩顶在患者腋窝下将其抬起，利用患者的体重进行复位，如果患者体重较轻，可让一个小男孩抱住他以增加牵引力（图1-3-2）。复位也可以通过将腋窝跨过固定的粗木棒或者梯子的横档上进行牵引，但最强有力的方法是用一块长木板绑在整个手臂上，在肱骨头和胸壁之间的受力

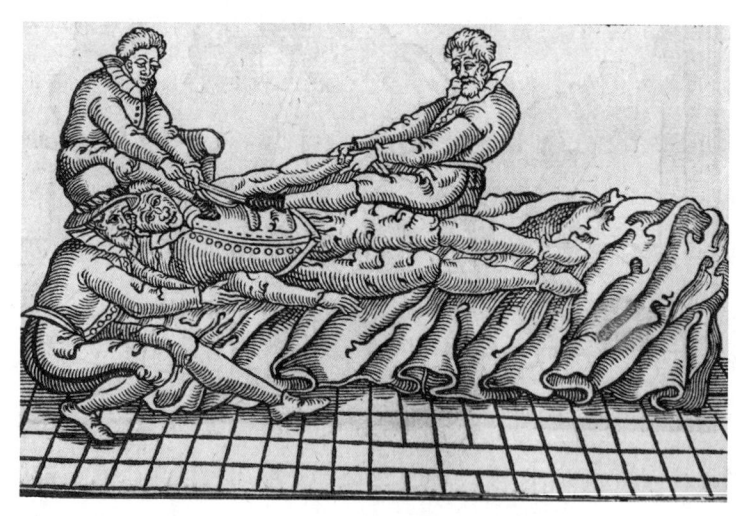

图1-3-1 希波克拉底肩关节复位方法

第一章　不同部位骨折的诊疗

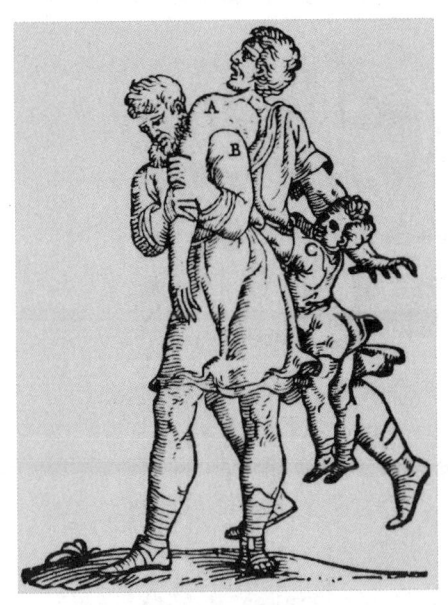

图1-3-2　希波克拉底肩顶法

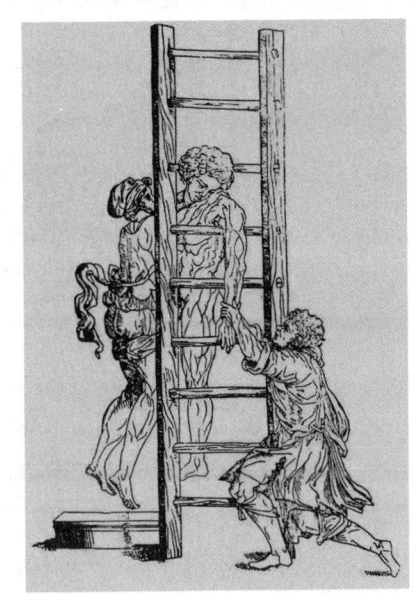

图1-3-3　希波克拉底横杠法

处垫上垫子作为支点,患者踮着脚尖(图1-3-3)。杠杆使得牵引力放大,即使对陈旧性脱位也是有效的。类似的方法还有采用椅子的靠背缘。

现代外科之父帕雷设计了一种用于肩关节复位的滑轮组牵引和复位杠杆,相对于其他复位方法更为省力(图1-3-4)。

文献中对肩关节脱位的复位原理大多类似,《妙闻集》和中国的古代文献中也有用腋下横过的木棍来复位的记载。在《仙授理伤续断秘方》中载有:

> 凡肩甲骨出,相度如何整。用椅当圈住胁,仍以软衣被盛簟。使一人捉定,两人拔伸,却坠下手腕,又着曲着手腕绢片缚之。[5]

清朝胡廷光著《伤科汇纂》成书于1817年,其介绍的肩关节脱位的复位方法和希波克拉底的肩顶法类似:

> 损伤肩膊手筋挛,骨髎犹如杵臼然。若是肘尖弯在后,定当臑骨耸于前。常医或使两人拉,捷法只须独自捎。倘遇妇人难动手,骗中带吓秘家传。[23]

对习惯性肩关节脱位的患者通常可以自行通过用拳头推腋窝,同时将肘关节向胸壁内收来复位;医生则同理可用膝盖穿过患者肘部,用头向肩关节顶部施加

037

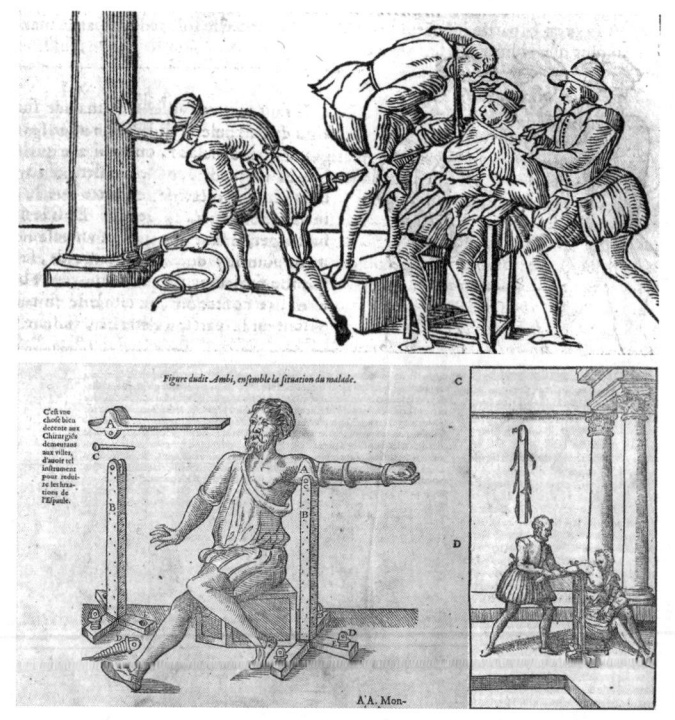

图1-3-4　帕雷的肩关节复位滑轮组牵引法(上)和杠杆复位法(下)

对抗压力。胡廷光还描述了把前臂放到后背,即上肢内旋,弯曲肘部,从后面推挤肩部,这似乎是肩关节后脱位的复位方法。

关于让患者踮着脚尖进行复位的方法,在没有很好的麻醉技术的情况下是一种放松肌肉的无奈之举,利用患者踮着脚尖造成的肌肉疲劳减小复位的阻力。让肌肉疲劳以利于复位骨折或关节脱位的方法在国内外都有记载,在现代麻醉技术出现之前一直应用于临床。

1857年,休·欧文·托马斯(下称H.O.托马斯;1834—1891)记录了一位陈旧性肩关节脱位的海员,其肩关节脱位时间长达10个月。第一次尝试复位共7名医生参与,未能成功;后来在新加坡求医于当地最好的外科权威,共10名外科医生参与复位,但仍复位失败,只得放弃。然后,他又找到一些印第安人尝试,他们的方法是在施行复位之前,反复击打患者的脊椎,使他失去了知觉,只有当患者筋疲力尽不能站立时才停止,然后再进行手法复位,不过最后还是失败了。

为了放松患者肌肉,妙闻在复位前后都对患者使用了酒和草药(大麻)。为了获取更大的牵引力,德国外科医生约翰内斯·斯库尔特图斯(1595—1645)使用一种螺纹牵引复位器来复位脱位的肩关节。

希波克拉底治疗习惯性脱位的方法是采用烧灼法,在避开神经和动脉的情况下一直烧灼到肩关节囊前方。烧灼过程中造成的溃疡要进行相应治疗,同时要避免手臂出现任何的伸展。溃疡治疗过程中甚至在溃疡完全愈合后,仍然需要固定很长一段时间,这样才能更好地愈合,肱骨头再次滑出的空间也会缩小。肩关节习惯性脱位在那个时代可能是会影响到患者生存的,不然不会冒这样的风险和痛苦去寻求治疗。或许是当时体力劳动多,不劳动就意味着被社会淘汰;或许是当时的社会就是一个战争频发、民风好斗的社会,习惯性肩关节脱位会让患者在好战的行为中变得无能,从而灭亡。当然这只是相对于平民而言,在贵族阶层,比如G. E.史密斯在1912年和1924年发掘出的皇家木乃伊中,就发现一些马蹄内翻足畸形者,还有一个著名的类似患有脊髓灰质炎后遗症的浮雕——守护牧师鲁玛(Ruma the doorkeeper priest),还有软骨发育不全的法官等。可见,体力劳动和战争就不是他们赖以生存的根本。当然,这种烧灼法治疗习惯性肩关节脱位的最终疗效是值得探讨的,首先是这个手术在当时的医疗条件下是否真的操作到关节囊;另外在肩关节前方全部疤痕化挛缩的情况下,如果存在骨性不稳,是否也能完全预防肱骨头的脱位;最后还要考虑手术后肩关节的活动功能问题。

希波克拉底对肩关节脱位和肩锁关节脱位进行鉴别,他将肩锁关节脱位称为"肩峰撕脱",指出肩锁关节脱位临床上具有欺骗性,因为锁骨肩峰端下面的凹陷可能会被误认为是肩关节脱位,从而导致错误的治疗:

> 我知道试图复位这种肩部损伤的问题,对许多优秀从业者造成了很大麻烦。治疗方法是在凸出处使用压垫,向上提起手臂使之包扎到一起。这种损伤发生在肩部,但只有少部分会发生变形,骨头不能恢复到原来的位置。[20]

对这种肩锁关节脱位的治疗,直到今天,非手术治疗的方法和效果相对于希波克拉底时代,并没有明显的改变。

希波克拉底还描述了一种特殊的肩关节脱位,其肱骨头向下进入腋窝,脱位的征象为在腋窝可看到明显的肱骨头,上臂外上轮廓扁平,肩峰凸出,肘关节凸出,手臂抬高受限。瘦弱的人因其韧带松弛更容易脱位,甚至容易发生自发脱位,当然复位也相对容易;肌肉发达的人复位则较为困难。这是一种十分少见的肩关节脱位,现在称之为"直立性脱臼"或"盂肱关节下脱位"(luxatio erecta, the inferior glenohumeral dislocation),迄今为止,文献中依旧是以个案报告为主(图1-3-5)。截至2025年7月,在Pubmed上以"luxatio erecta; shoulder"检索,显示有9307条结果,说明相关文献报告还是不少的。在2016年《英国医学杂志病例报告》(*The British Medical Journal Case Reports*)中,澳大利亚骨外科医生戴维·欧文团队提到"Luxatio erecta"首先由M.米德尔多夫于1859年在《欧洲临床》(*Clinica Europea*)杂志上报告[24]。这可比希波克拉底晚了2000余年。1990年,美国骨外科医生威廉·詹姆斯·马伦(1952—)等在《创伤骨科杂志》(*Journal of Orthopaedic Trauma*)上总结了他们对肩关节盂下脱位的经验:

①它是一种罕见的肩关节脱位类型,几乎只发生在男性;②损伤暴力多为上肢过度外展,通常是由于跌倒;③闭合复位通常无困难,如果医生不熟悉这种损伤,可以选择在透视控制下进行复位;④复位后患肩维持固定2—4周;⑤近一半的病例会并发大结节骨折或肩袖撕裂;⑥神经损伤很常见,大多会自行恢复;⑦血管损伤并不常见,但较其他类型的肩关节脱位要多,建议进

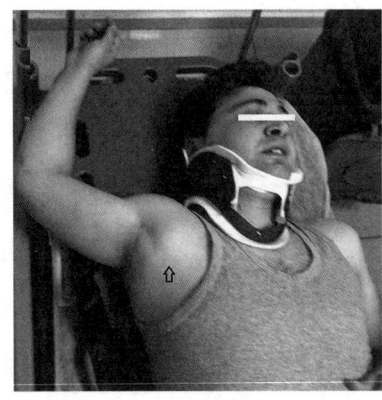
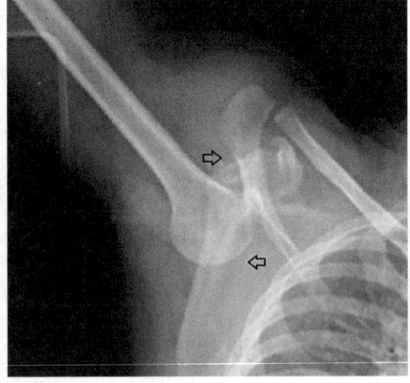

图1-3-5　肩关节盂肱关节下脱位

行多普勒检查或持续观察并重复评估。如果怀疑有血管损伤,应进行动脉造影。[25]

在肩部损伤的文稿中,希波克拉底还讨论了新生儿臂丛损伤的Erb麻痹,并描述了"鼠爪"样畸形(weasel-armed)。

肱骨骨折是《史密斯外科纸草书》中记载较多的内容,共有3个病例。

病例36"上臂骨折"涉及肱骨骨折的诊断、复位和绷带包扎。这类损伤的预后被认为比较好。文稿中建议用牵引复位:

让患者躺好,在他的肩胛骨之间折叠放一些东西。你需要牵拉他的手臂来延长他的上臂,直到骨折端进入它的位置。[6]354-357

前面介绍过,病例35中"锁骨骨折"的复位方法和"上臂骨折"基本相同。

病例37"上臂骨折并有伤口"记录了处理肱骨复杂骨折的方法。根据损伤的深度分为2种。用手指检查伤口,判断骨擦音的相对位置。如果伤口浅表,就用2条涂有明矾、油和蜂蜜的布包扎固定;如果骨端穿透软组织,血液从伤口流出,则表示预后很差,无法提供治疗。[6]357-361

病例38"上臂骨折"是整个文稿中最短的一段,介绍了肱骨简单骨折,即仅表现为外侧软组织肿胀而没有肢体缩短时的处理方法。这种损伤的预后较好,同样用布、明矾和蜂蜜包扎即可。[6]361-363

相比于希波克拉底的肩关节复位方法,其治疗肱骨骨折方法(大约写于公元前415年)似乎很少有人提及。希波克拉底首先对肱骨近端和远端骨折进行了预后区分:

有时在肱骨头骨骺处发生骨折,虽然这是一个非常严重的损伤,但比肘关节损伤的结果却要好很多。[12]194-195

他认为复杂性(开放性)肱骨骨折往往预后不良。

希波克拉底治疗肱骨骨折的复位方法在后来的很多文献中有介绍,患者坐在一高凳上,腋下穿过一根悬吊着的木杆,肘关节屈曲,用悬挂重物的围巾围绕其前臂用以牵引上臂。当外科医生手法复位骨折时,患者几乎悬在凳子上(图1-3-6)。

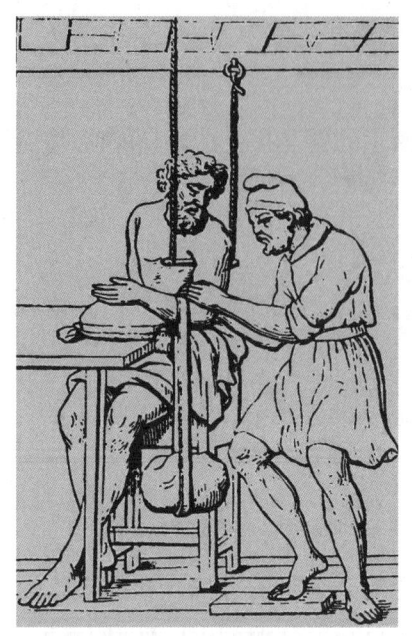

图1-3-6 希波克拉底肱骨骨折复位方法

骨折复位后,用亚麻布绷带包扎患处,10天左右加用夹板,并对患者恢复期间的饮食有严格的规定,预计骨折将在40天内愈合。他强调注意预防内翻位移的风险,为此,肱骨应在外翻位悬吊固定,并在胸前或做胸壁固定。

保持骨骼的自然弯曲度是很重要的。然而,所有的骨头,当发生骨折时,在治疗过程中都会朝向自然弯曲的一侧变形。因此,如果你怀疑存在这种情况,你应该使用额外的绷带,把患肢绑在胸部。[20]

奥里巴修斯(325—400?)是一位拜占庭医学作家和编译家,是教皇朱利安的医生。他在著作中引用了亚历山大医学院关于治疗肩关节脱位合并肱骨骨折的讨论。根据奥里巴修斯的说法,帕西拉茨(?—288)建议先复位肩关节,赫利奥多罗斯(约1—2世纪)则强调保持骨折的初始复位,即在复位骨折时,在患者的腋窝放置一个楔形软垫,以保持肱骨头的位置。奥里巴修斯建议先复位脱位再复位骨折,并建议使用希波克拉底复位床(Hippocratic scamnum,也翻译为希波克拉底臼床)来复位肩关节和上臂的骨折脱位。

如前面介绍的,塞尔苏斯是古罗马医学家、编译家。他并不是医生,不给人看病,而是一位百科全书的编纂作者,有点像罗马的狄德罗,医学著作也只是他众多著作中的小部分。在《论医学》的相应章节中,塞尔苏斯根据预后和治疗建议将骨折分为骨干骨折、近端骨折和远端骨折:

骨折发生在中部危险最小,骨折越接近上端或下端情况越糟,治疗也更困难。

塞尔苏斯描述了各种骨折形态,包括横行骨折、斜行骨折和粉碎骨折。他提到了斜行骨折的移位及其骨擦音的感觉:

如果触碰到骨折部位的碎骨片，它们会在移动时发出声音，造成粗糙的感觉。[26]

塞尔苏斯认为肱骨骨折应立即复位以预防炎症。复位成功的标志是疼痛消失，手臂的长度相等。除采用希波克拉底复位方法外，均采用绷带环进行牵引。和希波克拉底一样，塞尔苏斯也是在第7天或第9天连续使用淀粉制成的硬化绷带。为了防止坏疽，塞尔苏斯建议绷带不宜太紧。如果骨折对位不良，可以再次复位，然后再用夹板固定。夹板应每3天收紧1次，一直到骨愈合所需时间（约40天）的2/3时段，对不愈合的骨折进行软骨痂的再骨折。塞尔苏斯与希波克拉底的不同之处在于，他使用的是6条绷带，而不是3条；他用的亚麻布更大一些，并用酒和油浸泡而不是浸泡蜡膏。书中还记载了一种由扭曲的皮带作为驱动力的骨钻装置，这种装置在中世纪仍在使用。他恢复了希波克拉底治疗下颌骨骨折的金属线固定方法，并建议在骨折愈合后进行补救锻炼。

古代的学者大多数都很重视骨骼解剖学。有证据表明，盖伦在亚历山大医学院至少学习了4年的解剖。除了动物解剖，当时的骨骼解剖研究的其他来源可能包括战场上的伤亡者和职业事故的受害者：

对于那些没有去过亚历山大的人而言，见到人骨也是可能的。至少，由于坟墓或纪念碑的破损，我经常看到人骨。

在盖伦的《给初学者的骨骼解剖学》一书中，对肱骨如此描述：

肱骨，除股骨外最大的骨，两端都有关节。在肩端有一个骨骺，在一个较小的颈上有一个很大的头。前面有一个宽阔的窝把整个头分成两个髁……肱骨是弯曲的，但不尖锐，甚至不均匀；因为它凸向前和外方，相对应的则是凹侧。[27]

盖伦在《希波克拉底文集中的骨折评论》(*In Hippocratis librum de fracturis commentarii*)中，对希波克拉底的方法作了详细的说明，包括如何恢复肱骨的"自然形态"，牵引复位肱骨骨折，应用绷带复位骨折和维持复位。在《绷带学》(*De fasciis liber*)中，盖伦描述了复位后绷带的应用，如治疗肱骨颈骨折、肩关节脱位和锁骨骨折的肩"人"字绷带。盖伦也遵循希波克拉底,在受伤后的第7天或第9天肌肉细小而虚弱的时候使用夹板。

相比于肱骨骨折,希波克拉底对肘关节损伤的问题更为谨慎。

肘关节脱位的复位有时会很困难,尤其是脱位处理较晚时,肘关节会因炎症和过度骨痂而出现并发症。关于肘关节脱位的复位,从帕雷所介绍的复位方法看(图1-3-7),从希波克拉底开始,相似的复位方法几乎持续了2000年。但从他的详细描述来看,至少其中一些脱位可能是肱骨髁上骨折。

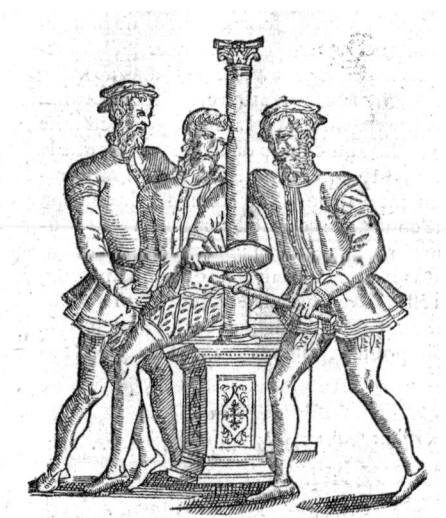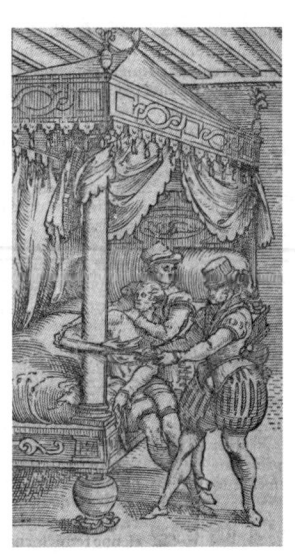

图1-3-7 帕雷的肘关节复位方法

希波克拉底认为可以把前臂骨折作为处理所有四肢骨折的原则参考。在复位骨折脱位时,医生的牵引应在尽可能保持肢体的自然状态下操作,在肢体的纵轴线上对抗牵引。对前臂骨折的牵引如果只能倾向一侧,就宁可内旋而不后旋,这样误差会小些。不过,医生很容易犯教条主义错误,而患者的情况是千变万化的,受伤后的肢体应放在其自觉舒适的位置,比如肘关节在伸直位持续牵引是不恰当的。

如果有人在肘关节伸展位时使用绷带,那么当肘关节屈曲时,肌肉收缩的最粗位置就会发生改变。

肘关节不能长时间维持在伸直位,因为它不适合那个姿势,而只能在屈曲位。此外,由于患者可以在手臂受伤后四处走动,肘关节在屈曲时的功能要比在伸直位时更为方便。因此在对受伤的肘关节进行包扎时,应该让肘关节保持在直角或稍微过一点的位置上。如果肘关节最终出现强直,如手臂在伸直位强直,最后可能需要截肢,因为这样的手臂是一个很大的障碍,对患者没有什么用处。[12]132-138

关于肘关节创伤,尽管古埃及人或希腊人所描述的诊断名称并不确定,但肯定包括部分骨折。

希波克拉底认为桡骨骨折比尺骨骨折更容易治疗,但前者的复位需要更大的牵引力。治疗尺桡骨干双骨折需要强力牵引和双手塑型,然后用重叠绷带加压,目标是对软组织有均匀加压并矫正成角部位。希波克拉底认为这种软组织支撑的原则是很宝贵的,甚至比夹板更重要,但加压一定要适度,而且主要限于骨折部位加压。在治疗的第3天和第7天需要重新调整绷带,随着软组织水肿消退情况而随之增加绷带的压力。几天之后再使用夹板。夹板应放在肢体的背侧和掌侧,不能压着桡骨和尺骨的骨突。此时,敷料是用来调整骨折和夹板的,而不再是为了压力而包扎。另外还加了一条柔软的宽围巾作为吊带。然而,一旦开始使用夹板,就需要放置20天或更长时间。前臂骨骼通常需要30天的时间才能愈合,但并不一致,因为骨骼结构的年龄差异很大。

无论如何,如果使用了夹板之后,骨折移位似乎还没有得到准确矫正,或者因为其他原因对患者治疗造成了干扰,那么此时在夹板固定的中间间隙或更早一点就应该去除敷料,重新复位固定。如果有什么结果未达到预期,可以肯定的是,在外科处理方面一定存在一些缺陷或者处置过度。[20]

下肢损伤

希波克拉底关于髋关节脱位的论述一直存有争议,他将髋关节脱位分为4种类型,其中"最常见的是向内"。毫无疑问,希波克拉底所说的"向内"移位是指髋关节前脱位,因为他描述的髋关节内侧脱位的临床特征是患肢变长、向外旋转,臀部空虚和腹股沟可见凸出的股骨头,并且股骨头位于坐骨耻骨区域。此外,他还进一步指出,髋关节向后脱位是十分罕见的,后脱位患者的体征和前脱位相反,表现为患肢缩短、内旋、不稳定和臀部凸出。扎哈拉维关于髋关节脱位的观点和希波克拉底的观点一样,即内侧移位多见,后脱位罕见。或许这观点本身就受希波克拉底的影响。

这些描述显然与现在的临床流行病调查结果相悖。

在2019年出版的《成人骨折》(Fractures in Adults)第九版中,创伤性髋关节脱位中的后脱位与前脱位之比为9∶1。我们曾随机调取我院2年间的创伤性髋关节脱位的病历资料,共133例,其中前脱位5例(3.76%),后脱位118例(88.72%),中心脱位10例(7.52%)。发病率不同的原因可能是由于所处时代的环境差异吗?现在髋关节后脱位的损伤机制往往和机动车交通伤有关,有人解释说这是希波克拉底时代前脱位多于后脱位的原因所在。我们再回顾一下文献中髋关节前脱位的损伤机制,一般认为髋关节前脱位的机制主要有两个。最常见的一个是髋关节过度外展、外旋,当达到一定程度时,大粗隆与髋臼上缘相顶撞,此时若遭到一个突然的外展暴力或大腿后方受到向前的暴力,即可使前关节囊破损,则股骨头前脱位,如从高处坠落或足球运动中接球时。其次,当股骨外展外旋时,由大腿外侧向前内作用的暴力也可产生髋关节的前脱位,因此也有人将髋关节前脱位称为"摔跤手损伤",因为摔跤运动员容易发生这种损伤。E. J.史密斯报告了一例运动员下肢向后过度伸展发生的髋关节前脱位(图1-4-1)[28]。患者是

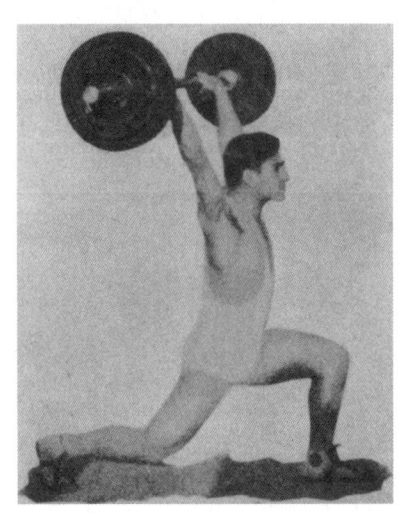

图1-4-1　挺举致髋关节前脱位

26岁男性，在举重比赛中试图举起320磅*。他采用Terlazzo挺举（clean and jerk）前倾提起杠铃，先摆动到齐肩水平，然后左脚向前冲，同时右髋向后伸。但此时他右脚滑倒了。3小时后到医院时，患者疼痛并不明显。其右髋关节轻度屈曲，右下肢呈向外旋状，但无外展；右下肢短缩约半英寸。腹股沟韧带中点可见坚硬的圆形肿胀，肿胀随着股骨移动，触诊可以感觉到骨擦感；大转子向后移位；股血管或下肢神经没有受压的迹象。

因此，有理由相信希波克拉底所说的前脱位比后脱位常见的观点并不能用古时候的损伤特点不同来解释，即使是当时的战伤或建筑损伤和现在存在差别。结合髋关节损伤的历史文献，我们更倾向于希波克拉底所说的前脱位实际上包括了髋部骨折病例，这样的解释更为合理。患肢外旋是髋部骨折最具代表性的体征，肢体的短缩程度往往和骨折的移位程度有关。

法国著名的外科医生帕雷是目前认为第一个描述股骨颈骨折的医生，他在《帕雷著作集》一书中写到：

> 骨折有时可以发生在髋关节部位的股骨颈上，一如我见到的一位女性患者。在她请我出诊时，我见其患肢明显短缩，坐骨明显凸出，当时我以为那是股骨头，我觉得这只是一个脱位罢了。我在牵引下把股骨头压进关节窝后，见两腿长度大致等长，更让我相信这是个脱位。次日我再去看她，发现她患肢很痛并短缩，而且向里转。于是我解开绷带准备像上次那样把股骨头压进去。就在我压股骨头时，我听见一细微的骨擦音，并且我发现髋关节并没有腔穴或陷凹。此时我确信这是骨折而不是脱位了。这种骨折加上股骨头和骨干分离，很容易让人想到是脱位。这有时会误导那些粗心的外科医生，他们做梦也没想到股骨头和股骨颈已经完全分离了，而只是草率地判断为脱位。于是我将骨折复位，使两骨折端连在一起，再用夹板固定，用卷带缚住，卷带的两头包住关节并在身上交叉固定，然后用一架子支起她的脚，使其不

---

* 1磅≈0.454千克。

被衣被所压。最后我在梁上系一条带子,使带子垂到床中央,然后在带子上打几个结,这样她就容易抓住并可以把自己拉起来。[29]

像帕雷这样的骨科权威尚会将髋关节脱位和股骨颈骨折相混淆,其他医生犯相同的错误就没什么可奇怪的了。从帕雷的描述中我们也能看出,至少在帕雷眼中,"髋关节脱位"并不是一种少见病,这种习以为常是否也可以说明他以前就曾面对过许多这样的"脱位患者"?从希波克拉底到帕雷,2000年的时间,髋部骨折的概念虽然没出现过,但髋部骨折肯定是发生过,是不是都当成髋关节脱位了?因为髋部骨折的发生率远比髋关节脱位的发生率要高,而髋关节后脱位的肢体特征又很显著,如果把除后脱位外的所有髋部外伤(包括髋部骨折在内)全部划归为髋关节前脱位,就不难理解希波克拉底的结论及其对后世的影响了。

髋关节骨折或脱位在诊断和治疗上的困难在没有X线的时代是不言而喻的。姑且不论久远的希波克拉底时代或者是帕雷所在的时代,直到今天也尚存不少没有解决的难题。

这里有必要提一下200多年前的一个著名诉讼案[30],当时美国骨科界的两位顶尖人物约翰·柯林斯·沃伦(1778—1856)和内森·史密斯(下称N.史密斯;1762—1829)就在对同一个髋关节外伤患者的诊断和治疗中,被人攻击是名不副实的伪学者。沃伦是哈佛医学院的首任院长,《新英格兰医学杂志》(*New England Journal of Medicine*)创始人;N.史密斯是新英格兰著名医生,耶鲁大学医学院的创始人。

1821年9月,30岁的查尔斯·洛韦尔(1793—1858)骑马时从马背上摔下,同伴将其送回家并请镇上的医生约翰·法克森(1763—1826)医治。法克森诊断洛韦尔的左髋关节脱位,但复位没有成功。于是请来邻村的迈凯亚·霍克斯医生,霍克斯医生安排了包括法克森医生在内的10来个人一起复位,听见明显的响声后,霍克斯告诉洛韦尔复位成功了,再卧床14天即可。1821年10月下旬,洛韦尔告诉霍克斯医生,先前受伤的腿非常疼并缩短了3英寸,霍克斯说这是因为洛韦尔不恰当的活动和法克森医生的疏忽和医术平庸造成的,他的腿治不好了,将成为瘸子。1821年12月,洛韦尔前往波士顿向当时美国最杰出的医生之一沃伦医生求治。沃伦告诉洛韦尔,本来这只是简单的髋关节脱位,但因为长时间的治疗不当,现在已经很难矫正了。沃伦特意咨询了英国著名骨科医生A.P.库珀爵士,A.P.库珀建议沃伦采用滑轮牵引复位,沃伦利用滑轮装置的持续牵引了1—2小时,但并没有复位成功。此后,洛韦尔又在波士顿咨询了几位医生,却再无医生接诊了。于是,洛韦尔将法克森和霍克斯一同告上法庭,以医疗过失为由索赔10 000美元损害赔偿金。法院陪审团在1823年3月裁决法克森和霍克斯负有医疗过失责任,判令支付1962美元损害赔偿金。法克森和霍克斯提出上诉,二审法官判定被告向洛韦尔支付100美元损害赔偿费。原告和被告都提起上诉,第三次审理中,法克森和霍克斯的律师通过引入N.史密斯医生的证言反驳了沃伦的证词,N.史密斯医生说,他在1822年6月检查过洛韦尔的腿,这肯定不是脱位,而是关节部位的骨折。这种医生之间的责备是不能迎来荣誉的。霍克斯说法克森不会给人看病,只能医治羊或猪之类的牲畜;沃伦说霍克斯连简单的脱位也处理不好;N.史密斯讥讽沃伦把骨折当成脱位治疗。讽刺的是,后来洛韦尔去世后尸检证实,洛韦尔的损伤是骨折合并脱位,当时他们每个人的判断都是不全面的。

这是一个典型的邓宁−克鲁格效应(Dunning-Kruger effect)实例。至少对霍克斯和沃伦两人而言,显然是高估了自己的技能水准。

洛韦尔的遭遇引发了全国性讨论,不仅涉及诊断和治疗,也涉及乡村医疗的公平及其相关的法律等问题,还有该案的诉讼成本。洛韦尔共计花费了2000美元,几乎倾其所有,不得不放弃进一步的法律行动。他无奈地说道:"(庭审结果)注定是我人生的悲剧。可以想象,我的余生日常中所迈出的每一步都会提醒着我所遭遇的种种不幸。"霍克斯医生也花了近3000美元的辩护费,致使其债台高筑,往后的生活就像洛韦尔的肢体残疾一样举步维艰。沃伦医生对霍克斯的批评是引发这场诉讼的导火索,他不应指责偏远村庄的医生不具备城市医生的技能,他非常懊恼自己逞一时口舌之快,让他本人及其同事和他所在机构饱受公众的质疑和嘲笑。他解释道,自己只是想让大家了解真相。他一开始就告诉过洛韦尔,初诊医生已经付出了他们所能做的一切努力。

从洛韦尔诉讼案中可以看到，直到19世纪，关于髋关节脱位的复位方法和希波克拉底时代并无明显的变化，都强调对于任何关节脱位最好尽快复位，在肢体肿胀之前，"趁各部位还热"时复位较为容易。希波克拉底对髋关节脱位的复位方法是，患者倒悬在一横梁上，医生将前臂插入患者的大腿之间，即在会阴和脱位关节之间的位置，然后双手互扣在一起，用全身的重量将自己从患者身上悬吊下来，从而使股骨头复位入髋臼中。这再次表明希波克拉底重点阐述的是髋关节内侧脱位。然而，对于髋关节后外侧脱位，这种复位方法可能会让情况变得更糟，而且需要使患肢外展并利用臀部的杠杆力量。希波克拉底还介绍了不需要辅助工具的复位方法：

> 在一些情况下，大腿可在没有任何器械的情况下通过轻微的牵引来复位，例如可以用手轻微发力来控制，或者在关节处屈曲小腿并做圆周运动也可以帮助复位。[12]182-185

这种髋关节脱位的复位方法和后来亨利·雅各布·比奇洛（1818—1890）所介绍的复位方法非常相似，而且早了2000年。

从作者本人的临床理解，或许将这个复位方法解读为"复位髋关节骨折的方法"更为合理。因为任何经历过闭合复位的骨科医生都知道，对于髋关节脱位而言，"通过轻微的牵引""用手轻微发力来控制"，是不可能克服髋关节周围肌肉的紧张完成复位的，有时即使有麻醉欠充分也会造成复位困难。因此，这也为关于"希波克拉底将所有的髋部骨折均理解为髋关节脱位"的推断，提供了又一个佐证。

文献中还有一种髋关节脱位的复位方法，是在大腿会阴处放置一个袋子，然后用充气的方法使袋子膨胀继而将股骨头向外推，可以想象这种复位方法一定不会容易。

希波克拉底还设计了滑轮牵引复位方法，即希波克拉底复位床用一个带有可移动立柱的骨折复位台，使立柱在会阴部起对抗牵引作用。对此复位方法，我们同样有理由相信，在这牵引床上完成复位的，可能还是髋部骨折而非脱位，就像我们现在在骨科手术牵引床上完成对股骨转子间骨折和股骨颈骨折的复位一样。

希波克拉底复位床是"一个四方形的木板,长6肘(cubit;古长度单位),宽约2肘",两端各有一个绞盘,中央设一个可调节的会阴柱(perineal post或priapiscos),共同构成牵引股骨头并使股骨头向外的杠杆。在木板的下部有5—6个纵向凹槽,用于放置木制杠杆,以在髋部两侧施加压力,还有其他改进可供选择,如添加会阴支柱两侧的支柱、横杆等(图1-4-2)。[31]

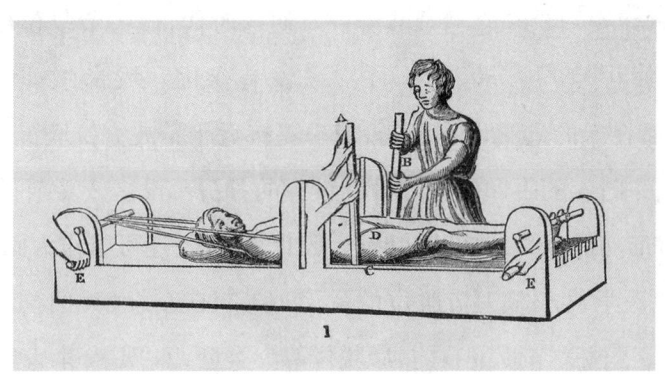

图1-4-2　希波克拉底复位床

希波克拉底本人、塞尔苏斯和埃伊纳的保罗都有对希波克拉底复位床详细的描述,在几个世纪后又几经改良和重新设计。最著名的是圭多·圭迪(1500?—1569)的设计,其实物由查尔斯·约翰·塞缪尔·汤普森(下称C.J.S.汤普森;1862—1943)在距离意大利乌尔比诺大约16英里*的彭纳比利修道院的餐厅中发现,现收藏于伦敦威康医史博物馆,C.J.S.汤普森已经将其修缮复原。该修道院距佛罗伦萨不到50英里处,正是圭迪的家乡,他大部分时间都在这里度过。C.J.S.汤普森认为它可能是在圭迪有生之年建造。此床面由整块坚固的胡桃木制成,有四条腿支撑;床面有数英寸厚,长7英尺,宽2英尺4英寸;床四角柱配有铁齿轮,连接对角柱上的绞盘;绞盘由插销控制,需要时插入插销即可制动;床面的中心有11个方形的洞,2英寸宽,1.5英寸深[32]。这张床与奥里巴修斯所描述的相似,在10世纪拜占庭医生尼西塔斯(1155—1217)的手稿中也有描述,手稿现存佛罗伦萨的劳伦特图

---

* 1英里≈1.61千米。

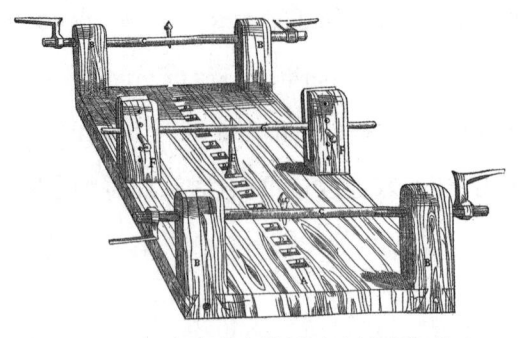

书馆。圭迪在1544年出版的《拉丁语版希腊外科学》(*Chirurgia e Graeco in Latinum a se conversa*)第一版中,用木刻画复制再现(图1-4-3)。

从希波克拉底的时代到圭多·圭迪的时代,髋关节复位床的结构几乎没有变化。埃米尔·利特雷(1801—1881)的复制品在床的远端设有凹槽,似乎更接近于希波克拉底最初的描述。和希波克拉底同一时期的古印度医生妙闻设计的骨折台没这么复杂,他们的设计都兼有复位和矫形功能,对一些特殊骨折如股骨干骨折,还可以作为固定之用。

图1-4-3 圭迪书中的希波克拉底复位床

中国古代医学对于髋关节脱位的认识,和希波克拉底异曲同工。《仙授理伤续断秘方》描写了髋关节脱位有前、后脱位两大类型,如"凡跨骨从臀上出者,可用三两人,挺定腿拔伸,乃用脚捺入。如跨骨从裆内出,不可整矣。"[5]此处,"跨骨从臀上出者"和"跨骨从裆内出"即为髋关节前、后脱位两大类型的描述。

人物

圭多·圭迪

(Guido Guidi,拉丁名Vidus Vidius,约1500—1569)

圭迪是意大利解剖学家和外科医生。他出生于佛罗伦萨,他的外公是米开朗基罗的弟子,父亲是一个医生。圭迪从医学院毕业后先在罗马和佛罗伦萨当医生,1542年去巴黎担任法国国王弗朗西斯一世的御医及皇家学院的首席教授。1547年,弗朗索瓦一世去世后,圭迪离开巴黎回到家乡担任比萨大学哲学与医学系教授,任期20年。根据C. J. S.汤普森的说法,圭迪是维萨里的导师之一,在解剖学造诣颇深,对脊椎、软骨结构和颅骨的描述前无古人。蝶骨上的翼管(Vidian管)及翼神经(Vidian神经)就是以其名字命名。1569年5月26日圭迪在比萨去世。[33]

股骨全长有强壮的肌肉包裹,复位难,维持复位更困难。希波克拉底十分重视对股骨骨折的治疗结果。

档案

希波克拉底在其文集中介绍了股骨骨折的治疗方法:

因为如果治疗的结果是大腿出现短缩,遗留下来的耻辱和伤害是巨大的。的确,如果手臂缩短一些,可能在外观上并不明显,缺陷较为隐蔽。但如果下肢出现短缩,患者的双腿不等长,行走时该缺陷就会暴露出来。因此,如果一个患者接受了不恰当的治疗,他发生双腿骨折的治疗效果要比单腿骨折好,因为这样他至少会保持平衡。[12]142-144

重要的是,要应用恰当的牵引,而任何超重牵引都不会造成伤害。事实上,即使绑扎骨折两端分别牵引,单凭敷料的力量也是无法让骨折分开的,助手的牵引稍有放松,骨折端又会重叠在一起。肌肉厚而强大,这是绑带包扎不能克服的。[12]126-130

通过包扎和夹板,骨折在40天内就"牢固"了。如有必要,可用中空的后侧夹板保持膝关节伸直,注意夹板不得压迫裸露的皮肤、肌腱或骨性凸起,而应该顺应正常的股骨前弯和外侧弯曲,但也不要让夹板的曲度过大。仅在大腿放置夹板更容易失败,夹板应延伸到踝关节。在所有的下肢骨折中,脚的位置和支撑都很重要。如果足踝部悬空,骨折处就会凸出;如果过度支撑,骨折处就会有凹面。所有的骨头如果不是放在自然的位置,(错位的骨头如果没有被)固定在原来的位置,骨愈合会更慢,骨痂也会更弱。[12]130-132

踝关节及其以上的复杂骨折脱位,如果有骨折端刺出皮肤则不应复位;如果有人要这样做,患者几天后就会死于破伤风或坏疽。但如果不去尝试复位,大多数患者都能存活下来。治疗是用沥青蜡膏(pitch cerate)和酒敷,不用强制性包扎或抹灰浆(plastering,此处不应理解为石膏),这样治疗的人一般可活下来。但如果进行复位和固定,他们就会死亡。[12]168-174

他对股骨骨折的牵引固定方法也适用于带有骨端刺出的前臂复杂骨折以及膝关节和肘关节的复杂损伤；损伤部位越是靠近近端就越危险，靠远端的损伤会好一些。而且，如果一定要复位，最好在伤后第1天或第2天，要么就在伤后10天以后；中间的日子，特别是第4天，是最危险的时间。

希波克拉底认为，大多数情况下，骨折的治疗难度总比其他损伤大，但踝关节似乎是个例外。他曾经有这样一句名言："宁可踝关节骨折也不要踝关节扭伤。"由于踝关节周围的肌腱和韧带复杂，脱位后必须尽早复位，否则会造成挛缩而影响踝关节活动范围。踝关节的骨折脱位大多数是向外侧移位，其牵引复位"一般两个人就足够了，两个人分别朝肢体的上下方向进行对抗牵引。""在这两根骨头中，内侧或所谓的胫骨治疗更麻烦，需要更强的牵引力，如果骨碎片不能准确地复位，很容易就可观察到，因为它的内侧面完全没有肌肉。""当胫骨发生骨折时，患者需要更长的时间才能康复，但如果是外侧的骨（腓骨）骨折……他们很快就能站起来。因为内侧胫骨承载了人体的大部分重量。"[12]140-142 复位这些骨折需要在小腿和大腿的力线上进行有力的牵引。但是，如果人力牵引力不够，那就借助一些机械设备，可在复位床上进行，将绕在脚上的牛皮带连接在远端的轮毂上，躯干固定在床上的柱子上，腋窝和两侧的手臂可以活动；或者可在膝盖和大腿绑上带子，并固定在头侧的柱子上。当牵引完成后，医生"用一只手掌按压凸出的部分，另一只手掌在另一边的脚踝下方进行反压"来复位移位的骨折端，然后用绷带固定，并在凸出的部分施加一定的压力，再抬高患肢休息。希波克拉底此处没有提到夹板。

在传统的手工塑型和包扎后，应将小腿放在光滑柔软的枕头上以避免变形。临床上可以在治疗的第7—11天使用夹板，并在水肿消退时进行重新固定，有时需要重复牵引。由于患者需要在床上活动，可能会影响夹板的固定效果，因此夹板的衬垫很重要，否则四肢带着夹板是令人痛苦的。但在更换床上用品和上厕所时，夹板会非常有用。

希波克拉底对于踝关节以远的足部损伤也有较为详细的论述。

足部是由许多小骨头组成,除了那些与小腿骨呈垂直线相连的骨头(体积较大者)。所有发生在这些部位的骨折一般都能够在20天内完全愈合。[12]118-120

关于"与小腿骨呈垂直线相连的骨头",他没有具体说明,只是说这些骨头要比其他的骨头大,应该是指距骨和跟骨。当骨折发生移位时,骨愈合所需要的时间也会更长。

在这里,我们主要关注跟骨。那些从高处跳下,后跟着地(的情况)会造成跟骨骨折。跟骨骨折的疼痛和肿胀都比较严重,因为这块骨头不小,它延伸到下肢长轴之外,与重要的血管和肌腱相连。后方的肌腱可能嵌入碎裂的骨内。不是每个人都能正确地处理这些病例,处理不当有发生后跟皮肤坏死的风险。而且,如果出现这样的坏死,造成的不良后果可能会影响到患者的一生。还需要注意的是,其他原因也可引起后跟的皮肤坏死,比如患者长时间躺在床上时,脚跟部也可能由于缺乏护理而变黑。所以对于存在其他疾病需要长时间卧床的患者,一定要有足够的重视,这部位的皮肤坏死愈合很慢且治疗麻烦,还有反复发作的可能。一旦发生,则需要通过卧床休息并抬高脚跟部,60天后可能会恢复。[12]120-126

直到16世纪,大多数医学理论都还深受希波克拉底著作的影响。虽然现在希波克拉底的很多方法在临床上已经不再应用,但我们现在所用的外固定支架、骨科牵引手术床正是这2000多年不断改良发展的结果;而牵引和对抗牵引复位骨折,以及肩关节脱位的复位方法,还基本保持着2000年前的原貌。更重要的是,他细致的临床观察和客观评估结果的传统,使他的教导一直延续到希腊化时期,被阿拉伯人保存到中世纪,并在文艺复兴时期得以广泛地传播而造福全世界。

第二章
夹板、支具与石膏

古代的夹板

用夹板治疗骨折的历史，考古发现的实物证据可追溯到新时期时代，研究人员在墓葬考古出土的人类骨骼标本中，发现古人类有目的地使用加工好的夹板对肢体骨折进行固定的考古证据。1908年，G. E.史密斯爵士在《英国医学杂志》（*British Medical Journal*，*BMJ*）上发表一篇题为《最古老的夹板》（*The Most Ancient Splints*）的论文，描述了乔治·安德鲁·赖斯纳（1867—1942）博士带领加利福尼亚大学的赫斯特埃及探险队（Hearst Egyptian Expedition）在对古埃及第五王朝墓葬考古过程中发现的2组夹板（图2-1-1）。被考古墓葬的墓主之一是一名14岁左右的

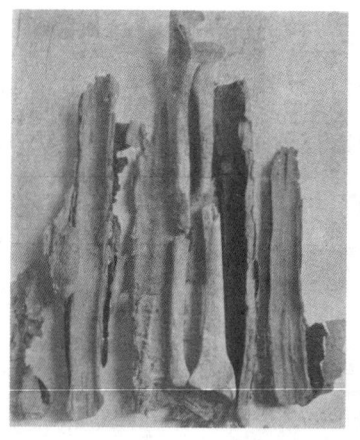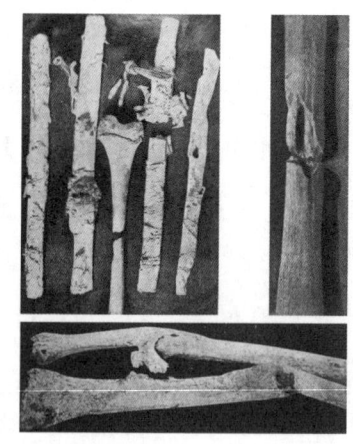

图2-1-1　古埃及夹板

女孩,她的右侧股骨干发生中段骨骨折,骨折肢体用4块木质夹板固定,夹板有明显的人为加工痕迹并用亚麻布包扎起来;另一墓主左前臂尺桡骨干发生开放性骨折,判断依据是一块沾满血迹的植物纤维块仍粘连在尺骨和外面绑缚的绷带上,这植物纤维显然是为了止血而填塞进伤口中的。由于这2名墓主的遗骨在骨折端都没有任何愈合过程的迹象,可以推测都是在受伤后不久死亡。[34]

在其他考古中发现的夹板,常见由竹子、芦苇或树皮制成,并衬以亚麻布。即使是在千余年之后的今天,法国人仍将固定骨折用的夹板口语化地称为"芦苇"(joncs);在我国,由竹子、松木或杉树皮制成的夹板至今仍在一些医院使用。

夹板相关的文字记录可见于《史密斯外科纸草书》,前一章提到的病例35就是运用了夹板治疗锁骨骨折。该夹板固定方法在其他文献中没有类似的记载,但维持锁骨在挺胸位的目的是很明确的。从现代锁骨骨折的治疗观点看,夹板的有或无,所能发挥的作用可能并不大,但骨折复位的方法应该是可行的,而且,对于减轻骨折后的疼痛也肯定是有益的。

而病例36—38中提到运用涂有明矾、油和蜂蜜的粗布包扎骨折的肱骨。需要每天更换绷带,并使用蜂蜜直到恢复。该方法没有使用夹板,而是使用在粗布上涂抹明矾与油脂的方法,使粗布硬化从而达到类似于现代石膏固定的效果。

古人的夹板主要是用木棍或木片做成。如前面章节提到的,古印度著名医生妙闻固定骨折所采用的夹板是由树皮、竹子或榕树藤蔓制成的。在阿拉伯的医书中,夹板的材料主要有阿尔科纳木(Alcona wood)、橄榄、石榴、棕榈、冷杉木或柳木。扎哈拉维的治疗所用的夹板是用对半剖开的竹子做成的,有的夹板是用棕榈叶柄或茴香柄加工制成,有的还制成中空有排水沟的夹板。直到中世纪以后,各种夹板的外形虽有变化,但所用材料基本还是生活环境中便于获得的物品,亨利·德·蒙德维尔(1260—1320)使用木棍或树枝制成的夹板,配合蛋清浸泡过的绷带绑缚固定;盖伊·德·乔利亚克(1300—1368)谈到了用动物的角、皮革以及铁制的夹板,在其1363年出版的《外科学》(*Chirurgia*)"创伤与骨折"一章中,他推荐使用阿拉伯医生扎哈拉维设计的接骨夹板(the Albucasis coaptation splint),一种结合柳树、剑柄木、角、皮革、铁和蛋白质制成的夹板；帕雷使用木材、铅、锡以及预制的皮革、纸板和树皮制作夹板；威廉·布罗姆菲尔德(1712—1792)使用过鲸鱼骨骼制作的夹板；亚历克西斯·布瓦耶(1757—1833)的夹板比较简单,用的是比较大众的木材、纸板和锡。[35-37]

我国在小夹板治疗骨折方面也积累了丰富的经验。东晋时代,葛洪(283—363)在《肘后备急方》中介绍了竹制夹板治疗四肢骨折的方法,虽然该书的部分内容亡佚,但之后的一些医书如《外台秘要》《备急千金要方》《证类本草》等,辑录了不少《肘后备急方》的内容。如王焘(670—755)编写的《外台秘要》卷二十九中：

肘后疗腕折,四肢骨破碎及筋伤蹉跌方：烂捣生地黄敷之,以裹折伤处,以竹片夹裹之,令遍病上,急缚勿令转动,一日可十易,三日即瘥。[38]

这可能是中医文献中小夹板固定治疗骨折最早的文字记载。

唐朝蔺道人(790?—850)于会昌年间(841—845)撰写的《仙授理伤续断秘方》中介绍了竹片和杉木皮夹板固定方式和固定时间,并详细描述了杉木皮夹板的制作过程和使用方法：

凡用杉皮,浸约如指大片,疏排,令周匝用小绳三度紧缚,三日一次,如前淋洗,换涂贴药。[5]

宋朝以来,小夹板外固定技术及小夹板制作工艺得到了较大的发展,除了竹片、杉皮、杉板等材料之外,还用了柳枝、大块桑白皮。在《太平圣惠方》《永类钤方》《朱氏集验方》《医方大成》《世医得效方》等书中均有大量记载。[39]

清朝咸丰七年(1857),英国医生合信(1816—1873)与江宁(即现在南京)管茂材(真名管嗣复;?—1860)结合中外文献编译了一本中文医书《西医略论》,介绍了当时西方医学中的一些主流知识。《西医略论》分上、中、下三卷,分别介绍了医学总论、骨关节与头胸腹损伤以及各种药物等,并附有400余幅手术操作与器械图及10余幅中草药图片。其中也描述了对外固定材料的加工要点：

以木板为之,或以树皮为之,或以牛皮为之。长短宽窄应恰如本骨,或直,或斜曲,审酌患处,以定形式。板厚约二分,树皮、牛皮(牛皮厚一分许,用滚水浸软易剪)俱去棱角防伤肉也。牛皮乘软绑合患处,自然随形合式,尤妙过板夹。若用板夹,内须用棉花垫隔,外用布带绑扎。[40]

从出书时间看,在石膏绷带用于骨折固定之前,我国和西方对骨折外固定方法是基本相似的。

夹板固定最常见问题是局部皮肤的压迫性坏死,尤其是在骨突部位。对于前臂骨折,希波克拉底认为夹板应放在肢体的背侧和掌侧,不能压着桡骨和尺骨的骨突;如果一定需要将夹板放在外侧,也不应该延伸到腕关节骨性凸起,否则会增加溃疡和肌腱裸露的风险。在固定中,医生也需要随病情变化而调整夹板或重新复位骨折后再行夹板固定。

中世纪外科医生蒙德维尔提出,骨折治疗的第一个目标是实现骨折复位,让嵌入骨折端的软组织回到原来状态;第二个目标是维护骨折端的稳定,注意确保夹板的末端不会摩擦刺激皮肤。夹板在20—25天内不用更换,然后再重新包扎14—20天(希波克拉底和盖伦的夹板固定时间要延迟5—6天)。

股骨骨折的复位和固定都很困难,复位中一般只存在牵引不足而不存在牵引过度。一旦治疗失败,大腿就会出现短缩,这对医生声誉和患者身心的伤害都是巨大的。中世纪著名外科医生乔利亚克对股骨骨折的治疗处理,除了应用夹板之外,还在脚部用铅块作为牵引重量,通过滑轮在腿部轴线上进行牵引。现代股骨骨折的非手术治疗就是对乔利亚克方法的传承与改进,强调持续牵引的重要性。

希波克拉底指出所有下肢骨折夹板固定后的关键在于足部的位置与支撑。如果足踝部支撑不够,骨折处就会向前凸出;但如果支撑过度,骨折处就会向后成角而在前方出现凹面,都会使骨折对位不好,影响骨折愈合。对于踝部骨折及踝上骨折,当对抗牵引完成后,医生用手掌复位移位的骨折端:

用一只手掌按压凸出的部分,另一只手掌在另一边的脚踝下方进行反向施压。[12]130-132

这和我国古代"正骨八法"中的"端挤提按"法相似。骨折复位后开始绷带固定,并在骨折的凸出部位施加一定的压力,然后抬高患肢休息。该方法中没有提到夹板。可见对于踝关节周围骨折,单纯夹板很难起到固定骨折的作用。这是因为踝关节的外形很不平整,软组织覆盖少,骨突和肌腱都位于皮下,坚硬的夹板很难达到和肢体表面的外形贴合。

辅助夹板的石膏绷带

让绷带更快硬化

希波克拉底对治疗四肢长骨骨折的主要贡献在于不仅提出了骨折复位须在恰当体位下进行牵引,还提出维持复位的固定方法宜以夹板为主,尤其是他发明的"绷带卷"(roller bandages,亦可译为滚轴绷带)用于人类骨伤的治疗一直持续到今天。绷带既是夹板的忠实伴侣,又为石膏绷带的"华丽转身"提供了载体。

滚轴绷带有单轴绷带和双轴绷带之分(图2-2-1),以方便肢体不同部位或不同夹板的使用。从希波克拉底开始,绷带技术几乎是"原汁原味"地一直延续到今天,只是生产工艺和材料有些变化。对医生而言,希波克拉底对于绷带操作的要求很严格:

在包扎过程中,动作要轻松、优雅,既要快捷,又不在操作过程中增加患者的疼痛。[41]

后来,盖伦系统整理了包括希波克拉底在内的古希腊绷带技术,编写了《绷带学》(De Fasciis Liber)一书,详细介绍了各种棉、亚麻、皮毛绷带,书中还描述了绷带的交叉重叠包扎技术,后人将这种包扎方法称为"麦穗"样(spica)绷带技术或

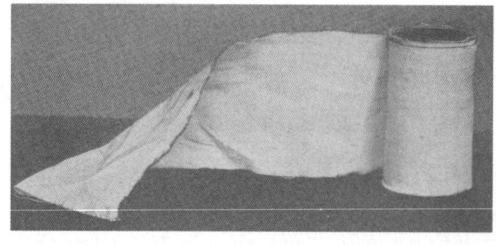
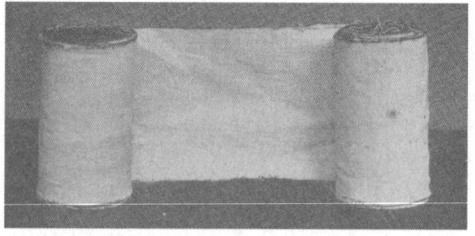

图2-2-1 单轴绷带(左)和双轴绷带(右)

"人"字形绷带技术。绷带的包扎方法,以小腿或大腿的单纯骨折为例,古代方法是用卷轴绷带先在骨折部位绑扎4—5圈,然后再在其上下继续包扎,直到整个肢体被正确地包裹起来。他们认为这样的包扎方法可以起到双重作用,一是实现骨折端的稳定,把断裂的骨折端保持在原来的位置;二是防止"体液"(humour)涌入骨折端。此处的"体液"是指古希腊医学定义的人体内的各种自然"体液",希波克拉底的"体液论"认为人体中有4种体液,体液间的平衡是人体健康的关键。

从希波克拉底开始,就采用绷带浸蜡膏等方法使绷带硬化,达到便于塑形和加强固定的效果。当时所用的蜡膏(cerate)是用油(橄榄油或玫瑰油)或脂肪与液态蜡混合,有时会添加沥青或树脂作为硬化剂,最后制成的油膏。浸泡过蜡膏的绷带可以更好地维持骨折的稳定固定。绷带每隔3天换1次,每次更换都需要增加包扎的压力。在10天左右,去除绷带,用热水清洗上臂后,换用新的绷带,并加用夹板。这种可以塑形和硬化的绷带在原理上和后来的石膏绷带有些相似。

古罗马时代,塞尔苏斯在绷带上涂抹淀粉浆糊作为外固定材料;扎哈拉维也使用类似于古希腊蜡膏的"膏药",包括细面粉、蛋清、豆子、胶质、阿拉伯树胶等材料拌匀,也可加黏土(一种用于制作颜料的粉红色泥土)、没药、沉香等,也有用油和醋浸泡的羊毛、无花果和罂粟叶,或其他植物药材混合物。

英国医生波特在其专著《骨折与脱位概述》中提到,他所在的圣巴塞洛缪医院在1758年还在使用蜡膏,他们的蜡膏是由醋、氧化铅、肥皂、油和蜡制成,可以在不加温的情况下保持延展性。波特认为,蜡膏可以消除炎症,具有不黏附、脱落干净的特点,对皮肤刺激很小。但有的蜡膏可造成不良反应,应避免使用,不恰当的蜡膏会阻碍排汗,导致局部发热,产生瘙痒、皮疹甚至疱疹和丹毒。

拉雷男爵在1812年的博罗季诺战役中,发现一个手臂被截肢的步兵穿了一件僵硬的衣服且3个月没有更换,当敷料被切除后残肢已经愈合了,由此他认为,断肢的愈合是由于留下坚硬敷料的地方。在他的《军事外科与战役回忆录》(*Mémoires de chirurgie militaire et campagnes*)中,拉雷推广了这一概念,并使用樟脑、醋酸铅和鸡蛋清作为"最佳"绷带硬化剂,但这种绷带成本较高,又硬又重,只适合在医院病床上治疗小腿骨折。1832年，威廉·博蒙特（1785—1853）验证了拉雷的方法，他在兔的胫骨和桡骨制造开放性骨折，然后用管型石膏固定肢体取得成功。

在我国唐朝《外台秘要》卷二十九记载：

取生栝蒌根捣之，以涂损上，以重布裹之，热除痛止。[38]

天花粉（栝楼根）中含有大量淀粉，可以使包扎用的"重布裹之"之布硬化，以达到淀粉绷带的固定效果。

在中医伤科的传统治疗方法中，也常用将多种伤药研成细末混合，用高粱酒、麦芽糖调和，或用鸡蛋清、面粉等调和，制成膏药敷于患处。损伤急性期使用的膏药大多为膏泥状，一般是将其储存在陶罐中，用时取适量涂抹在患处包扎，膏药硬化后具有一定的固定和支撑作用，但硬化的过程需要较长的时间。也有的膏药是用于伤肢消肿之后或用于创伤后的并发症，这种膏药储存时是硬化状态，使用时需要放在小火上面烤，烤时注意保持膏药到火源15—20厘米的距离，待膏药发热软化以后贴在患处。这种膏药的硬化时间相对要快一些。

《西医略论》中介绍了淀粉布制作方法：

一法用浆浸软布三四层，随式包裹，外用布袋帮助。一二日浆干后坚硬如夹，最妙。欲去之，用交剪剪开取去可也。[40]

这说明淀粉浆布的固定方法，直到19世纪末仍是西方骨科常用方法。

比利时著名外科医生路易斯-约瑟夫·佐廷（1793—1862）男爵在滑铁卢战役中担任比利时军队的首席医生，他因发明"制动绷带"而闻名于世，又可称之为"淀粉支具""上浆绷带""淀粉绷带"。他将纸板修剪成所需要的尺寸，在淀粉溶液中浸泡，然后用浸泡过淀粉的亚麻布条或绷带缠绕在肢体上。不过，这种淀粉绷带的缺点也很明显，主要是要使之达到完全硬化一般需要等待2—3天的时间。

此后的外科医学专家们也致力于研究如何加快绷带的硬化。1839年，法国圣埃美隆的G.V.拉法尔格将新鲜的淀粉加热成糊精，稠度像奶油，涂抹在亚麻布条上，然后在两层糊精亚麻布之间加入巴黎石膏粉，将亚麻布硬化时间缩短到6小时。该方法是应用巴黎石膏粉对淀粉绷带的硬化进行改良，并没有用巴黎石膏粉完全替代淀粉。在18世纪，法国医生亨利·弗朗索瓦·勒德兰（1685—1770）用蛋清、醋浸泡绷带配合黏土粉或巴黎石膏粉。[42]

这里需要特别说明一下，为什么在骨折治疗中提到"石膏"一词，在相关英文文献中几乎都是用"巴黎石膏"（plaster of Paris），而不是"gypsum"或"plaster"？这得从"plaster"的词意说起。"plaster"来自古希腊语，意为"涂抹"。在英语中，它是指用于砖石建筑的砂浆，包括石膏或石灰基砂浆。而法语"plâtre"是指由石膏加工而成的石膏粉末、灰浆或石膏板。因此，在关于骨折治疗中的"石膏"一词，用的是法语而非英语。为什么要用法语？是因为法国盛产石膏，矿藏主要位于普罗旺斯、法国东部城市和巴黎地区。巴黎的石膏矿成分为始新世早期形成的蒸发岩，沉积在塞纳河以南的矿床有8米厚，而在蒙马特等地的矿床甚至可达到30米。由于巴黎的石膏矿藏丰富且品质优良，而且还是露天矿，因此巴黎居民非常擅长石膏的加工和使用。1666年伦敦大火，大火持续烧了4天，祸及伦敦全城，毁掉了87间教堂、44家公司以及13 200间民房，欧洲最大城市伦敦大约1/6的建筑被烧毁。以伦敦大火为鉴，法国国王路易十四下令立即在全巴黎采用石膏覆盖所有木制或砖木混合建筑，尤其是烟囱和隔墙，希望利用石膏卓越的防火性能以预防类似火灾。因此在15—16世纪，大规模开采石膏以及石膏加工技术发展到一个历史巅峰。直到19世纪，石膏砂浆被广泛用于砌筑砖石和外饰灰浆，也用做填充木构件之间的填充物。得益于巴黎所产石膏的优良品质以及巴黎人精湛的加工技术，巴黎成为全世界石膏产业的中心和标杆，尤其是巴黎蒙马特生产的煅烧石膏（熟石膏）一枝独秀，因此冠以"巴黎石膏"之名的石膏产品享誉全球。[43-44]

石膏绷带之演进

石膏固定成为骨科临床中的主流治疗方法只有短短200年的时间。而人类应用石膏的历史，则至少可以追溯到7000年之前。考古发现，早在古埃及文明、两河流域的美索不达米亚文明以及我国的仰韶文化时期，人类就已经开始使用石膏作建筑材料和墙面装饰，或用石膏制作生活器皿。如古埃及人在建造金字塔过程中就以石膏制作建筑灰浆或进行外饰涂抹,古罗马人在石膏壁画方面达到了很高的艺术成就。直到13世纪早期,一些砖石建筑中广泛以石膏取代石灰砂浆,或与石灰混合使之能快速凝结。

1906年9月法国探险家伯希和(1878—1945)到达位于我国新疆喀什地区伯什克然木乡的莫尔寺遗址,他安排了十几个民工对几间小房子遗迹进行了清理,发掘出一些石膏塑像残片,在两塔之间的一个房间遗址中出土了一尊巨大佛像的衣饰、手指和耳垂等文物。该遗址距今已有近1800年历史,遗址包括寺院和佛塔遗迹,是我国最西部佛教遗址之一。

我国先民早在仰韶文化时期就使用石膏制作彩陶。到秦汉时代,石膏除了作建筑材料外,在传统医学中,生石膏和煅石膏也作为药材而被广泛应用。最早的本草专著《神农本草经》就描述石膏:"味辛,微寒。主中风寒热,心下逆气,惊喘,口干舌焦,不能息,腹中坚痛,除邪鬼,产乳,金疮。"在《伤寒杂病论》中含石膏的方剂有17个。用石膏制作豆腐也是我国古代的一大创造,相传西汉淮南王刘安开创了用石膏点制豆腐的方法。在1959—1960年间河南密县(今郑州新密)打虎亭汉墓发现的石刻壁画中,生动地刻画了做豆腐的"浸豆—磨豆—滤浆—点卤—压制成型"五个步骤,说明中国人制作豆腐的技艺至少在东汉已经相当成熟。[45-48]

在我国,石膏用于骨伤科外用药的记载最早出现于蔺道人的《仙授理伤续断秘方》中,是用其收敛止血的功效,而非作为固定材料。在该书"又治伤损方论"的"桃红散"条目下有相关记载:

> 治积年不效,朽烂疮口,金疮箭射,打碎皮破,血出不止。可将此药干糁,次日别用药水洗净再糁,大能散血结口。
>
> 石膏(一斤,黄泥封固煅过) 白矾(二两,飞过) 血竭(一两,别研) 黄丹(细研,火飞过、水飞过) 松糖(别研) 五倍子 粉霜(各三两) 龙骨(二两,别研)
>
> 上研为极细末,罐子收用。[5]

西方文献中,完全以石膏作为固定材料应于骨科领域中是在970年,由波斯医

生阿布·曼苏尔·穆瓦法克在其著作中提到:

> 准备好内壁涂上油或油膏的箱子,防止石膏黏附在箱子上。对腿部表面做相同的涂抹后将腿放进箱子里,进行复位等操作后,慢慢地将石膏液体浇注到盒子里,直到盒子完全装满。注意不要完全覆盖肢体前表面,以便在不影响器械坚固性的前提下,可以观察骨折部位。石膏块凝固得足够大后,应尽早将箱子松开并拆除。在结束固定时,应使用木槌将装置移除,并用凿子凿除石膏的上部,直到腿可以完全取出。[49]

1798年,前英国驻突尼斯领事威廉·伊顿(1764—1811)写信给彼得堡的一位医生,讲述了一名阿拉伯士兵从大炮上摔断腿的治疗方法:

> 我在帝国东部看到了一种固定骨骼的方法,我觉得这方法值得欧洲外科医生关注:将受伤肢体放在盒中后浇灌液体石膏,在没有任何压力的情况下将肢体按其形状包埋起来。几分钟后石膏就变坚硬了。如果是复合骨折,可以将伤口位置和错位的骨头暴露出来,也不会减弱石膏的强度。石膏很容易用刀切割去除,便于更换。肢体肿胀消退会在石膏间留下一个或多个空腔,可以再灌入石膏浆填补,使之适合肢体。

伊顿的信于1816年由冯·许本塔尔(1787—1858)以俄文发表,然后又被一些欧洲期刊转载。在西方国家,首次使用石膏的医生可能是荷兰格罗宁根的彼得·亨德里克斯(1779—1841)。约翰·弗里德里希·迪芬巴赫(1792—1847)在1831年写了一篇关于液体石膏治疗骨折的专著,介绍他在德国柏林常规使用该方法的经验,并推广到英国和法国,但并未得到广泛的接受。因为这种石膏的缺点也显而易见,除了笨重之外,对于开放性骨折及上肢等部位的骨折都不太适用。

近代石膏技术发展与普及的关键在于将熟石膏粉和滚轴绷带的巧妙结合,使柔软的纺织物负载可快速硬化的石膏,有利于固定物更贴合肢体外形而达到固定骨折的目的。石膏绷带是由两名军医几乎在同一时间段,各自独立开发出来的,也是现代石膏绷带的雏形。

1852年左右,俄国军医尼古拉·伊万诺维奇·皮罗戈夫(1810—1881)看到一位雕塑家用浸泡过石膏浆的亚麻布制作模型，由此萌生了使用石膏绷带的想法。他将粗布剪切成块状或条状浸入巴黎石膏浆液中，然后立即将它们敷在有长袜和棉垫保护的肢体上。该技术在1854—1856年的克里米亚战争期间得到了广泛应用。战后，他改进了他的方法，将粗糙的帆布切割成特定的形状以适合身体的不同部位，并在使用前将其浸泡在石膏浆中。

人物

尼古拉·伊万诺维奇·皮罗戈夫

（Nikolay Ivanovich Pirogov，1810—1881）

俄国军医，出生于莫斯科，并在此接受早期教育。1840年，他成为圣彼得堡军事医学院的外科教授。他将乙醚麻醉技术引入俄罗斯，并对人体断面解剖学的研究作出了重要贡献。克里米亚战争期间，他把女护士介绍到军队医院。同一时间地点，佛罗伦斯·南丁格尔（1820—1910）也在克里米亚的英国军队医院开展类似的工作。

相对于皮罗戈夫的石膏技术，荷兰军医安东尼厄斯·马泰森（1805—1878）的石膏绷带更接近于现代的石膏绷带形式。1851年，马泰森所在部队驻扎在荷兰哈勒姆时，他观察到绷带上的石膏粉遇水后会在几分钟内凝结成硬块。而在此之前，他们一直使用的是比利时佐廷男爵发明的淀粉绷带。淀粉绷带存在许多缺点，比如硬化时间长，干燥后会收缩变短，而且遇水就会变软而失去固定效果，由此激发了他应用石膏做夹板的灵感。他将未漂白的棉布或亚麻布折叠成双层，在夹层间填上巴黎石膏粉，并保持布料边缘两指宽的无石膏区。然后用缝线或别针将两层亚麻布固定在一起。使用时将绷带浸湿后在肢体上抹平，绷带边缘的无石膏区相互重叠，用别针固定待石膏变硬。如果需要在绷带上开口，则在拟开口区预先放一块尺寸相当的棉绒。如果需要扩大石膏固定范围，则用绷带涂上石膏浆来补充扩大。1852年5月马泰森发表了总结该石膏固定骨折技术的论文。他写道：

众所周知,虽然该材料早在几个世纪前就已在使用,但用得并不普遍,也少有人提及。我认为这不是材料本身的问题,而是应用的方式不当。因此,改进使用方式就可体现出这种材料的优势。

马泰森提出,一种理想的固定方法应该是:

①方便立即使用;②几分钟即可变硬;③确保医生能接触伤口;④适合四肢的周长和形状;⑤化脓或潮湿不影响固定强度;⑥轻便且价廉。[42]

他的石膏技术迅速得到荷兰军事委员会的认可:

该方法给人类带来了切实的好处,在军事实践中最为重要,特别是战场上。我们预测,从现在起,重伤员的运输将变得更方便和安全,战时成百上千人的肢体和生命将得挽救。在人员获益的同时,财政也将因此而受益。

马泰森的方法并未做广泛宣传,直到年底他被派到荷兰芬洛,遇到了当地的医生约翰内斯·彼得·许贝特斯·范德卢(1812—1883),范德卢是一位热心的宣传者,在布鲁塞尔、巴黎和其他欧洲城市对马泰森的石膏技术进行了巡回宣传和演示。1854年,马泰森发表了法文论文《石膏绷带及其在骨折治疗中的应用》(*Du bandage plâtré et de son application dans le traitement des fractures*)。到1856年,石膏绷带在临床进一步得到推广。1876年费城的百年纪念展览上,他发明的石膏绷带在展会上取得成功。1928年,在马泰森去世50周年之际,意大利著名骨科医生维托里奥·普蒂(1880—1940)专门写稿对马泰森的贡献进行了高度赞扬。

就在新的石膏技术在欧洲大陆盛行之际,英国和美国的一些学者也提出反对意见。英国的H. O.托马斯和罗伯特·琼斯(下称R.琼斯;1857—1933)就认为新石膏技术可能会增加肢体血液循环障碍的风险,石膏"关闭了光线和空气,也关闭了外科医生的眼睛"。R.琼斯甚至批判巴黎石膏"野蛮得无以复加",虽然他最后还是接受了石膏技术。

在纽约,和马泰森同时代的医生詹姆斯·奈特(1810—1887),作为带扣支具的崇尚者,也特别重视石膏对血液循环的危害。奈特自称是"外科机械师"(surgico-mechanic),他写了一本书《矫形学,兼实用人体畸形学》(*Orthopaedia, or, a practi-*

cal treatise on the aberrations of the human form），介绍他设计了治疗各种肢体畸形的支具，对于他人的创新设备和新技术他总是不屑一顾，不只是石膏，他对1888年从利物浦引进的、广受认可的Thomas支架也一样本能地激烈反对。

到了20世纪，石膏技术几乎在全球得到推广。1903年在柏林举行的第二届德国骨外科学会大会上，当时的学会主席阿尔贝特·霍法（1859—1907）教授指出：

石膏绷带将永远是骨科的基本要素。

1900年，一种松散的"滚轴"绷带被发明出来（图2-2-2）。这种单独制作的石膏绷带在第一次世界大战中被广泛使用。在第一次世界大战结束时，美国外科医生海勒姆·温尼特·奥尔（1877—1956）指出，送回美国的伤员中，之前接受过石膏治疗的士兵往往愈合更好。奥尔主张通过清创术和引流术治疗骨髓炎和开放性肢体骨折，然后用石膏固定。他提倡在石膏中联合使用克氏针牵引来治疗开放性骨折。他将一系列依赖于石膏固定的概念和技术发表于1929年的专著《骨髓炎和复合骨折》中。[50-51]

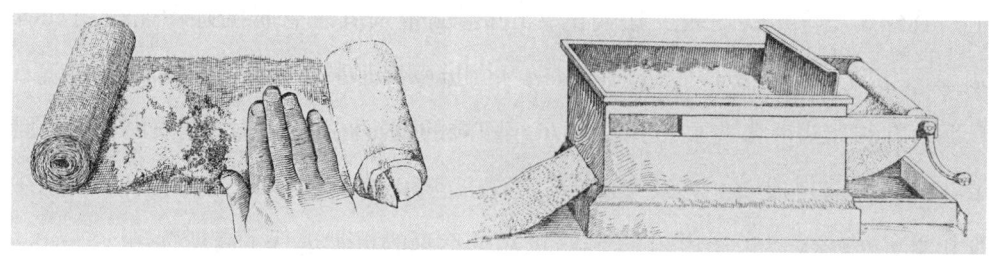

图2-2-2　石膏绷带制作

强生（Johnson & Johnson）公司是商业生产无菌、预包装绷带的主要供应商。1927年，强生通过添加黏合剂（淀粉、胶、树脂、糊精和合成聚合物）来加强石膏在绷带上的附着，使石膏绷带得到了改善。1930年代初期，洛曼劳什（Lohmann & Rauscher）公司第一批商业生产的石膏绷带在德国上市，命名为"Cellona"，其运用混有微量挥发性液体的石膏粉涂抹在绷带上的工艺，解决了石膏粉从绷带上脱落的问题，但大多数石膏绷带仍然是采用手工制作。第二次世界大战期间，以及朝鲜战争和越南战争期间，石膏绷带一直是固定开放性骨折的重要方法，之后才被外固定器取代。

关于石膏技术的一些创新可以尽量减少石膏固定中的血液循环及肌肉萎缩问题，在1943年第二次世界大战期间出版的《战争外科的原理与实践》(The Principles and Practice of War Surgery)中，西班牙外科医生何塞普·特鲁塔(1897—1977)强调了石膏对支撑软组织以及固定骨骼的重要性，并建议使用衬垫作为保护措施。德国外科医生费多尔·克劳泽(1857—1937)设计了"步行石膏"和"石膏鞋"来治疗胫腓骨骨折。法国的皮埃尔·德尔贝(1861—1925)医生在1920年进一步改良了石膏技术，包括在闭合复位后使用两个石膏夹板。创伤外科学之父洛伦茨·伯勒尔(1885—1973)提出的"复位、维持复位和制动"骨折治疗三大原则，至今仍在指导临床实践；他倡导的"紧身行走石膏"以及胫骨骨折的无衬垫石膏都曾被推广到很多国家使用。1941年，美国骨外科医生霍默·斯特赖克(1894—1980)为伯勒尔的"行走石膏"发明了一种配套的橡胶鞋跟。1947年斯特赖克又发明了振动石膏锯，该锯子可以更容易地拆除石膏，减少了拆除石膏过程中皮肤受损的风险，方便外科医生在石膏上"开窗"以观察石膏内的伤口。1972年，弗朗西斯·怀特发明了一种用于管型石膏的垫片(spacer for surgical cast；美国专利3643657)，当肢体肿胀到一定程度，该垫片就会把石膏分开一定间隙，避免发生肢体血运障碍。为了提高防水性能，有公司开发了防水管型衬垫，使患者可以淋浴和洗澡；也有使用方便的商用塑料罩来保护石膏。[52-54]

20世纪70年代，"高分子石膏绷带"开始发展。这种材料具有重量轻、防水、射线穿透性更优良的特点。这种绷带是用45%聚氨酯树脂与55%玻璃纤维的比例聚合而成，其材料并非传统意义上的石膏，之所以也称为石膏，是因为它在操作和外观上体现了和传统石膏的渊源。

在我国，将收敛止血、清热解毒的石膏用作肢体创伤固定材料的时间，应是在20世纪初，西方国家陆续在我国开办医院以及留学人员从海外归来后开始。因为无论是从西学东渐的代表作《西医略论》，还是当时对西方医学持开放态度的中医骨伤名家，如王子平(1881—1973)、魏指薪(1896—1984)、何竹林(1882—1972)

等,其相关著作或评述均无应用石膏固定的相关内容。在1932年《广济医刊》刊登的一篇题为《上海骨科医院参观记》的文章中可见:

> 出病房到割症室,其手术台精巧异常。据云由牛院长自巴黎带来,价值二千两。又石膏手术台更称特殊,盖骨科医院多半从用石膏,故手术台格外注重也。[55]

上海骨科医院是由牛惠生(1892—1937)教授于1928年创办,是中国最早的骨科医院,拥有医生21名,病床75张,全年住院患者近千人。同期的《广济医刊》还刊载了《病人刘小涵患股骨颈骨折以骨折矫形术后绷以石膏平卧床上情形》一文,文中出现的可能是我国最早的专业石膏室。

支具的前世今生

支具概念之今昔观

在骨折的外固定装置中,说"夹板"或者"石膏"一般不会产生歧义,但若说"支具",在现在专业人员大脑中首先出现的映象,可能大多是一种用于肢体外部的穿戴支撑装置,这种穿戴装置在外观上和所需要支撑的肢体相匹配,其功能或是限制肢体的某种运动,或是辅助手术治疗后某种特别位置的维持,或是直接用于骨折和韧带损伤的非手术治疗的外固定,或是用于对肢体畸形的矫形治疗。

在英文文献中,特别是早期文献,对于这种穿戴装置有的用"braces",也有用"splints""appliance"或"apparatus"者。"external fixator"不属于前述的支具范畴,中文直译为"外固定支架"或"外固定器"。外固定支架是一个复合系统,外部的固定与调节装置包括支架杆、连接杆、固定夹钳等,通过穿过骨骼的固定针或固定螺钉将外部支撑装置与骨骼连接成一体以达到固定效果。但中文"外固定支架"一词,在早期文献中有的就是指现在的支具,这是需要了解的。

而且,在英语中,不少文献是用"splints"(夹板)来表示"支架"或"支具"。如英国著名骨科医生休·欧文·托马斯1888年制成的Thomas支架，它是全球使用最广最持久的外固定装置之一，特别是在骨折后的急救和转运过程中功效卓著，从而在战争中广泛使用。对股骨颈骨折的治疗而言，也较为方便。其英文名称"Thomas splint"一词，在中文中大多习惯性称为"Thomas架"或"Thomas支架"，因为其中的结构并无传统意义上"夹板"，故直译为"Thomas夹板"者极少。

另一个临床上更为常用的布朗式牵引架，英文是"Böhler-Braun frame"。本来，在德国外科医生亨里希·布朗（Heinrich Braun，1862—1934）设计"Braun frame"时，是有膝关节屈曲位支具和伸直位支具两种类型的区别，用于放置不同受伤的肢体。后来奥地利医生伯勒尔在布朗设计的支具基础上添加了用于骨牵引的滑轮来治疗下肢骨折，于是这就形成了后来的"Böhler-Braun frame"。因为"Böhler"和"Braun"发音较近，连起来读有些绕口，我国临床医生一般都简称为"布朗式架"。再后来，随着骨折内固定手术的普及，现在医院中已几乎没人使用Thomas支架了，以布朗式架为原型的各种改良支架就成了常用的牵引架，所以，国内医生则进一步将其简称为"牵引架"也不会引起任何歧义。

现代意义上，支具的主要功能是用来矫正畸形或支撑受伤的肢体或躯干，也常用于急性软组织撕裂和扭伤，以及骨折手术后的康复。有许多种类型的支具可以用于治疗多种疾病，包括踝关节和膝关节支具、肩关节和肘部支具，以及颈部支具。一般的商用支具是非定制的，有的也设计有几个尺寸以适用于不同体型的患者。支具可以由金属、塑料、弹性材料或多种材料的混合物制成。而各类天然材质的夹板通常用于紧急情况下肢体的固定，主要是面向骨折患者，使用夹板的主要目的是帮助患者在从受伤现场送往医疗机构的过程中减少骨折端的异常活动，防止尖锐的骨折端损伤附近的血管、神经、器官或皮肤。所以在这种意义上，夹板和支具的区别主要体现在功能上而不只在形态上。

19世纪初，耶鲁大学教授N.史密斯设计的半靴（Half-Boot）夹板就是一种典型的穿戴装置，在形态和使用上都和现代的支具相似。这种半靴夹板是用整块木头雕刻而成，十分精致而富有艺术性。N.史密斯设计半靴夹板的初衷是为了固定各种类型的小腿骨折,将其称为夹板无可厚非。但半靴夹板却没有夹板最重要的可灵活调节的优势,一套夹板只能适用于一个病例的治疗,且费用比较昂贵。因此在后来的实际应用中不断改良,最后改良成形的夹板由木材和杜仲胶构成,可以适用于大小适中的肢体,以及不同类型骨折的治疗。夹板由两部分组成,一部分塑形成腿和脚的一个侧面,如纵向剖开的一半靴子;另一部分则是常见的小腿夹板。"半靴"部分是在外侧还是内侧,则要根据骨折情况而定(图2-3-1)。

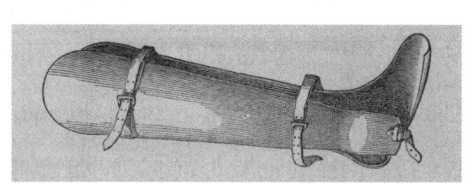

图2-3-1　半靴夹板

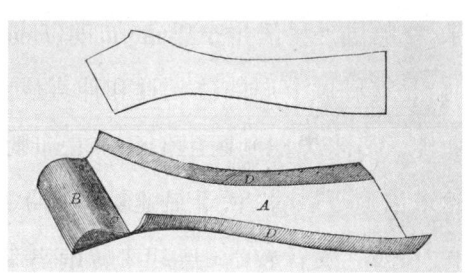

图2-3-2　Bond夹板

1852年,美国费城的亨利·邦德(1790—1859)医生设计了一种前臂夹板,即当时在美国、英国和德国都非常有名的Bond夹板(图2-3-2),用于治疗桡骨远端骨折。夹板是用易于裁剪的薄木板为材料,将其裁剪成肘关节到手掌近指间关节之间的前臂外形后,在板的边缘拼接添加侧边(D);掌侧的夹板在手掌处加一块大小合适的软木(B),供患肢手指抓握用。使用时,将夹板用绷带或棉布缠绕后固定在患肢前臂上,用吊带悬吊在胸前,保持拇指向上,手部稍向尺侧倾斜,手指处于自然弯曲状态,并将夹板与肢体之间留下的间隙使用薄垫来填充。固定期间患者每天需要进行一次关节被动活动,固定时间最少5周。该夹板可有效地固定桡骨远端骨折,减少骨折后畸形的发生率。这也为以后前臂支具的设计研发提供了借鉴。

随着金属工业和塑料工业的发展,一些先进的材料也应用到夹板或支具之中,提供了更好的塑形性和固定强度。一些特色鲜明的固定支具也相继出现,如由粗钢丝制成的球拍式牵引夹(banjo traction splint),以及Bennett双戒圈夹板(Bennett double-ring splint)、Cabot夹板(Cabot's splint)、Levis夹板(Levis' splints)等,都是以金属为主要结构的穿戴支具,但这些支具的命名均为夹板(splint)。[56]

现代的骨科支具以减轻骨骼-肌肉系统的功能障碍为目的,随着对人体解剖和生理学以及材料学方面研究的深入,使得现代骨科伤病的治疗与康复理念较前发生了较大的改变。根据骨科临床治疗特点,要求支具既保证肢体的固定与支撑,又允许肢体进行一定范围的运动与负重,还可以对一些发育性畸形起到一定的预防和矫正作用。研究开发先进的骨科支具和研发骨科内固定器械一样,已成为现代骨科发展重要的支撑产业,也是当今世界先进医疗的重要组成部分。这是传统的支具所无法比拟的,对一些损伤或畸形,在效果上有比石膏更好的效果,在使用上却要比石膏方便很多。这些骨科支具的研发,比如可调节式膝关节支具、可调节式颈椎固定牵引支具、可调节式肘关节支具、足踝固定支具等,均来自于人体生理、医药材料和电子技术等基础研究的临床转化,同时也继承着几千年来无数骨科医生不懈努力的成果菁华。因此,历史上的支具和现代意义的支具概念上是不一样的。

林林总总的下肢支具

前面已经说到,早期文献的支具概念本质上是夹板的衍生物或者说是夹板的辅助增强器具。有时夹板不能实现其固定目的,必须借助新的器具。比如对于大多数下肢骨折便是如此,前面提到的Thomas支架即用于固定下肢骨折的器材,可能是其所发挥的作用,正是原先期待夹板发挥的作用,所以也就将这种"既不用板,也无夹缚设计"的装置称为夹板(splint)。因此,本章所介绍的,也只是一些在医学文献上所记载的,功能上或名称上与支具相近似的治疗器具。

希波克拉底说:"治疗下肢骨折的效果,是检验一个骨科医生技术水平的试金石。"因为患者下肢骨折后有没有发生跛行,是对医生声誉的一大考验。希波克拉底治疗下肢骨折的经验,后人严格遵循的并不多,说明希波克拉底的方法也不是"放之四海而皆准"的。但后人声称是对希波克拉底方法的改良者却不少,由此可见,在不断改良的背后,反映出本质上还是没有一种方法可以满足临床实践的普遍需求。

前面提到的希波克拉底为小腿开放性骨折设计的一种外固定支架,其治疗理念就对后世产生了极为深远的影响。这种小腿支具是针对小腿开放性骨折在治疗上难点而使用的一种权宜之策,也是最早且最接近现代外固定支架的骨折治疗装置(时间超前了2000多年,图2-3-3)。

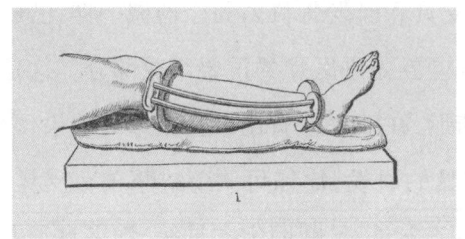 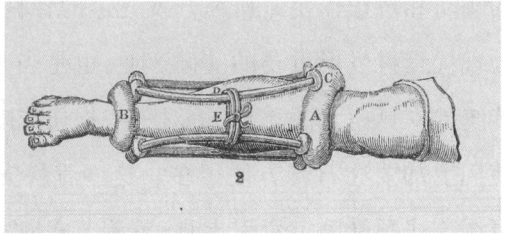

图2-3-3 希波克拉底的小腿支架

档案

《希波克拉底文集》中记载的小腿支架是这样设计的:

该支具缝制有两个袖口样皮革,就像环形脚镣,皮囊环内要有很好填充,使其柔软舒适,放置在踝关节上方和膝关节下方。皮囊环的两侧都有外檐,较深一侧朝向受伤部位而较浅一侧朝向关节。囊的两侧有附属装置,可以是单条皮带也可以是双条皮带,围成一短圈,一组置于踝关节的两侧,另一组置于膝关节上。然后取4根树枝做成的木杆,木杆的长度相同,粗细如手指,木杆要长一点,这样将木杆弯曲装到皮囊的附属装置上时,它们可以弹开产生撑开力,以拉直肢体。注意杆的末端不要贴着皮肤而是顶在皮囊的外檐。也可用3组或更多长短粗细不一的木杆,根据需要,它们可以用来调节不同方向的撑开力的大小。如果做得合适,木杆会沿需要的直线撑开,而不会给伤口带来任何疼痛,也不会干扰肢体的位置,便于伤口的检查和处置。如果需要,可以将相邻的两个木杆互相固定。如果肢体有轻的覆盖物,木杆还可隔离伤口。

但是,如果安排得不太好,它将会弊大于利,因为建造一个装置而没有获得其效果是可耻的,也是违反艺术的。

希波克拉底认为使用夹板固定患肢是十分有必要的,也对其他一些维持肢体长度和对线的方法进行了批评:

> 把患肢绑在床柱或其他固定架上是无用的,甚至是有害的,因为骨折会随着人体的移动而位移;如果不固定(在某定点),骨折发生移位的可能反而会减少,因为它不会随着身体其他部分的运动而移动。[41]

关于希波克拉底治疗股骨骨折的具体效果,在文献中没有看到相关的记载。总之直到18世纪,股骨骨折的治疗一直还在探索和争议之中,这从一些文献介绍的治疗支具或夹板中可窥一斑。我们知道,大多数固定四肢骨折的夹板是不跨越关节的,对于股骨骨折而言,即使是乔利亚克于1363年提出持续牵引的治疗理念之后,文献中所见的效果也并没有期望中的好。

Gooch支架是英格兰医生本杰明·古奇(1708—1776)根据希波克拉底提出的牵引和拉伸原理设计的一种简便固定器具,方法是设置两个金属环分别置于大腿上端和膝关节上方,上方金属环的两侧各有一金属棒,金属棒的远端制有螺纹和下方金属环相连,利用螺帽的旋转实现上、下金属环之间对股骨的牵引,还可辅以木质夹板固定股骨干骨折。

Aitken支架是苏格兰医生约翰·艾特肯(?—1790)对Gooch支架的改良,其原理是以一坚固的皮带缚于骨盆部,皮带内衬法兰绒,连有3条金属夹板,夹板的另一端留有数孔,借螺钉而与大腿下端的另一皮带圈相连。金属夹板的长度可以依靠螺钉在皮带圈的不同位置上穿孔而得以调节。上端皮带圈的后方连有一条开叉的软布带,开叉端环绕会阴部并缚于皮带圈的前方,以免该皮带圈向上滑动。

人物

约翰·艾特肯

(John Aitken,?—1790)

艾特肯的经历有些神秘,关于他的童年人们知之甚少,在他的学籍登记册上仅写着"苏格兰人"。他两次进入爱丁堡大学学习——1763年学习解剖学、外科学和化学；1769年，学习内科以及产科的理论与实践。都知道他是医学博士，但在苏格兰大学或都柏林大学的毕业学生名单上都没有找到他的名字。有人推测他很可能是在欧洲取得的学位。他的名字拼写在1905年出版的《国家传记词典》中用的是"Aitkin"，而在其他出版物和传记资料中用的都是"Aitken"。

17世纪70年代他当选为爱丁堡皇家外科学院院士，并两次（1774年和1775年）当选爱丁堡皇家医学会主席。他是一位很受欢迎的解剖学老师，也是一位善于思考的临床医生，他改良的手术刀、镊子、产钳及链式线锯等手术器械，都在临床上得到了广泛的接受和推广。

Petit支架和Aitken支架类似，不同之处是在患者的头侧采用一床单或布带绕过会阴和健侧腹股沟，固定于床头用作对抗牵引，然后再于患肢的膝上和踝上各绑一牵引带交替牵引于床尾，以减少牵引在肢体绑缚处的不适感。患肢外侧还须加用一长夹板固定，夹板上至髂嵴，下至足跟；内侧用一较短的夹板，上至会阴，下至足跟。和帕雷固定股骨颈骨折时一样，珀蒂也在病床中央的天花板上垂一索带，让患者借此以利于起坐。

人物

让-路易·珀蒂

（Jean-Louis Petit，1674—1750）

珀蒂是法国著名的外科医生，1700年获外科硕士学位。5年后，珀蒂首次提出腕关节创伤性肿胀和移位是桡骨远端骨折所致，而不是先前认为的腕关节脱位，比科利斯对桡骨远端骨折的描述早了100年。

1715年，珀蒂入选皇家科学学院成员，其发明的骨科小型止血带标志着外科从"处理失血"发展到"预防失血"。1731年，他被路易十五国王任命为法国皇家外科学院的首任院长。珀蒂领导的皇家外科医生小组还提供了第一份完整的以颅脑损伤后清醒时间间隔评估颅脑压迫症状,并鉴别硬膜外血肿与颅骨骨折的临床描述。

由法国著名外科医生皮埃尔-约瑟夫·德索尔特(1744—1795)设计的Desault大腿支具(图2-3-4)可用于治疗股骨干斜行骨折,其原理同样是实现骨折端的持续对抗牵引。外侧夹板上至髂嵴,下至足底以远15厘米,夹板下端预制缺口,用于绑缚固定牵引患肢的绷带,同时以绷带自夹板之上端绕过会阴部固定在骨盆上,以避免其上移;大腿前方有前夹板,上至腹股沟下到膝部,用4条绷带连同外夹板环绕固定;另有3条绷带将小腿固定在外侧夹板上,足部以8字带固定在外夹板下端的缺口上。Desault支具的创新点在于,在此之前,对抗牵引是通过用布带绕过会阴再固定于床头获得,而德索尔特是利用其长夹板的自身结构以获得持续的牵引力。不过,使用Desault支具需要大量的绷带,操作很麻烦,而且长夹板会在腹股沟处产生压迫,可能造成腹股沟附近的血管流通不畅从而导致患肢水肿。此外,

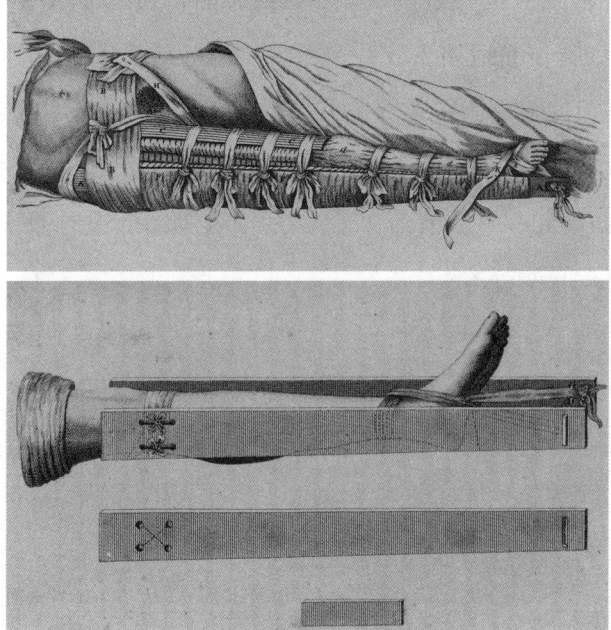

图2-3-4　Desault大腿支具(上)与小腿支具(下)

大腿根部内部的绷带极易污染，尤其是女性，局部皮疹、皮肤溃疡常有发生，对护理要求很高。

与 Desault 支具相似，此后法国外科医生让-雅克·贝洛克（1732—1807）和布瓦耶也设计了与其类似的对抗牵引夹板，但结构较为复杂，同样没有得到推广。此后，美国外科之父菲利普·辛格·菲齐克（1768—1837）将 Desault 支具改良成 Physick 支具，他将外侧夹板延长至腋窝，其上端制作成拐杖状改善了患者的舒适度（图2-3-5）。对抗牵引的绷带则由会阴部牵至外侧夹板近腋部的孔洞上。詹姆斯·哈钦森（1752—1793）博士又进一步改良了 Physick 支具，因为在 Desault 支具中，绑在踝关节的牵引带是固定在外侧夹板远端的孔洞上，这样会造成下肢的牵引方向偏向外侧夹板一方而不在中轴线上。詹姆斯·哈钦森博士非常巧妙地修正了这一缺点，他通过在内外侧夹板的远端之间加一块横板，使踝关节上的牵引带绑在远端的横板上，避免了外踝皮肤总是紧贴外侧夹板的麻烦。德索尔特在他的《论骨折、脱位及其他骨骼问题》（*A Treatise on Fractures, Luxations, and Other Affections of the Bones*）一书中特别提到了该支具设计的巧妙之处。

Hutchinson 小腿支具适用于胫骨斜行骨折或胫腓骨双骨折，可以实现持续牵引。小腿两侧夹板的上端固定在膝关节下方绑缚的绷带上，因此起到对抗牵引的作用；而绑缚在踝关节的牵引带则是用折叠好的丝质手帕，或是用柔软的细布做成，从踝关节后面绕到踝关节前面交叉，然后沿着脚的两边向下，适度牵引后固定在连接内外侧夹板的横行木板上。

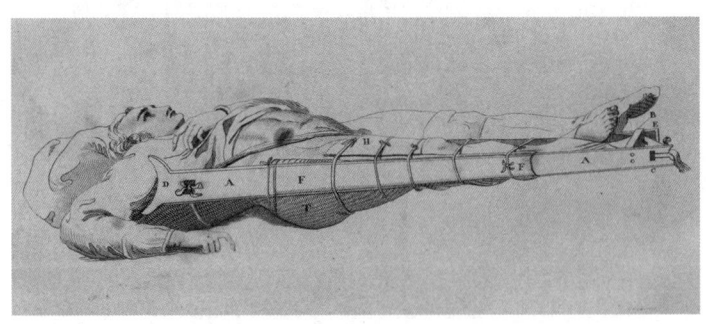

图2-3-5　Physick支具

双斜面理念下的支具

波特在创伤骨折方面最重要的贡献之一,是在1769年出版的《骨折与脱位概述》中首次提出,骨折移位的原因,主要是附着在骨骼上的肌肉收缩牵拉,骨折的复位固定必须消除这些肌肉的牵拉或挛缩。因此,医生就应将患肢固定在合适的体位上,以松弛肌肉。例如在下肢,必须将髋、膝适当屈曲,即Pott体位,才能实现肌肉的松弛(图2-3-6)。他的这一理念对后来骨折复位和固定方法产生了划时代的影响。

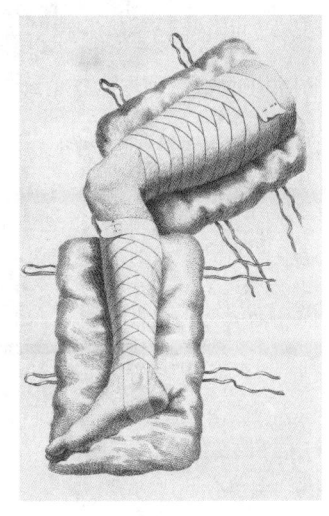

图2-3-6　Pott体位

但当波特第一次提出"屈髋屈膝"观点的时候,却遭到了同行的激烈反对,因为当世的医学界依然坚守希波克拉底的做法——将骨折后的髋、膝严格放置在完全伸直的体位。波特坚信自己的观点是正确的,但是他自己一直没有找到一种好的方法来维持这种体位。于是他只能采用权宜之策,让骨折患者在侧卧的状态下再将髋、膝关节屈曲,但这种姿势不容易长时间维持,患者会很不舒服且难于护理,屈曲效果也不是很好。这也是当时Pott体位在临床上未被广泛接受的主要原因。直到后来英国骨科医生罗伯特·切瑟尔(1750—1831)发明了双斜面支具,这个问题才得以解决。根据Pott体位原理,切瑟尔在1790年之前就设计制造了这种用于治疗胫骨骨折的双斜面支具(double inclined splint)(图2-3-7),该支具由一个大腿支撑板和一个小腿支撑板组成,两者之间有一个关节连接,并使两具平面之间成钝角相连,支具的两端都需要修整,近侧板支撑大腿,板的近端需要适配骨盆;在小腿板的远端,需要切出一个半圆形的缺口,作为足跟放置的地方,否则足跟很可能会因为持续的压力而产生疼痛;而在双斜面支具的连接部位,必须注意要把两个平面连接处的顶部修剪圆润,以适应腿后面的形状。

切瑟尔曾治疗一例年轻女士,该患者骑马下山时,突然窜出一只鹿,使之从受

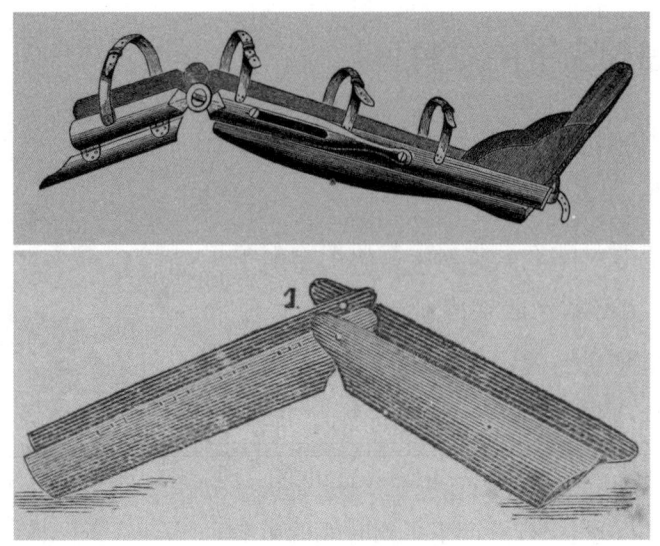

图2-3-7 双斜面支具

惊的马背上摔下,她的踝关节内侧皮肤裂开,胫骨下端骨折,骨头刺出关节外,胫骨末端的软骨尚有一小部分保留下来。在这种情况下,切瑟尔认为使用双斜面支具是非常有用且绝对必要的,可以保持小腿的稳定。患肢要保持经常的观察和调整,并使肢体保持在最自然的状态。随着时间的推移,小腿会恢复到它的自然形态和活动范围。切瑟尔建议所有这类骨折病例在双斜面支具上保持更长的时间,直到骨折完全愈合。

英国外科医生查尔斯·贝尔(1774—1842)认为,只要把肢体放在双斜面支具上,小腿在远侧板及支具顶点钝角形成的阻力和骨盆的下降的重力之间就会形成对抗牵引力,支具平衡了肌肉的收缩力量,还可预防因肌肉收缩造成的骨折移位。他表示:

> 我们可以抬高臀部,在臀下面放一个薄垫子以松解大腿的肌肉;如果需要牵引力,我们可以拆除臀下面的垫子,或者在膝关节下面加垫子来实现。
>
> 对于股骨颈骨折,这样的支具太合适不过了。大腿或关节部位不需要任何夹板或任何形式的绷带,只用这种支具就能更有效地让肢体保持在自然位置。[57]

这和A.P.库珀所建议的治疗股骨颈骨折的方法异曲同工。医生只需要维持足踝的位置支撑,以防止其向外旋转。对于股骨干骨折,A.P.库珀是提倡加用长夹板的:

> 当肢体在支具上已经牵开,将长夹板放置在大腿的外侧,上达大转子之上,并将夹板上端用皮带固定在骨盆上,使骨折端对合,夹板远端用皮带固定在膝盖周围,以防止其位置发生移位。所有股骨骨折的病例中,都应该毫无区别地使用长夹板,因为骨盆很容易向内移动,这会导致骨折的移位。为了防止这种情况,骨折的肢体必须与另一侧的肢体分开。[58]

基于双斜面原理的小腿固定支具或夹板在小腿骨折的治疗中被骨科医生广泛接受,各种不同的改良支具也层出不穷。现在仍在使用的布朗式架(图2-3-8)就是一个例子,甚至在布朗式架的各种衍生产品,其中的元素也基本相似。在早期有影响力的一些支具中,皇家伯克郡医院的外科医生F.A.布利设计了一种简单的固定支具,主要是依据双斜面原理,在内、外以及远端三个面用约1英寸厚的山毛榉木板,在支具的下面还有一个横板用于将整体固定在病床上;脚跟处的木板可以在两侧木板的凹槽中滑动,以适应肢体所需的长度;支具上方还有两排可移动挂钩,挂钩之间放置覆盖丝绸的长垫,将小腿放置在悬空的垫子上即可保持屈膝屈髋体位,通过调节挂钩上的吊带,可以调节到合适的角度。该支具可以用于

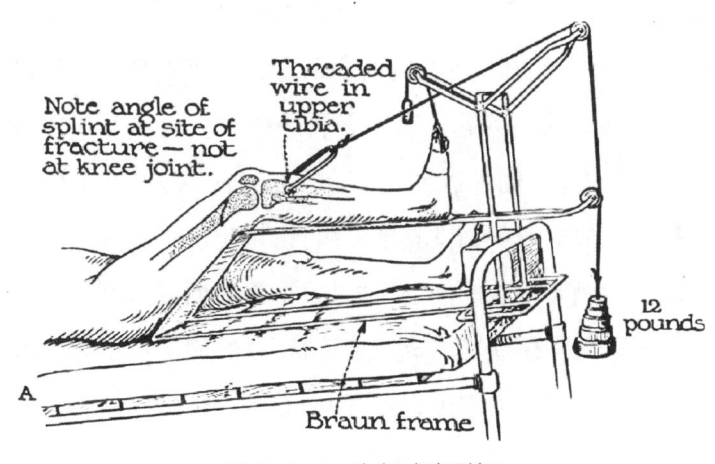

图2-3-8 布朗式牵引架

治疗小腿开放性骨折或单纯骨折以及踝关节损伤。[59]

在19世纪末和20世纪初,也出现了其他颇具特色的夹板固定及牵引法。

在美国外科医生本杰明·韦尔奇(1768—1849)的《外科医生的夹板与骨折器械改进》(Surgeons' Splints, and Improved Apparatus for Fractures)一书中,记载了很多用于治疗不同部位骨折不愈合、脱位、骨折的支具,还有大腿截肢后的假肢辅助装置。书中介绍了罗(Roe)改良的约瑟夫·阿梅斯伯里(1795—1864)双斜面支具(图2-3-9),使之可通过滑动关节或螺丝安装不同大小的夹板以调节长短与大小,适用于不同体型的患者;还可以通过大腿组件部分的螺丝和滑块进行调节,将膝盖固定在所需的角度;同时,升级了铰链作为支具的运动中心,与膝关节活动相对应,当肢体弯曲或伸直时,肢体和夹板的相对长度变化很小,不会影响其固定效果;脚下的支撑板也可以通过转动脚跟的螺丝来伸展,保证它不凸出脚面。

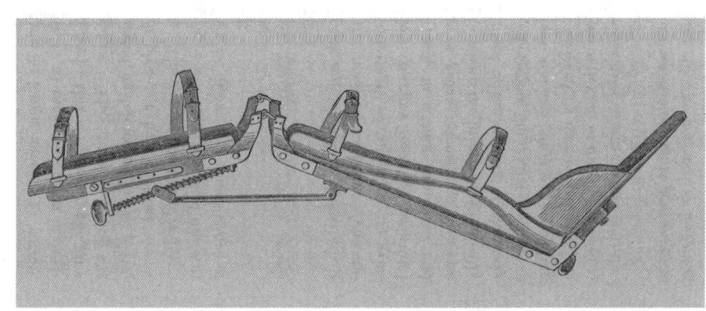

图2-3-9　改良版双斜面支架

在一些特殊类型骨折的治疗中,有时也需要在常用支具上增加特殊的小装置来克服常规支具不能解决的问题。法国著名外科医生约瑟夫·弗朗索瓦·马尔盖涅(1806—1865)在其专著《论骨折》(A Treatise on Fractures)中介绍了一种利用螺钉直接顶压骨折端骨块的双斜面支具辅助装置,用于解决胫骨骨折后骨折端可能因由内及外的成角而刺破皮肤的问题,这是一个很好的以解决临床实际问题为目的的器具革新。马尔盖涅用铁片制成一个弓状结构,固定在小腿的远端3/4位置,"铁弓"与小腿间留一个手指的间隙;"弓"的中心是一个坚固而尖锐的螺钉用来对凸起骨块施压。"弓"的两端各有一个水平的开孔,用以穿过结实的布带,将"铁弓"

锁扣在小腿放置的支具上,即一个垫有棉絮或亚麻布的双斜面支具;螺钉的安装部位需要对准骨折端约5厘米处。在对抗牵引复位骨折后,术者要迅速转动螺钉推动其穿过皮肤,到达骨折端骨质表面,以适当的压力抵抗骨折端的凸起(图2-3-10),患者在皮肤被穿刺的那一刻会感到轻微的疼痛,但疼痛很快就会消失。如果患者愿意,可以将螺钉保持15天、20天、36天或更久,一般不引起炎症或化脓,去除器械后螺钉留下的小伤口会在24小时内愈合。

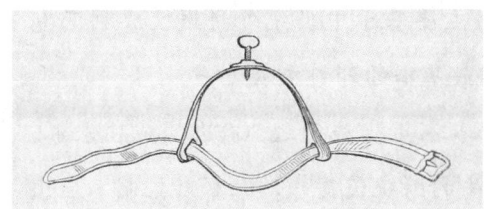 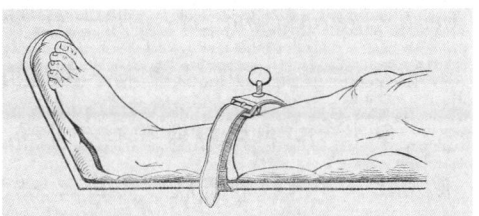

图2-3-10　Malgaigne顶压装置

美国著名的外科医生尼古拉斯·森(1844—1908)在股骨颈骨折的治疗方面设计了一种大转子顶压装置,结合石膏绷带,应用螺钉旋转在大粗隆处加压以促进股骨颈骨折愈合。他强调骨折复位后保持骨折端压力对骨愈合有重要作用,该理念在多年后得到了科顿的肯定。

矫形支具

希波克拉底也制作过可塑形的铅支具来治疗马蹄内翻足畸形,对畸形不严重者则单纯用绷带进行矫形,对于年龄较大的孩子还设计了专用矫形靴。他认为:

　　不应该让鞋随着脚变形,而应该让脚随着鞋变形。[41]

直到中世纪晚期,欧洲一直有专门制作矫形支具的匠人。现代外科之父帕雷也设计过治疗足内、外翻畸形的矫形靴。在帕雷之前,特别在15世纪末和16世纪初,已有很多做工精致的外固定支具,既可用于骨折固定,也可用于肢体的矫形,有的还可以用作截肢后的假肢。德国医生汉斯·冯·格斯多夫(1455—1529)所设计的多款支具在大量文献中被提及和引用,尤其是他使用螺杆牵引方法来治疗膝

人物

汉斯·冯·格斯多夫

(Hans von Gersdorff, 1455—1529)

关于格斯多夫的早期生活知之甚少，不清楚他是在哪里接受教育的。

1517年，他在斯特拉斯堡出版了《外科手册》(*Feldtbůh der Wundartzney: newlich getruckt vnd gebessert*)一书，该书主要基于中世纪外科医生乔利亚克的著作，非常受欢迎，多年来一直是欧洲最基本的外科文献之一。

书中关于截肢的描述尤为闻名，他本人至少施行过200次的截肢手术。他用止血带来控制截肢时的出血，并用牛的膀胱覆盖残端来帮助控制术后出血。本书也首次采用图片来描述截肢手术。除了截肢手术，书中还有其他外科手术操作图像以及4幅木刻解剖图像，这些插图的质量长期来受到读者的称赞而广为引用。

关节或肘关节屈曲挛缩的矫形支具(图2-3-11)，还有使用了螺丝扣状夹板来恢复创伤后肘关节或膝关节的运动。格斯多夫应用螺杆牵引来复位肩关节脱位和骨折的操作台，也被后世认为是早期骨科牵引台的原型或者是希波克拉底臼床和妙

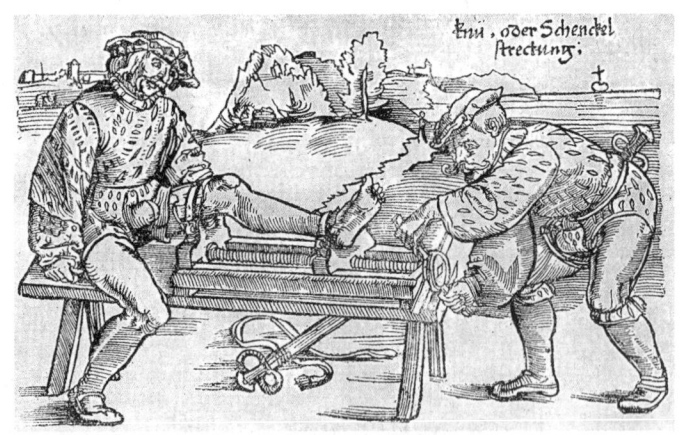

图2-3-11 螺杆牵引矫形支具

闻骨科台的精简版。

格斯多夫是15—16世纪早期德国最著名的外科医生之一。因为是一位军医，所以他设计的支具先是由军械师制造成实物，然后再批量制造成外科器械。在15世纪以前，军队的外科医生往往是由年轻和缺乏经验的理发师或游医担任，还有一些只经过短期培训的社会青年。军医这一职位通常是在一场战役取得胜利后用来奖励战场上这些搬运、护理伤员的外科医生的荣誉职位，在社会上并不怎么吸引人。15世纪以后，战地外科医生才发展成一种新的拥有一定专业技术的陆军外科医生，也被称为"伤口外科医生"，这是在战场上发展起来的职业。格斯多夫就是在40年的战地医疗经验中成长起来的一名军队外科医生，以其丰富的战伤救治经验，成为著名的战伤治疗专家。

在格斯多夫的设计基础上改良出的新矫形支具也不少，如在D. W.科尔比的《矫形器及治疗身体畸形缺陷的机械器具说明》一书中，介绍了许多军医及外科医生设计的脊柱、四肢矫形器，有用于治疗肘关节僵硬的肘关节固定支具，还有多个腿部矫形支具，如膝关节固定支具以及足外翻矫形支具等（图2-3-12）。这些矫形支具都可以通过准确测量肢体的多个维度，来提升支具与肢体间的适配度，其调节螺栓的放置方式也不会对患者的穿衣造成不便。

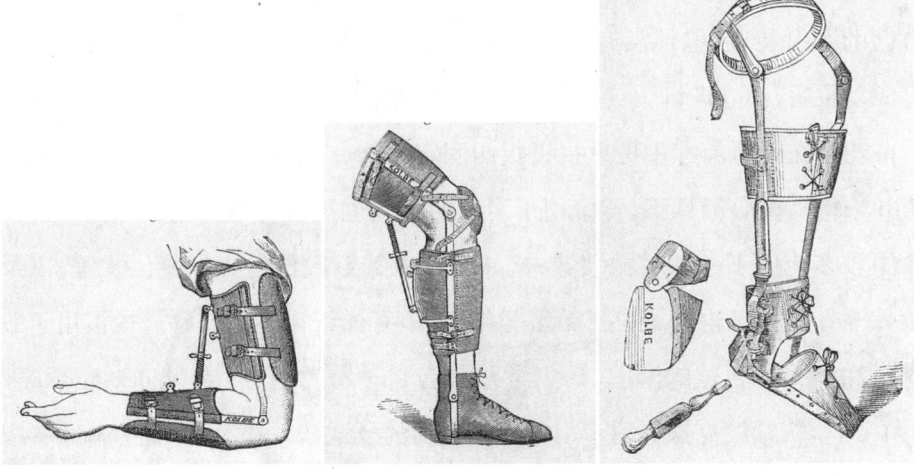

图2-3-12　肘关节支具（左）、膝关节支具（中）、足外翻矫形支具（右）

第三章

牵引技术与外固定支架

早期的牵引体位与器具

希波克拉底很早就提出了对脊柱、四肢骨折和脱位进行纵向牵引的方法,以克服骨折端的重叠移位(图3-1-1),如采用足蹬法或木梯法复位肩关节脱位,利用木棍自身的弹性对小腿骨折进行持续的撑开牵引;还设计了带有牵引绞盘的骨科牵引床,用于肢体畸形的矫形和骨折脱位的牵引。实际上,早期骨科的牵引大多是以复位骨折与脱位为目的,关于维持复位的持续牵引除了希波克拉底有少数的论述外,其他作者罕有提及。在盖伦的著作中,继承了前人的牵引方法,他描述了他自己的牵引装置,但他没有记录如何通过牵引维持骨折复位,一旦通过对抗牵引完成复位后,便立即绑上夹板进行固定,不再继续牵引。

可能是在骨折治疗中更重视夹板的固定功能,持续牵引在维持骨折稳定中的价值并未得到充分的认识,传统用于牵引的工具也比较简单。帕雷在治疗骨折和脱位中较多使用了一些机械装置,比如用于肩关节脱位的杠杆复位装置,以及用于股骨干骨折的滑轮组等,在《帕雷著作集》中有详细描述和图解。帕雷用于股骨干骨折和髋关节脱位的牵引,后人常称其为Paré滑轮组(Paré's block and tackle,图3-1-2)。从希波克拉底的牵引绞盘到帕雷的复式滑轮组,可以视为持续牵引在骨折治疗的起步。

第三章 牵引技术与外固定支架

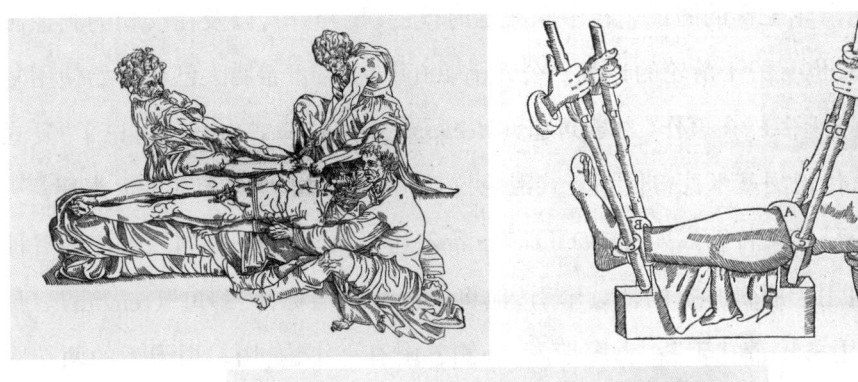

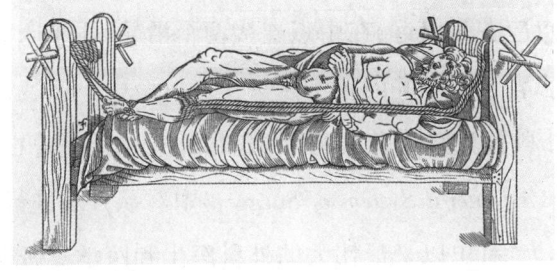

图3-1-1 希波克拉底对骨折脱位牵引复位

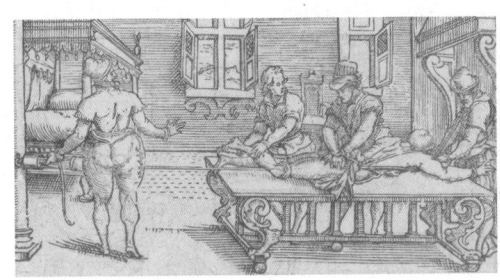
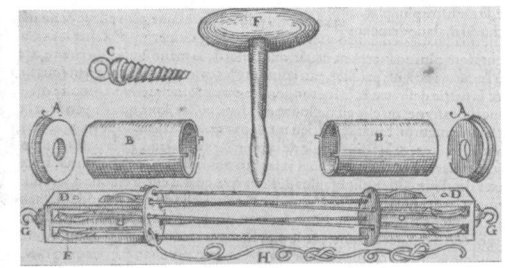

图3-1-2 Paré 滑轮组

帕雷的复式滑轮组在其书中有专门的图解介绍：

滑轮组（D）的两端各由3个小滑轮（E）组成，配有顶盖（A）和盒套（B），外面有2个钩子（G），一个用来固定滑轮，另一个用来牵拉系在滑轮身上的绳子。使用时，先用锥形螺钉（C）固定滑轮组远端钩子（G），然后用开口钻头（F）在木桩上开口后将螺钉拧入其中；滑轮组另一端的钩子连接患肢上的牵引带（H），牵拉绳子，即可实现对肢体的牵引。

当然，应用滑轮本身并不是什么工具创新，早在公元前8世纪的亚述浮雕中就出现了利用滑轮工作的图像。在中国战国时代的《墨经》中,以及在汉朝的画像砖和陶井模中,也有关于滑轮的记载。公元前400年左右,古希腊人已经开始使用复式滑轮,亚里士多德在著作《力学问题》(*Mechanical Problems*)中专门讨论了"复式滑轮"系统,传说阿基米德曾使用复式滑轮拉动一艘装满货物与乘客的大海船。

德国外科之父吉廉默斯·法布里丘斯·希尔达努斯(1560—1634),也使用一种复式滑轮组用于股骨骨折的持续牵引,他将这种滑动器称为"鮣鱼"(remora)。具体方法是:用一皮带扎于膝上,皮带内、外侧各附有一小钩,用一根绳子的两端固定两钩,绳子的中点应在足以远,在中点连接两个滑轮,再于床尾以螺钉连另一组滑轮,用床单环绕患者会阴部并固定于床头作对抗牵引。该装置也被称为"Hildanus束带"。德国外科医生洛伦茨·海斯特尔(1683—1758)曾在其1718年出版的《外科的通用系统》(*A General System of Surgery*)中对该方法进行了详细介绍。

马尔盖涅被称为"有史以来最伟大的外科医生和医学史研究者",他是一位在医学史上造诣颇深的骨科医生。他首次对骨折的诊断和治疗进行了较为全面的综合性研究,包括历史沿革、骨折发生率及分型特点与治疗选择等,这是以往的专著所不曾有的。马尔盖涅在他的著作《论骨折》中,介绍了法国医生乔利亚克是历史上率先提出"采用持续等张牵引治疗骨折"这一重要概念的医生。

乔利亚克最初在里昂执业。在行医过程中,他为贵族的女儿治好小腿骨折,成为该家族的"守护人"。他为大量普通百姓治病,深受百姓喜爱。乔利亚克是一位公认的在学术和临床两方面都造诣颇深的学者和医生,他观察敏锐,思想独立而具有批判性。他教育年轻的外科医生不要轻易让同行的意见影响自己的判断:

> 在我看来,他们对亚里士多德的第二部形而上学著作的理解是非常糟糕的。亚里士多德在书中说道,恐惧和爱,这两件事是通往真理的道路上的最大障碍。他们必须放弃这样的友爱或恐惧。因为尽管苏格拉底或柏拉图可能是朋友,但真理是更伟大的朋友。人们应遵循盖伦的教义,这完全是由经验和理性组成的,探究其在文字后面的事物真相。

他也乐于传授他的医学知识,1363年乔利亚克用拉丁语写了一部外科学长篇巨著《外科学》(图3-1-3),因为当时印刷术尚未引入欧洲,该书在1478年首次印刷之前是以手抄本的方式流传的,并被翻译成法语、普罗旺斯语、荷兰语、加泰罗尼亚语、英语和希伯来语等,现共有70个不同语言的版本,也有译本译为《大外科学》(Chirurgia Magna)。该书在中世纪晚期的欧洲被医生广泛阅读,成为后来200年中影响力最大的外科手术文稿。《外科学》涵盖那个时代已知的、几乎所有的医学知识,记录了从希波克拉底到盖伦,再到10—13世纪的埃及、波斯和阿拉伯的著名医生的医学经验。后人统计,他共引用了3299篇前人著

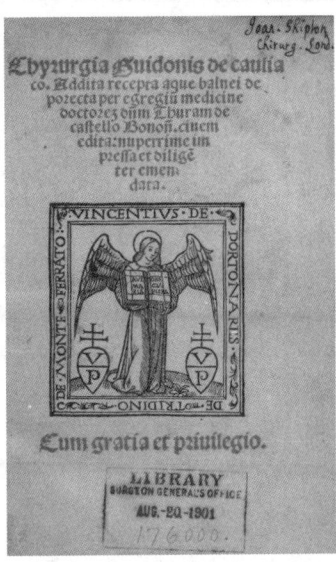

图3-1-3 《外科学》封面

作,包括希波克拉底120次和盖伦890次,以及阿拉伯医学家伊本·西纳661次、扎哈拉维173次、波斯医学家拉齐斯161次和阿拉伯外科医生阿里·阿巴斯(949—982)149次等。全书分为七个部分,详细论述了解剖学、肿胀、创伤、溃疡、骨折、特殊疾病和解毒药。该书没有插图,很多人认为是其最大缺憾。

乔利亚克在《外科学》中提到:

在应用夹板固定后,还需要用一个较大的铅块作牵引物。方法是用一根绳子通过一个小滑轮将铅块连接在患者脚下,牵引用的绳子应和小腿保持在一条直线上,通过铅块的重量使小腿获得牵引所需的力。[60]

乔利亚克在书中关于股骨骨折的治疗,引入了持续等张牵引概念,这对于骨折治疗无疑具有革命性的理念创新。虽然从现在骨科治疗的视角看,这种牵引对于股骨骨折的治疗也并不能发挥太大的作用,但其治疗原理确实引领了很多骨科医生在新的方向上的探索。

在股骨骨折的牵引中,当时提出来的持续等张牵引概念并没有取得预期的效果,其主要原因还是出现在技术层面上。也就是将牵引装置连接在肢体上的方法主要是使用护脚板和丝质手帕,护脚板是用于足底远侧,比踝关节稍宽,避免牵引

人物

盖伊·德·乔利亚克

(Guy de Chauliac, 1300—1368)

乔利亚克是法国著名的内科医生和外科医生,大约在1300年出生在法国洛泽尔的一个普通家庭,因得到了教会奖学金的支持,开始在图卢兹学习医学,后来在法国南部的蒙彼利埃学习,当时的蒙彼利埃是欧洲的医学知识学习中心。他在蒙彼利埃的老师贝尔纳·德·戈登(1270—1330)可能是苏格兰人。1325年,他获得了蒙彼利埃大学的医学硕士学位,这是授予医生的最高学位。他在医学教育之前接受了圣职,其中包括独身誓言,因此他终身未婚。在获得学位后,他去了意大利博洛尼亚,跟随尼古拉·贝尔图乔(? —1347)学习解剖学,他可能从那里学到了外科技术。贝尔图乔是博洛尼亚大学解剖学教授蒙迪诺·德·鲁齐(1250—1325)的学生。鲁齐十分强调解剖学知识对医学的重要性,也是第一个将人体解剖引入医学教育的人。

乔利亚克后来说道:

"一个不了解自己解剖结构的外科医生就像是一个盲人在创作木雕。"

随着乔利亚克在医疗界的声誉迅速提高,他被邀请到法国南部的阿维尼翁先后担任了3任教皇的私人医生。1368年,他在阿维尼翁去世。

时踝关节两侧的牵引带压迫凸起的内外踝;丝质手帕较为柔软,环绕踝关节传递牵引力量。这是当时普遍使用的方法(图3-1-4)。该牵引装置不能承受股骨骨折持续牵引的重量,因为无论踝关节缠绕的丝质手帕有多柔软,在持续牵引的情况下,重量稍大就可能会产生皮肤的压疮。

这种牵引的另一缺点是体位不利于对股骨骨折施加牵引力。从希波克拉底时代及更早时代开始,对于下肢骨折的治疗都要求下肢保持在伸直状态下。无论是小腿还是大腿骨折,都强调让小腿和大腿保持一条直线上复位,然后用夹板捆

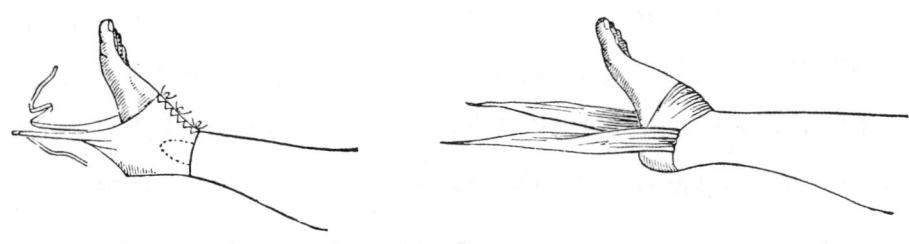

图3-1-4　踝套皮牵引

绑固定。在希波克拉底之后,到盖伦时代,中世纪甚至文艺复兴后的相当长的时间里,希波克拉底的直腿治疗原则一直被谨慎地遵循。直到19世纪早期,各种长夹板一直是治疗股骨干骨折的主要选择,有的在长夹板的远端留有缺口,用作牵引的绷带绑缚之用,从而达到持续牵引的目的。

在美国,应用得比较广泛的是Physick夹板,如前面所介绍的,Physick夹板其实就是Desault夹板的改进,同样是长夹板,同样是通过将牵引的丝带绑缚在夹板远端的缺口上,都是属于等长牵引(isometric traction),一直到Thomas支架的流行,等长牵引治疗股骨干骨折的观念达到了顶峰(图3-1-5)。

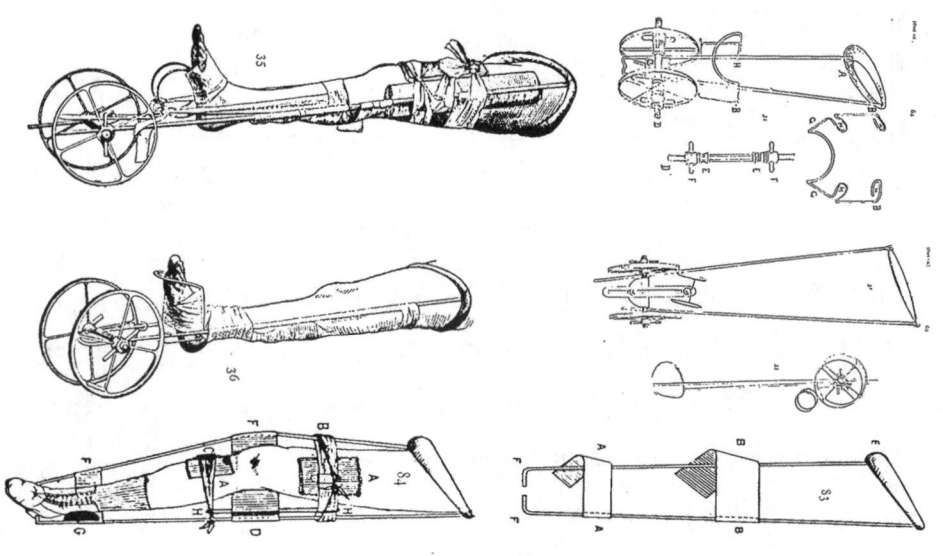

图3-1-5　Thomas支架牵引

Thomas支架牵引是骨科治疗中的一种经典方法,最多用于治疗股骨干骨折,其方法是将Thomas支架上端铁圈抵着坐骨结节,将骨或皮肤牵引固定于支具的下端,上下端的力量和方向呈对抗作用;支具整体固定在抬高的床尾上。早期的Thomas支架是没有屈膝装置的,肢体下端的两条带子彼此相反地绕过直杆,牵紧并结扎在横向的弧形杆上,因此用作牵引的布带或丝巾容易松动,常需随时检查固定带,反复收紧结扎。后来设计了屈膝组件,牵引方法改进为牵引板、滑车和牵引锤,可以进行持续等张牵引,省去了频繁收紧牵引带的不便。

还有一种在盟军中流行的牵引方法是由皮尔逊设计的改良Thomas支架,他在Thomas支架基础上添加了一个屈膝附件,该Pierson附件可以允许膝关节屈曲运动,这对于那些需要长时间牵引或胫骨平台粉碎性骨折的患者尤为实用。该牵引装置可以通过平衡的悬吊牵引,调整各方向的牵引重量,实现股骨干骨折的对位和对线(图3-1-6)。这一改进可能吸纳了波特双斜面体位的理念。

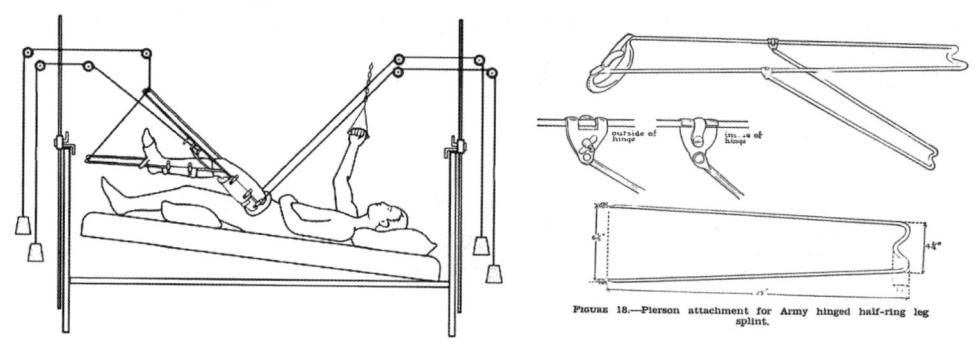

图3-1-6　改良Thomas支架牵引

前面已经有介绍,波特关于下肢骨折的双斜面体位是一个革命性的改变。

波特的学说认为,大多数骨折之所以后期发生畸形,主要是由骨骼周围的肌肉收缩造成,这些肌肉所产生的强烈收缩不仅是导致骨折移位的原因,还是阻碍骨折复位的主要原因。因此,骨折后的肢体应该放在肌肉最放松的位置。对于股骨干骨折而言,需要保持髋关节和膝关节屈曲,才能让下肢肌肉保持在放松状态。

波特的观点在当时并未得到广泛的接受,毕竟希波克拉底对下肢骨折的治疗理念,即应该将患者下肢保持在伸直位的观点,在千余年的时间中根深蒂固。

面对众多的反对声,波特回应道:

> 我们的先辈所给予的提携值得我们心存感恩;对于先辈们的至理名言,我们必须将其当作真理来信奉;但人与人之间并不需要强求绝对的信仰;我们不能因为对先辈的敬仰而丧失了自己的独立判断。如果从扎哈拉维时代起,从业者就只满足于他的学说,完全没有自己思考的勇气,那么外科学就不会是现在的样子。其最大的功德在于它像熔化的铁水一样,一直保持着炽热的多样性。[61]

众所周知,Pott体位在实际应用中是很难实施的,该方法是让患者侧卧,患侧在上,患肢屈髋屈膝放置在软垫上。但这个体位很难让患者维持较长的时间,所以很难获得其期待的疗效。直到切瑟尔设计的双斜面支具在临床上应用才解决了Pott体位的支撑问题,在下肢骨折的治疗上取得了巨大成功,使波特的治疗理念在临床实践中得以实现。

Pott体位的理念在波特外孙亨利·厄尔(下称H.厄尔)设计的骨科治疗床上得以充分体现。在1823年他出版的专著《外科实践观察》(*Practical Observations in*

人物

亨利·厄尔

(Henry Earle,1789—1838)

1789年6月28日H.厄尔出生于英国伦敦。他的父亲是詹姆斯·厄尔(下称J.厄尔;1755—1817)爵士,波特是他的外公,但在H.厄尔出生的前一年去世了,所以二人未曾谋面。1805年,16岁的H.厄尔开始跟随其父学医,3年后成为皇家外科学院会员。1813年获外科学院Jacksonian奖,1815—1827年在圣巴塞洛缪医院任外科助理医生,1822年选为英国皇家学会会员,此后H.厄尔先后任圣巴塞洛缪医院外科讲师、皇家外科学院解剖学和外科学教授、皇家医学和手外科学会主席。他也是维多利亚女王陛下的御医。

Surgery)中,他所设计的骨科床就是一种以双斜面固定为主导的治疗床(图3-1-7),患肢可缚于床尾的踏脚上实现等长固定,H.厄尔还在床上开孔以利于大小便。

H.厄尔对骨科的学术贡献,曾有人诙谐地总结了三件事足以让骨科界永远铭记:一是首次描述了踝关节骨折脱位伴胫骨后缘撕脱形成的Earle三角;二是设计了一种舒适而复杂的骨科床;三是和阿斯特利·帕斯顿·库珀爵士吵了一架。

H.厄尔和A.P.库珀之间的恩怨来自于对股骨颈骨折治疗理念的分歧。

A.P.库珀主张要"治疗患者,放弃骨折",其本意虽为救命重于接骨,但H.厄尔反对这种对骨折仅作姑息治疗的观点。H.厄尔认为股骨颈骨折经过恰当的治疗是可以治愈的。他在《外科实践观察》中说到,之所以要写这本书,除了股骨颈骨折的治疗难度的确很大,需要特别强调和重视之外,

我必须承认,还有一个更为特殊的原因:我与著名的医生A.P.库珀在股

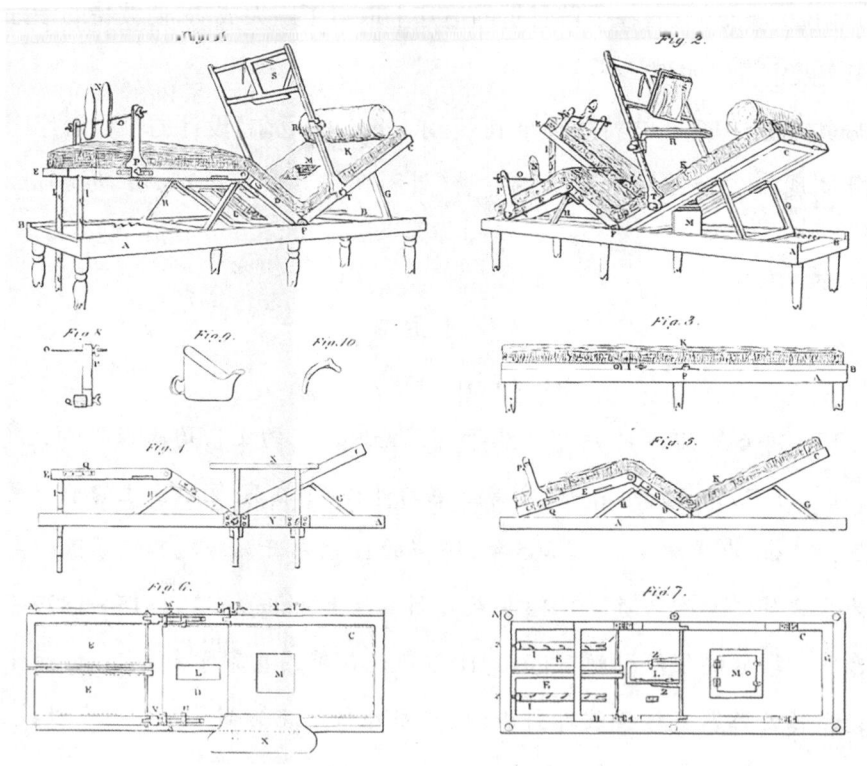

图3-1-7 亨利·厄尔骨科床设计图

骨颈囊内骨折是否可能愈合的问题上，存在观念上的分歧，……该观念多年来一直深深扎根于他众多学生的大脑中，并在世上广为流传。[62]

他想纠正这一错误观念，为此和A.P.库珀产生了激烈的争论。

A.P.库珀认为股骨颈囊内骨折是不可能愈合的：

> 每一次对患者的治疗尝试都让我感到困惑，我从未看到一个这种骨折愈合的例子。

A.P.库珀认为H.厄尔之所以没完没了地批驳自己的观点，目的就是贬低自己所在的医院及教学。为此，H.厄尔于1823年9月13日发表了《对A.P.库珀爵士答复的意见》一文，对A.P.库珀的说法进行了一一回应：

> 这个问题绝不能因为是他(A.P.库珀)所反复灌输的学术观点，所以就认定是正确的结论，正如阿斯特利爵士所建议和遵循的做法，骨愈合的情况在正统层面上是不可能发生的……尽管没有确切的定理能阻止这种身体上的骨愈合。通过推理，我努力试图解释目前导致骨愈合障碍的原因；通过推理，我希望说服我的专业同道们，不要把这些病例视为无望而放弃治疗。[63]

应该说，鉴于A.P.库珀当时在学术界的影响，敢于公开质疑A.P.库珀的人是不多的，而H.厄尔在当时也是个饱受争议的人物，前面已经说过，英国外科界泰斗级人物波特是他的外公，而他的父亲是詹姆斯·厄尔爵士，这使得H.厄尔能有更早的机会获取相关专业知识，也有更多的机会结识医学界的大师，自然也拥有更多的成功机会。值得一提的是，在A.P.库珀和H.厄尔的争论中，著名期刊《柳叶刀》(The Lancet)杂志(创刊于1823年10月5日伦敦)也加入了这场骂战，其原因或许是《柳叶刀》杂志不太喜欢H.厄尔，也可能是太偏爱A.P.库珀，或者只是为了吸引读者的眼球而蹭名人的热度。

这杂志是在托马斯·瓦克利(1795—1862)的愤世嫉俗和改革热情下催生出来的产物，用来揭露精英阶层家族之间和医生之间的裙带关系以及相互庇护。当时的医学是原始而少约束的，医生们对很多疾病虽束手无策却依旧在一本正经地治疗着。家族之间和医生之间的裙带关系以及相互庇护是常态，抢夺医疗资源和教学资源(尸体等)也很普遍。1823年10月5日,《柳叶刀》杂志成为第一份专门关注医学界的周刊。瓦克利在序言中抨击了医疗这个行业对于专业追求的漠视和墨守成规,还有精英阶层的裙带关系与抱团逐利。

人物

托马斯·瓦克利
(Thomas Wakley,1795—1862)

瓦克利于1815年在英国盖伊和圣托马斯医院开始医学学习。他勤奋好学,很快成为一名优秀的解剖学家。1820年8月27日午夜,瓦克利在家被袭,几个恶棍闯入他家,用棍棒殴打他并刺伤了他,离开时还放火烧毁了他的房子。有人猜测这是一起报复案件。在这不久前,5名谋杀首相利物浦勋爵的内阁成员的罪犯在纽盖特被绞死,绞刑结束后半小时,一个蒙面人在众目睽睽之下又对尸体进行了斩首,因为手法迅速而敏捷,一篇报纸文章称,是"阿盖尔街的年轻外科医生"所为,瓦克利成了替罪羊。尽管瓦克利被公开证明了无辜,他还是出于防范意识增加了保险金额,结果遇袭后保险公司却拒绝支付赔付。在他一些激进朋友的影响下,他开始计划创办《柳叶刀》以揭露医疗界普遍存在的一些弊端。

因为持续报道医疗中的手术不良事件,《柳叶刀》和医院之间的关系急剧恶化,瓦克利被禁止进入圣托马斯医院,并先后被其中的外科医生弗雷德里克·泰瑞尔(1793—1843)和 A. P. 库珀爵士的侄儿、盖伊医院的布兰斯比·库珀(下称 B. 库珀;1844—1914)以诽谤罪起诉。虽然《柳叶刀》都被判败诉,但赔偿金前者仅获50英镑,后者获100英镑,显示了《柳叶刀》强大的新闻媒体力量。瓦克利后来成为芬斯伯里的国会议员,主要负责1858年《医学法案》的内容,根据该法案成立了医学教育和注册总委员会。他的工作在很大程度上促成了19世纪中期英国医学的改革。他一直编辑《柳叶刀》直到去世,这部期刊为未来的医学出版和新闻实践奠定了基础。

《柳叶刀》在关注医学本身之余,也热衷于发表外科医生的理论实践性讲座内容,其中就包括对A.P.库珀的吹捧:

> 我们要以最全面的构思方式,提供这些重要知识分支中有价值的东西;由于A.P.库珀爵士关于外科理论和实践的讲座可能是欧洲最好的……除了讲座之外,我们还建议设置一个"医学外科情报"的栏目,对可能发生的所有重要病例进行正确描述,无论是在英格兰还是在文明大陆的任何地方。[64]

在一家当时售价6便士一份的杂志上发表A.P.库珀的讲座内容,自然会严重影响A.P.库珀的收入,因为讲座是他收入的重要来源。不过A.P.库珀还是同意了瓦克利的发表计划,避免了版权相关的法律问题。他和瓦克利也成了好朋友。

相对地,圣巴塞洛缪医院医学院的创始人约翰·阿伯内西(1764—1831)就拒绝《柳叶刀》发表他的讲座内容,并于1825年5月得到了大法官的支持。

1828年3月29日的《柳叶刀》杂志对A.P.库珀爵士的侄儿B.库珀在盖伊医院的一次膀胱取石手术进行了报道,公开指出B.库珀在盖伊医院的职位是由"非常知名且受人尊敬的"A.P.库珀安排的,而B.库珀在手术过程中又是如何的无能以致患者死亡。后来B.库珀控告《柳叶刀》诽谤并打赢了官司。就在《柳叶刀》报道B.库珀的手术致死事件的2个月前,在A.P.库珀爵士和H.厄尔的论战中,该杂志就为蹭热度介入其中,多次对H.厄尔进行了侮辱性的人身攻击,其中也提到了H.厄尔的父亲J.厄尔爵士,似乎也在暗示这对父子之间的裙带关系,瓦克利对这种裙带关系的憎恶或许和他个人经历有关,他出生于一个农民家庭,到伦敦学医虽然勤奋,但相对于H.厄尔和B.库珀,他从医学院毕业后并没有得到相应的机会,特别是B.库珀的医学院经历还不那么完整。所以这些有业界精英家庭背景的人,在瓦克利的笔下就显得特别的愚蠢。

1828年1月19日的《柳叶刀》在一篇名为《厄尔先生》(*Mr. Earle*)的文章中如此描述H.厄尔:

> 这只外科界好斗的麻雀,最近一刻不停地跳跃和扑腾着,声嘶力竭地叽叽喳喳,无休无止……它的声音空洞枯燥,没有情感也没有旋律……有必要

稍微约束一下它的翅膀,以免这个可怜的小东西因暴躁失控而对自己造成伤害……对这个忙碌的小个子的专业或文学水平,我们从来不敢恭维……

有些人实在太蠢了,如果没有人看护着,他们的言行就会变得荒诞不经,如果遇到墙或柱子,他们也会一头撞上去。[65]

很难相信这篇人身攻击的文章出自这本世界著名期刊,文中称H.厄尔先生为"好斗的麻雀"(the cock-sparrow),说"厄尔先生性情暴躁,而且对名声贪得无厌"。1829年11月14日,《柳叶刀》还在《厄尔先生的讲座》(*Mr. Earle's Lectures*)一文中继续对H.厄尔进行贬损,或许这正是H.厄尔和A. P.库珀爵士的争吵会被载入史册的重要原因之一。

但这些都不影响后世对H.厄尔专业水平的肯定。他无疑是19世纪上半叶英国最杰出的外科医生之一。H.厄尔先后发表了12篇外科论文,对烧伤、尺骨鹰嘴骨折、脊柱畸形的治疗以及尿道重建都有深刻的见解。他率先描述了踝关节骨折脱位伴胫骨后缘撕脱骨折,并介绍了对股骨颈骨折简单实用的诊断,还会在论文中对一些在诊疗过程中的教条主义医生进行批评。H.厄尔所强调的理念至今仍有临床价值:

少数股骨颈骨折患者在受伤后还能站立,甚至还能行走一段距离,对这种患者应特别警惕。

200多年后的今天,对于无移位的股骨颈骨折,在初诊时发生漏诊的案例并不少见。

虽然《柳叶刀》杂志对H.厄尔颇有微词,但是他们对于更新了下肢骨折诊疗理念的双斜面支具有着一致的重视。在《柳叶刀》创刊后的5年里,它连续登载了多项介绍双斜面体位的骨外科会议内容,向大众宣传着它的临床价值。查尔斯·贝尔解释了双斜面支具的原理,主要可以依靠肢体的体位和躯干重量的相互作用而使骨折端获得持续的牵引力,这种对抗牵引力来自小腿因为膝关节屈曲而产生的阻力和骨盆躯干下降的重力之间的对抗作用,如果有来自小腿以远的牵引力,这个牵引力就会被放大。美国著名骨科医生约翰·琼斯(1729—1791)写了美国的第一本骨折教科书,他在书中强烈推荐了波特的观点。然而,直到19世纪上半叶,美国大多数外科医生仍采用长夹板治疗股骨干骨折,只有少数医生采用双斜面体位的方法。

内森·史密斯是美国新英格兰地区最杰出的医生和教师之一,他完全同意波特的想法,并认为目前股骨干骨折的常规治疗无法获得理想的效果。为此他设计了一种双斜面的排水沟样夹板(即适配下肢外形的半管状夹板),分大腿板和小腿板两部分,两个组件相连接成可屈伸的关节,骨折的肢体被绑在填充良好的夹板上。对于股骨干骨折,则用绳子连接在大、小腿夹板的连接处两侧,绳子穿过床尾的一个滑轮,绳子末端悬挂一个重物,保持牵引绳和股骨长轴在同一直线上,通过对大腿夹板的持续牵引实现对骨折的牵引,又利用躯干的重量发挥对抗牵引作用,如果有必要,还可以通过垫高床脚来增加牵引力量(图3-1-8)。

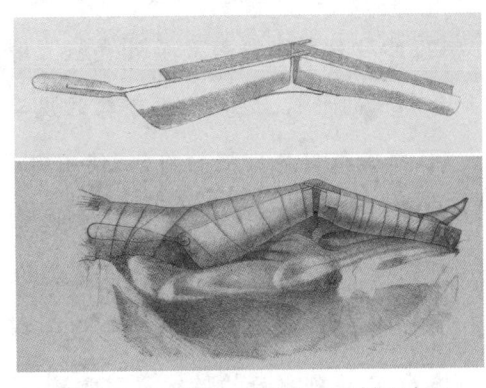

图3-1-8　内森·史密斯的双斜面支具

内森·赖诺·史密斯(下称N.R.史密斯;1797—1877)是N.史密斯的次子,也是一名外科教授。他对父亲的方法进行了改进,采用在肢体前侧用夹板固定的方法来治疗股骨干骨折,通过对肢体的悬吊和牵引来保持骨折端的对位,并在1867年出版的书中介绍了这一前悬吊支具(anterior suspensory splint, ASS)。这种使用方便而又让患者感到较为舒适的方法,在肢体存在开放性、需要引流的伤口时有特别的优势,因为它可以在不拆除夹板的情况下处理伤口,并提供可靠的引流(图3-1-9)。他认为该支具通过悬吊能更好地利用躯干的重量,同时牵引力会通过夹板分散施加于患肢,可以防止夹板过度地收紧产生压力。

这种悬吊牵引系统被另一位外科专家约翰·霍金(下称J.霍金;1826—1882)进一步改进,专门用于治疗股骨的枪弹骨折(图3-1-10)。Hodgen支具是J.霍金本人在访问圣巴塞洛缪医院时引入英国的,是1867年詹姆斯·佩吉特(1814—1899)

档案

N.R.史密斯在《医疗与外科回忆录》中描述了支具的设计:

该支具由一块整形过的镀锡夹板或由3片宽而薄、互相锚定好的夹板组成,外形需要贴合大、小腿前侧肌肉的凹槽状,并使各关节保持一定角度(大约踝关节120°、髋与膝关节160°),以形成双斜面结构;夹板的整体长度应大于伸展状态下的腿长1英寸;夹板表面设置有多个环,用于安装牵引绳的挂钩;然后分别修剪髋关节处夹板上缘与踝关节处夹板下缘,以使其适应所贴合部位的形状,边缘应用柔软的皮革填充。复位骨折后,请助手双手托住患肢,将夹板安装到腿的前侧,使用绷带固定患肢与夹板,并通过钩或扣连接在夹板上,这样可以在必要时便于收紧或放松,而不影响整个肢体;在天花板上安装一个铁质滑轮,使用一根结实的金属线穿过滑轮,钩在夹板上合适位置,小心地吊起,最终于腿上方形成一"帐篷"状区域;可以根据需要调整挂钩的位置,以达到更好的持续牵引效果,同时注意保持患肢的重心平衡。[66]

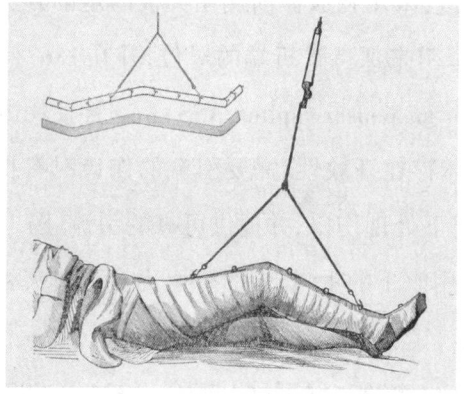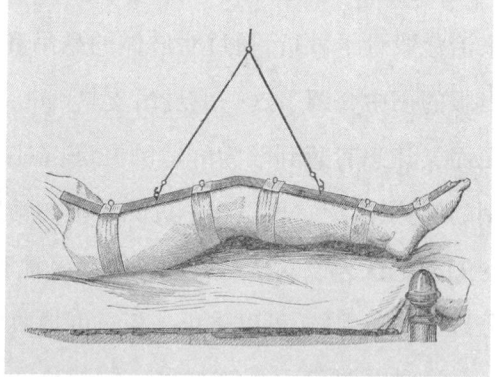

图3-1-9 前悬吊支具

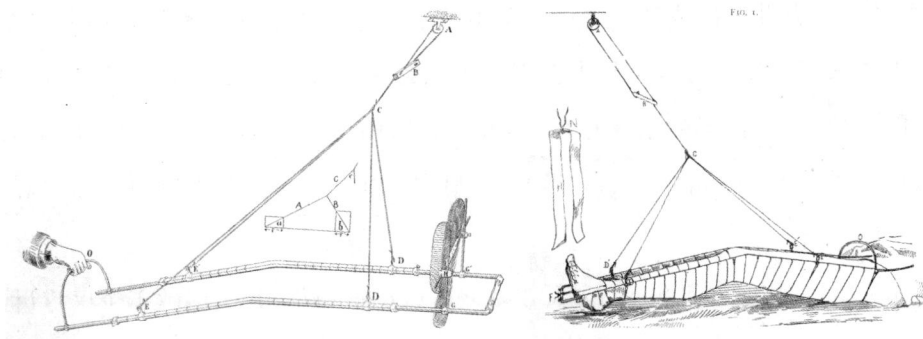

图3-1-10　Hodgen支具

爵士在病房的首选方法。Hodgen支具被外科医生广泛使用,并在第一次世界大战中得到了相当多医院的推荐,以至于后来很多医院的储藏室仍然保留有一些这种简单而有用的夹板,尽管医院的工作人员早就忘记了如何使用它们。

人物

约翰·霍金

(John Hodgen,1826—1882)

J.霍金于1826年出生于美国肯塔基州,1848年毕业于密苏里大学医学系。1865年,他被任命为圣路易斯医学院院长,同时担任解剖学和生理学教授。1921年,圣路易斯外科学会与圣路易斯医学院医疗基金会共同创建了一个3000美元的基金,以年度讲座的形式纪念J.霍金医生。

同时代美国布法罗的汉密尔顿也是Hodgen支具的强烈推荐者,将其用于股骨干骨折的治疗,并在美国内战期间被广泛使用。

汉密尔顿在他著名的《骨折表》(*Fracture Tables*)一书的最后一版中,列出了近600例骨折,包括83例股骨干骨折的患者,其中只有9例取得了满意的结果。其他患者或因为肢体的缩短、成角、旋转等畸形,治疗效果并不理想。在对当代欧美各国外科医生的意见进行了广泛调查后,汉密尔顿得出结论,他所收集和审查的病例,可基本代表世界各地骨折治疗的总体结果[67]。该书几乎震撼了一个时代的外科医生。汉密尔顿认为医生和患者都对骨折的治疗结果存在误解,患者认为经过医生的治疗,获得良好的结果是理所当然的事,而外科医生本人也常常认为自己的治疗方法是可以获得完美的结果的,但事实并非如此。这是医疗诉讼量居高不下的主要原因。

作为美国骨折治疗方面的主要权威之一,汉密尔顿曾在美国数十个医疗诉讼中充当过专家证人。《骨折表》提供了美国在内战前的骨折治疗方法及其最终结果,对当时美国骨折治疗的整体状况进行了很好的总结。汉密尔顿收集这些临床材料的初衷是为了给他的同事提供辩护证人材料,以"确定骨折治疗的平均结果"。在当时的美国,因为骨折治疗不当引发的医疗诉讼不少,控辩双方都有专业医生参与诉讼过程,向法官和陪审团提供专业的医学知识。汉密尔顿的《骨折表》改变了全世界外科医生的观点,也影响了法院和陪审团的评判标准,辩护律师和专家证人在法庭上常常依靠汉密尔顿的《骨折表》进行辩护。通过《骨折表》所列的治疗方法和治疗结果的数据统计,可以有效降低医生和患者对骨折效果的预期,同时也促进了医生对治疗方法的改进。

人物

弗兰克·黑斯廷斯·汉密尔顿

(Frank Hastings Hamilton,1813—1886)

汉密尔顿于1813年9月13日出生于美国佛蒙特州威尔明顿。1830年,他毕业于联合学院,跟随约翰·G.摩根医生学习医学,1833年获得卡尤加县医学会的执业许可。1835年他在宾夕法尼亚大学获得医学博士学位。直到1838年,他一直在纽约州奥本行医,还开设了解剖学和外科课程。1839年,他被任命为西部内外科学院的外科教授,1840年被任命为纽约州日内瓦医学院的外科教授。1844年,他在纽约州布法罗行医。1846年汉密尔顿成为布法罗医学院的外科教授,随后担任慈善医院的院长和外科医生。

1859年,他移居到纽约市,在新成立的长岛学院医院担任外科主任。1861—1865年,他担任贝尔维尤医院医学院军事外科和骨折脱位科的主任。在南北战争期间,他担任军医前往前线,在奔牛河战役(First Battle of Bull Run)后被任命为随军外科医生,1863年2月被任命为美国陆军医疗督察,军衔为中校。1863年9月,他辞去了军职,进行私人执业和教学。在他担任的众多荣誉和信任职位中,有纽约医学法学会主席一职。他曾担任多家医院和疗养院的外科顾问。汉密尔顿著有大量的学术著作和论文,他的三部大型专著的经典地位得到大家公认:《骨折与脱位》《实用军事外科学》和《外科学原理与实践》。在汉密尔顿晚年,一场悲剧事件确立了他在美国外科学领域的崇高地位及历史地位。1881年7月2日,美国第二十任总统詹姆斯·艾布拉姆·加菲尔德在巴尔的摩遇刺,加菲尔德夫人坚持要立即派人去接汉密尔顿医生参加总统的抢救。汉密尔顿接到电报后,乘坐政府派来的专列,来到总统的病床床边参与救治,直到1881年9月19日总统去世。[68-69]

Pott体位也不例外。波特的观点在临床实践中并没有明显改善股骨干骨折治疗的糟糕结果,很多医生都意识到需要有更好的方法来克服大腿肌肉的巨大收缩力。他们想出两个方案来解决这个问题,一是将夹板固定在骨折的肢体上,二是让牵引力直接作用到肢体甚至骨头上。

1859年,美国外科医生J. H.霍巴特·伯奇(1823—1901)设计了一种牵引床(图3-1-11),他于1848年在纽约大学获得医学学位。他是长岛学院医院和圣约翰医院的顾问医生,在纽约布鲁克林有一家私人诊所。他在医学文献中发表了多个主题的文章,包括产科和骨科。该牵引床的操作比较繁琐,但治疗股骨干骨折的一些重要理念都考虑到了。

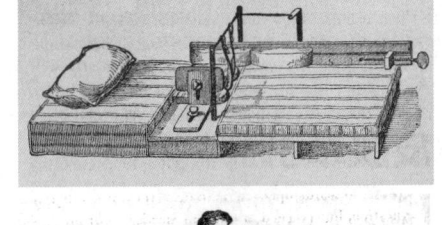
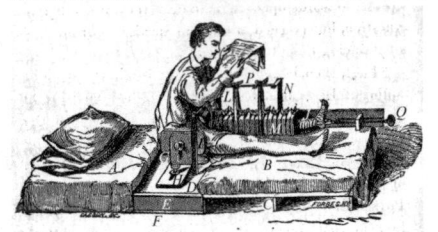

图3-1-11　Hobart Burge牵引床

骨折简史

档案

> 伯奇在《股骨骨折治疗观察》一书中详细介绍了该牵引床的设计：
>
> 如图所示，A是放枕头的厚床垫；B是下半部的薄床垫；C是一个木制平台，有两个组件，不用时可以折叠起来以便于存放和运输；D是中间平台，其上有放在患者臀下的毛垫（G），该垫子下有一个半圆形开口，以方便排便；平台上的H是一个长方形的木制或铁制滑板，在患者平躺时骨盆位置的两侧各有一相对应的组件可以随意开合，滑板中部开窗放置螺钉，以固定在所需的位置；垂直面上的长夹板（J，患侧）和短夹板（I，健侧）能准确地包围患者的骨盆，并通过螺钉对夹板进行高低调节，从而使器械适合大腿任意位置的骨折；L和N是2个垂直杆，L连接在平台（D）上，N连接在长夹板（J）的外侧；L和N上端连接与大腿平行并位于大腿正上方的P杆，三者组成的支撑框架对保持股骨的拱形形状具有重要作用，可以根据需要，将2—3条宽度合适的棉布绕过肢体系在支撑杆（P）上调节股骨位置；Q是实现牵引的螺杆，它的一端与脚下面的贴带上的钩子相连；贴带的两端贴在患肢的两侧，向上延伸到骨折部位附近，向下到脚趾间都要均匀而牢固地涂抹黏胶，再用绷带固定在适当的位置；M是一个内侧夹板，可在最后一步时用绷带固定在患肢外围。[70]

皮肤牵引

从希波克拉底发明绷带开始，人们应用绷带配合蜡膏治疗骨折。和我国传统医学中的"膏药"一样，医生利用其中的药物功能达到对受伤肢体的保护与消肿作用，因此在治疗骨折的时候，在固定肢体之前都要先敷上此类"膏药"。这些传统的蜡膏对皮肤刺激性较小，有的还对损伤部位有明显的舒缓作用，甚至有的被直接当敷料作用于开放性伤口。

随着持续牵引理念的发展,外科医生们发明了运用黏胶配合夹板进行等长皮肤牵引的骨折治疗方法。黏胶本是属于蜡膏的一种。

在西方医学发展过程中,蜡膏最早可追溯到古埃及和古希腊时代。公元前2500年左右,古埃及人就将明矾、油、蜂蜜、骨胶和豆类等黏性物质涂于亚麻布上,用以贴敷伤口。古希腊时期,人们将橄榄油和铅丹混合,做成棒状被称为达雅基伦硬膏(diachylon plaster)即油酸铅硬膏,加热涂于布基材料上使用,后来为了增加其黏性,又加入松脂、蜜蜡等。当时的人们已经知道,如果将水、橄榄油和氧化铅(密陀僧)一起煮,就会形成一种黄色的膏状物,人们将其称为铅膏或铅硬膏(emplastrum plumbi),这是铅与橄榄油中的油酸化合的结果。

黏胶在皮肤牵引中的应用也促进了黏胶本身的改良。

早期用于皮牵引的传统外用蜡膏型黏胶在使用时有些不便,在室温下或者人体体温状况下,它基本没有黏合性,需要在火焰上加热才能熔化黏胶涂层。不少商家意识到,研制开发一种能方便随时使用的黏胶有巨大的市场前景。1870年,美国强生公司在橡胶里加入松脂、植物性填充剂等,开始研制常温下有黏合作用的橡胶贴膏,如何消除橡皮膏对皮肤的刺激性也是重点攻关的问题。经过多次实验和失败,最后研究人员确定了将氧化锌加入橡皮膏胶浆中可减少橡胶中的树脂酸对皮肤的刺激,制成了最早的氧化锌橡皮膏,1898年开始批量化生产并投入临床使用。其基本配方是:生橡胶25%,透明松香28%,氯化锌32%,凡士林6%,羊毛脂8%,液状石蜡1%及适量汽油。其做法是先将生橡胶密闭搅拌成均匀的胶浆,再加入熔化的松香与氧化锌的混合物,最后加入凡士林、羊毛脂及液状石蜡和汽油的混合物,继续搅拌成均匀黏稠的浆液,过滤后置于涂料机中均匀涂抹于转动的白布上,再经过蒸汽加热使汽油蒸发,最后将冷凝干燥的橡皮膏膏面覆以上浆、漂白、脱脂的硬纱布,即可包装成卷筒状,方便储存和裁剪使用。

在菲茨·威廉·萨金特(1820—1889)《小手术的包扎与其他操作》一书中,美国费城的埃勒斯利·华莱士(下称E.华莱士;1819—1885)博士早在1848年就用皮肤黏胶配合长夹板进行小腿等长牵引。其方法是剪2条1英寸或稍宽的橡皮膏条,粘贴到皮肤上呈螺旋样向下绕至小腿的另一侧,小腿两边各贴一条,上端起自小腿中部,下至踝关节。当胶带和皮肤粘贴牢固后外裹绷带加固,最后将胶带连接在长夹板的末端来牵引。E.华莱士当时是一位住院外科医生,他在用黏胶作为护腿时发现其黏性很强,有的甚至造成表皮脱落。因为常规的绷带常出现松弛的问题,E.华莱士尝试用这样的黏胶替代绷带或纱布用作骨折牵引,发现其牵引效果确实更好。E.华莱士认为这是一种安全、有效的方法,值得临床推广。与此同时,E.华莱士也指出了这种牵引方法容易出现的临床问题,如可能会造成体表骨性凸出部位如内、外踝、足跟以及臀部和背部的压疮,需要适当地加软垫以预防;另外,牵引过程中也容易出现皮肤水疱,如果出现皮肤破溃应及时将橡皮膏拆除。[71]

美国路易斯维尔的外科教授塞缪尔·戴维·格罗斯(1805—1884)博士在其1830年出版的《骨与关节的解剖、生理和疾病》(*The Anatomy, Physiology, and Diseases of the Bones and Joints*)一书中说到,在E.华莱士之前的20多年,美国伊斯顿的约瑟夫·K.斯威夫特博士就已经使用过这种黏胶牵引方法。之后,黏胶皮肤牵引被广泛用于许多其他骨折的治疗,比如美国新罕布什尔州的内森·史密斯的学生乔赛亚·克罗斯比(下称J.克罗斯比),他在1850年发表了论文《黏胶膏在骨折中的应用》,被认为是第一个发表论文证明并有效推广使用等长皮肤牵引治疗股骨干骨折的人。J.克罗斯比还将黏胶皮牵引用于锁骨骨折。

在临床应用中,人们很快就认识到E.华莱士的螺旋状环绕肢体贴膏方法不利于肢体的血液循环,于是J.克罗斯比改成肢体两侧的轴向贴胶方法。

档案

J.克罗斯比于1850年发表论文描述了这一轴向贴胶方法:

首先是应用2条新的展开的英国橡皮膏,分别贴在小腿的两侧,至少覆盖肢体直径的一半以上,从膝关节上方到内、外踝下方,下端的胶带保持"飘浮"不用贴在脚上。先在膝关节上方,小腿上方和内、外踝上方分别贴上另外的环形胶带条,然后从脚趾到膝盖以上用绷带卷包扎。将肢体下端的松散胶带固定在扩张板上,即可施加任何重量的牵引,以皮肤没有疼痛为度。如果胶带对内、外踝有压迫,可以通过在其下放置小软垫来缓解。但在最近一例患者的治疗中,我只用了绷带卷而没有用环形胶带。这无疑是有优势的,因环形胶带可能会让肢体肿胀而造成伤害。

这是一例需要牵引的病例,牵引一直持续到骨愈合,从第一次包扎就没有更换。在几个医生的见证下,32天拆除滑轮以及从脚趾到膝关节上面的黏胶带,皮肤外观没有异常,患者从未对牵引有何抱怨。我问患者:"有什么感觉?"他对这个问题的回答是:"我感觉腿陷在泥里,我试图把它拉出来。"

……这是一例复合性胫骨斜行骨折,骨折发生在踝关节上方大约3英寸处,腓骨也断了。我使用胶带以最完美的方式进行牵引与对抗牵引,患者对牵引和包扎没有感到丝毫不便。对抗牵引的固定方法是从膝关节以下,经小腿延伸到脚下2英寸。我还治疗了两例2岁的儿童锁骨骨折,只用黏胶带,有了过去的成功方法,并没有半点麻烦。[72]

正是这一应用引起了格登·巴克(1807—1877)的注意,并在1861年发表了治疗21例股骨干骨折的经验。尽管巴克正确地将这种方法归功于J.克罗斯比,但对腿部的等张皮肤牵引已被普遍称为"Buck牵引"。在美国内战期间,这也是一种被广泛使用的治疗股骨干骨折的方法。Buck牵引技术随后很快传播到欧洲大陆,由奥古斯特·内拉东(1807—1873)引进法国,里夏德·福尔克曼(1830—1889)引进到德国,不过人们还习惯将这种牵引技术称为美国方法(图3-2-1)。

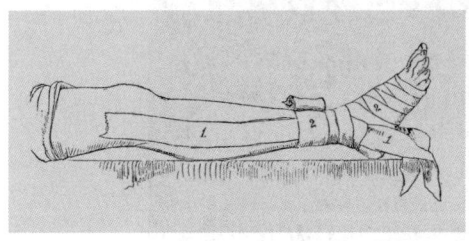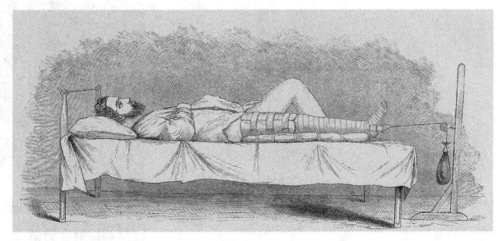

图3-2-1 皮肤牵引

当时儿童股骨干骨折的治疗几乎是被完全忽视的工作。只是让患儿躺在一张结实的床上,用很小的或者不用头枕,将患肢放置和维持在屈髋屈膝、外展体位,本质上是Pott疗法的改良。

伦敦盖伊医院的托马斯·布莱恩特(1828—1914)爵士对儿童股骨干骨折的治疗结果感到非常不满意。19世纪后期,他设计了一种用于治疗儿童股骨干骨折的双下肢垂直悬吊牵引方法,于1873年在《用于婴幼儿股骨干骨折的垂直悬吊牵引》一文中描述。1879年其所著的《外科实践手册》一书中也有记载:

> 我建议把孩子受伤的肢体和对侧的肢体一起,与骨盆平面垂直,向上吊到支架、钩或床上,骨折处再辅以轻夹板固定。通过这种方式,身体的重量作为一种持续的反向牵引力量,还可以很好地护理孩子和达到便于清洁的目的,因此可以期待一个良好的治疗效果。在盖伊医院,这种极好的治疗效果我们屡见不鲜。[73]

在布莱恩特的书中有一幅有趣的插图,在文字描述中,Bryant牵引是把患儿的患侧与健侧双腿一起进行垂直悬吊牵引的,但他在插图中只画了一条腿;美国医生科顿在《脱位与骨折》一书中所介绍的垂直牵引法也是牵引一条腿(图3-2-2)。这体现了一种矛盾心理,一些外科医生认为应该只在受伤的一侧使用牵引,而包括布莱恩特在内的部分医生则认为在两侧同时使用牵引更好。Bryant牵引很快流行起来,尤其是在德国。在德国,该方法被称为Schede法。1886年,美国医生J.

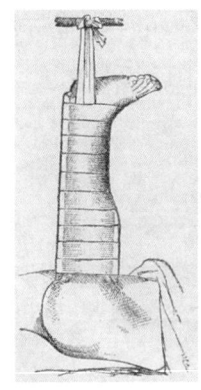
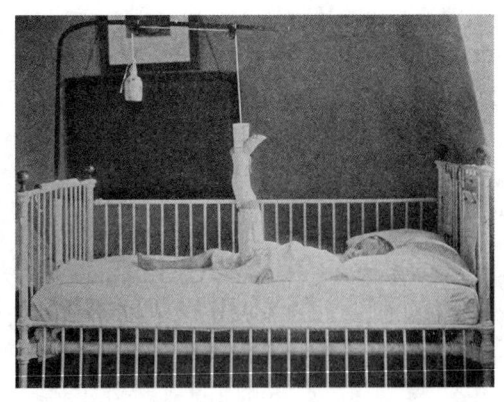

图3-2-2　Bryant牵引

人物

托马斯·布莱恩特

（Thomas Bryant，1828—1914）

布莱恩特爵士是英国著名外科医生，盖伊医院外科顾问医生，英国皇家外科学院前任院长，伦敦几乎所有医学会的前主席，维多利亚女王的军医以及爱德华七世国王的御用医生。布莱恩特是大器晚成的典型。从国王学院毕业后，他于18岁进入盖伊医院，直到29岁才被选为助理外科医生。当他终于成为全职外科医生时，已经43岁。1888年被任命为外科顾问医生时，布莱恩特已经60岁。从盖伊医院退休后，1893年，正值约翰·亨特逝世100周年之际的"The Hunterian Oration"年度活动，威尔士亲王（后来的爱德华七世国王）和约克公爵（后来的乔治五世国王）出席，布莱恩特被推举为演讲者。

在骨科领域，Bryant征、Bryant牵引、Bryant三角只是他骨科生涯的一部分，他对许多颌面部和头皮复杂病变的手术尤为精湛，并发明了点状植皮技术和相应的手术器械。他是盖伊医院文化的传承者，A.P.库珀爵士、布兰斯比·库珀及阿斯顿·基（1793—1849）等学者一贯重视疾病诊断和病床边教学的理念得到了很好的继承。

布莱恩特是一位很好的老师，和蔼可亲，对医院的教学和病案资料管理贡献极大。他每年都会给高年级学生上一堂临床课。他的讲课有趣而有教育意义，仿佛站在病床边，案例信息细致，条理性和艺术性极强，结合自己的经验，让听者仿佛身临其境，因而深受学生欢迎。布莱恩特更是一位十分低调的人，在1909年伦敦的《医院》杂志（The Hospital）对他的一篇专访中如此描述：

"他从不谈及他个人。很少有一个领军人物在介绍他们所取得的成就以及推广他们的经验时表现得如此吝惜。你会看到在其狭小的办公室里，他背对着灯光，叙说着医院全体的努力。"[74]

M.巴顿在第37届美国医学会年会上报告了《Bryant垂直牵引法治疗儿童股骨骨折》(Fractures of the Femur in Children, Treated by Bryant's Method of Vertical Extension)的论文,体现了Bryant垂直悬吊牵引在美国的推广。

等长皮肤牵引治疗肢体骨折迅速取代了原来的绷带或丝巾牵引,配合各种支具用于治疗上肢和下肢的各种骨折。

1921年,澳大利亚外科医生罗伯特·汉密尔顿·罗素(下称R. H.罗素;1860—1933)设计出一种有效利用皮肤牵引的方法,并介绍了屈曲位牵引的优点(图3-2-3)。由于这一创新,Russell牵引很快成为治疗股骨干骨折的首选方法。

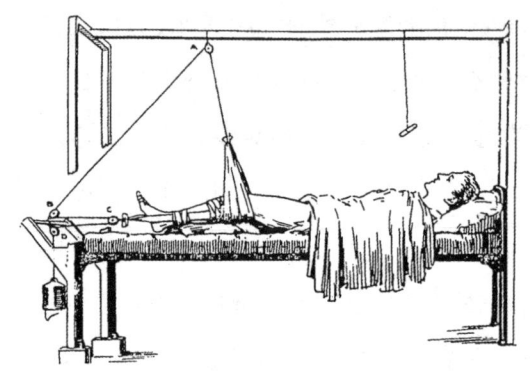

图3-2-3　Russell牵引

人物

罗伯特·汉密尔顿·罗素

(Robert Hamilton Russell, 1860—1933)

R. H.罗素于1860年9月2日出生于英国肯特郡法宁厄姆的查特姆,毕业于国王学院医院。他是约瑟夫·李斯特(下称J.李斯特;1827—1912)指导的最后一位家庭外科医生。1889年,他定居墨尔本,并在那里持续执业,直到1928年,成为阿尔弗雷德医院和儿童医院的顾问外科医生。1914年战争爆发,他加入英国远征军;1918年,他回到澳大利亚,隶属位于圣基尔达路和考尔菲德的军事医院。1933年4月30日,R. H.罗素因车祸去世。

R. H.罗素在墨尔本声誉极高,他一开始以疝的治疗闻名,后来成为骨折治疗方面的绝对权威。为了表彰他代表阿尔弗雷德医院所做的工作,医院入口处立着他的半身像。新的社区街区以他的名字命名为汉密尔顿·罗素之家。

皮肤牵引的牵引力是通过软组织传递到骨骼上的,而皮肤本身能承受的力却是有限的,最大重量一般不超过5千克,超过这个重量往往会造成皮肤的损伤。因此皮肤牵引对于成人股骨干骨折而言,特别是下肢肌肉较发达者,是很难达到治疗需要的牵引重量的。

威廉·阿巴斯诺特·莱恩(1856—1943)爵士在其专著《骨折的手术疗法》(*The Operative Treatment of Fractures*)中说皮肤牵引毫无作用:

> 我检查了几具尸体的骨骼,特别是长骨骨折,这些损伤在解剖室的标本中很常见。在这些骨骼中,最让我吃惊的是,大多数的治疗结果非常不令人满意。虽然经验告诉我,在解剖和外科工作中对任何陈述都应持有高度怀疑的态度,我并不准备发现其病理与骨折治疗间的因果关系,但这种治疗的结果几乎在每一个环节上都是绝对错误的。很明显,移位的骨折碎片从未或几乎没有恢复到正常状态,而所谓的"骨折复位"只是一个幻象。用稍有偏激的话说,(皮肤牵引)似乎根本就没有解决任何问题。[75]

莱恩爵士的观点或许的确有些过激,毕竟对解剖室中标本的观察,不一定能完全对应骨折治疗的方法和过程,即导致患者死亡的原因,这种判断可能会直接妨碍患者骨折的治疗实施。而事实上,对于股骨干骨折的临床疗效,结果也并没有莱恩所说的那么差。在美国外科协会骨折委员会评估的1913—1921年584例股骨干骨折患者中,62%的患者被评定为效果良好。

1895年X线的发现,让新一代的骨科医生认识到,即使是自以为成功的骨折治疗案例,其真实的骨折愈合情况可能并不如意。于是在发现X线后不到半年的时间内,由X线引发的医疗诉讼就位列到所有医疗诉讼案件的前列,患者或起诉医生在骨折诊疗过程中未使用X线检查,造成了骨折或关节脱位的漏诊或误诊,或是在骨折治疗之后经X线检查发现骨折的对位并不理想等,X线片逐渐成为医生处置不当的呈堂证据。在这些诉讼案件中,有医生之间行业竞争的相互诋毁,也有学院派医生对传统派医生进行的行业打压。X线结果作为评判骨折治疗方法和预后的重要标准之一,对外科医生提出了更高的要求。

皮肤牵引治疗骨折的方法首先受到批评。前面已有介绍,皮肤牵引是利用胶布条粘贴于伤肢皮肤并辅以绷带包扎,其牵引力直接作用于皮肤,通过软组织传递牵引力。由于皮肤所能承受的牵引力有限,对于肌肉发达的肢体骨折,皮牵引是不能复位骨折和维持骨折端稳定的。有人对宾夕法尼亚大学医院治疗的115例股骨干骨折进行了X线片评估,认为经过Buck牵引夹板固定治疗的股骨干骨折患者,其最初治疗结果的不满意率达100%。

随着临床经验的积累,皮肤牵引技术也形成了相应的适用指征与技术规范,一般只用于儿童骨折和上肢骨折,牵引重量最多不超过5千克。比如Bryant牵引,公认的指征是适用于2岁以内的小儿股骨骨折,可结合小夹板局部外固定。对于年龄稍大的儿童,Russell牵引是一种选择,由于该牵引的悬垂重量是通过3个定滑轮和1个动滑轮形成的合力,比单纯滑动牵引力更大,此外,Russell牵引不需用牵引支架,只需用软枕垫托,患儿感觉较为舒适。

治疗上肢骨折最常用的是Dunlop牵引,适用于幼儿和少年肱骨髁上骨折肿胀明显者。1939年美国加州帕萨迪纳的约翰·博伊德·邓洛普(1840—1921)在《骨与关节外科杂志(美国版)》发表论文《儿童肱骨髁上骨折》(Transcondylar Fractures of Humerus in Childhood),介绍了这种牵引方法,治疗复位困难的肱骨髁上骨折取得了满意的效果。该方法一经发表便得到了骨科医生的广泛认同(图3-2-4)。这

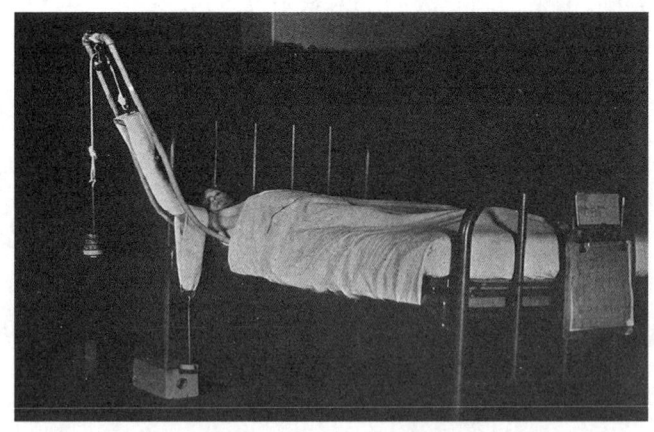

图3-2-4　Dunlop牵引

几种在临床使用较广的皮肤牵引,直到20世纪中后期仍在应用。

为了增加皮牵引在临床上的实用性,一些操作细节也在临床实践中得以改进。为了增加橡皮胶布的黏性,减少胶布刺激皮肤而引起水疱,牵引前患肢需要剃毛并用清水洗净擦干,涂上复方安息香酸酊;使用胶布分隔扩张板,一般是用一块边长约8厘米的正方形木板,放在6—8厘米宽的供牵引所需的适当长度的胶布条正中,中央打孔,穿过牵引绳后打结以传递牵引力,然后拉紧胶布,平整地贴放在伤肢内、外侧皮肤上,可视肢体周径状况,将胶布两端沿中线撕开10—15厘米呈V形贴在伤肢上,外用绷带包扎固定后将肢体置于牵引架上牵引。

骨牵引

1843年,马尔盖涅介绍了第一个有效的骨牵引装置,可以抓住骨头本身。他将其称为金属爪(griffe métallique),用于治疗有移位的髌骨横形骨折。这种装置被后人以马尔盖涅之名命名为Malgaigne钩(Malgaigne's hooks),也有称Malgaigne爪/钳(Malgaigne's claw/clamp)。钩子通过皮肤和皮下组织来接触髌骨的近端和远端碎片,然后将碎片拉在一起,并通过骨骼牵引来保持复位。

从牵引钩到牵引钳是一个合乎逻辑的发展,比克认为应归功于辛辛那提的约瑟夫·兰索霍夫(1853—1921)。在第一次世界大战期间,他用钳子牵引股骨髁的方法得到迅速推广。牵引钳也是在战后数十年里广受欢迎的器具。由于操作有些繁琐并有一些设计相关的并发症,特别是感染,随着新的设计出现,其使用频率有些下降,不过现在仍有一些地区将其用于颅骨牵引。

1907年,瑞士伯尔尼的弗里茨·斯泰恩曼(1872—1932)医生设计应用了一种新的骨骼牵引方法,通过在股骨髁两侧各斜向打入一根头细尾粗的带帽钢钉,状如衣帽架挂钩,再连接牵引弓进行牵引(图3-3-1)。但这样的双针技术钉子容易松动,不久后他将其改良成用一根粗细一致的光滑钢钉贯穿股骨髁的技术。[76]

Steinmann针(简称为斯氏针)的缺点也很明显,首先是针的直径较大,通常直

人物

弗里茨·斯泰恩曼

（Fritz Steinmann，1872—1932）

斯泰恩曼于1898年在瑞士洛桑和伯尔尼完成了他的职业训练，然后给著名外科医生埃米尔·特奥多尔·科赫尔当了5年的助手，科赫尔是第一位获得诺贝尔奖的外科医生。斯泰恩曼在其指导下进步很快，1903年他离开科赫尔在自己的公寓开了个小诊所，他的妻子担任护士。开了几年"家庭诊所"之后，斯泰恩曼又与人合伙建造了一家私人医院。医院最初开设25张床位，环境优雅并设有专门的X线诊断室。斯泰恩曼的学术成就主要在骨外科创伤领域。他出版了一本教科书，发表了80篇论文。

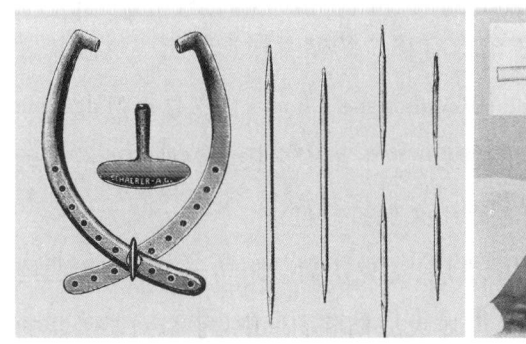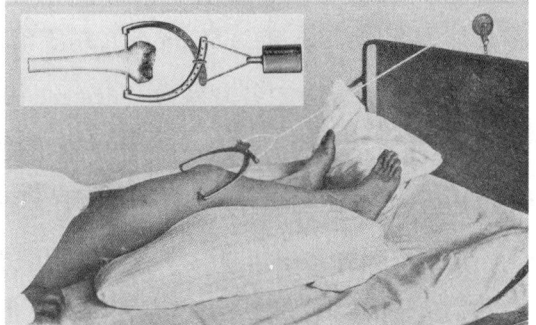

图3-3-1 Steinmann针及其骨牵引

径为3.5—6.0毫米，其置入方法需要先预钻孔，然后把针敲进骨里，造成感染和骨折的风险大大增高。尽管人们担心这种牵引方法的感染风险，但它还是迅速被全世界接受了，其中奥地利医生伯勒尔及其学生的宣传推广发挥了重要作用。与此同时，伯勒尔还在其使用过程中对牵引弓进行了改良，使得其操作变得更加便捷，易于推广。斯氏针被誉为是2000多年来骨折治疗实践中的六大重要发明之一。

1907年斯泰恩曼在瑞士的医学期刊上发表了关于股骨髁骨牵引的论文，未曾想在这篇论文发表2年后，即1910年，意大利医生亚历山德罗·科迪维拉（1861—

1912)发文对斯泰恩曼进行了指责。因为在1902年,科迪维拉已经发明了一种骨骼牵引的方法,其方法是在跟骨结节插入一金属钉进行长骨骨折的牵引复位以及对肢体畸形的矫正,他认为自己才是"骨骼直接牵引技术"真正的发明者。客观地说,这两项骨牵引技术确有一些相似之处。

人物

亚历山德罗·科迪维拉

(Alessandro Codivilla,1861—1912)

科迪维拉毕业于博洛尼亚的医学院。1899年38岁的他放弃了普外科专业专攻骨科专业,并被任命为博洛尼亚的Rizzoli骨科研究所的所长。而在此前一年(1898),科迪维拉施行了世界上首例胰十二指肠切除术,后来的Whipple手术便是在此术式上的改进。

科迪维拉在骨科领域同样成绩斐然,对小儿麻痹症或脑瘫的肌腱移植手术以及先天性髋关节脱位、足踝畸形和脊柱侧弯等治疗方法的改进都作了显著贡献,也让意大利Rizzoli骨科研究所举世闻名。他的学生维托里奥·普蒂(1880—1940)、卡洛斯·E.奥托伦吉(1904—1984)以及弗兰切斯科·德利塔拉(1883—1983)都是骨科领域的杰出人才。

Rizzoli骨科研究所成立于1896年,由著名的博洛尼亚外科医生弗兰切斯科·里佐利(1809—1880)创建,经过科迪维拉和普蒂的努力,使得Rizzoli骨科研究所成为世界上最好的骨科医院之一。作为Rizzoli骨科研究所的所长,科迪维拉在同事眼中是个"安静的人,从不自我夸耀"。他之所以公开指责斯泰恩曼,大概是因为这种骨牵引技术被冠名为"the Steinmann pin"的缘故。科迪维拉如是评价说:

我一向反对为了谁先谁后的问题而争吵。一种方法冠以什么名称并不重要。重要的是方法本身的实用性。但斯泰恩曼的观点是空洞的,其方法也会被误读,人们不应该像接受《圣经》一样接受斯泰恩曼!作为真正的发明者，我有责任去纠正同行们的误解，即认为斯泰恩曼是骨钉牵引方法的发明者。斯泰恩曼不过是企图让他的名字与别人的发明一起"名垂青史"罢了。他并不完全理解我的观点，他应该更仔细地再读读我的书。他的行为让我想起了那个古老故事中的小偷，他并不是有意要偷牛，而只是想要一根绳子，碰巧牛就在绳子的另一端而已。

一年后，也就是1911年，斯泰恩曼在同一杂志上发表了同样刻薄的回应：

他（Codivilla）如此愉快地把别人的发明据为己有，就凭一个临时制造的装置。一个连牵引钳都做不好的人，没有权利插手我的发明。

1912年，51岁的科迪维拉因胃癌去世，这场论战也随之平息。[77-78]

关于科迪维拉与斯泰恩曼的发明权之争，在当时医学界的关注度并不怎么高。那时的医生似乎对骨牵引术后骨感染的风险更为关注，相关的讨论更为热烈。毕竟，骨感染对于当时的骨科医生而言，是一个噩梦般的存在。

为了降低骨牵引可能导致骨感染的风险，1909年德国著名外科医生马丁·基施纳（1879—1942）将镀铬且表面光滑的直径0.7—1.5毫米的钢琴线改成的细针用

人物

弗兰切斯科·里佐利

（Francesco Rizzoli，1809—1880）

1809年里佐利出生于意大利米兰一个普通家庭。他的父亲是一名中尉军官，被强盗杀害。里佐利和妹妹只得一起投靠在博洛尼亚的叔叔家。1829年里佐利获得医学学位，1831年成为外科医生。他也在当地政府卫生管理部门工作，还一度成为罗马共和国的国民议会议员。1851年，里佐利被任命为临床外科副教授，1855年晋升为全职教授，同年被任命为外科病房主任。1879年，他买下了意大利博斯科的圣米歇尔修道院，并将其遗赠给该省用来建设先进骨科医院。

于骨折牵引,以减小皮肤创伤和骨质损伤,因为无需预钻孔,可以直接钻入骨中,所以降低了感染风险,而且固定更可靠,这就是著名的克氏针牵引(Kirschner wire traction)。为了解决克氏针直径小易变形的问题,他发明了一种带有折叠格栅结构的装置,在克氏针进针时起扶持作用(图3-3-2)。牵引中的问题则通过对克氏针的拉力来解决,他构建一个马蹄形的张力牵引弓,将克氏针的两端固定,通过张力原理来增加克氏针的抗弯曲性。[79]

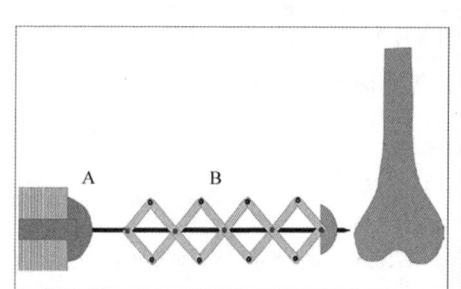
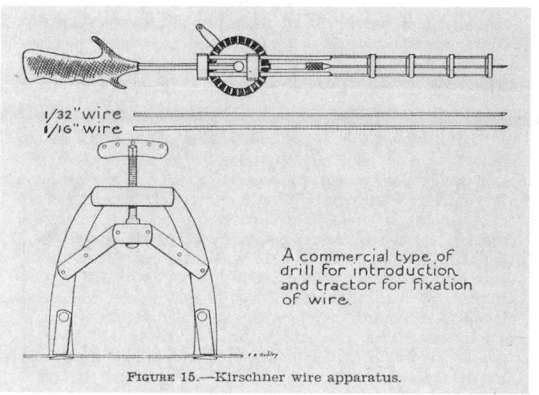

图3-3-2　克氏针及其牵引

人物

马丁·基施纳

(Martin Kirschner,1879—1942)

基施纳出生于布雷斯劳(当时属于德国,今属波兰),1904年获得德国斯特拉斯堡大学医学博士学位。毕业后他先在柏林从事普通内科,1908年开始跟随格赖夫斯瓦尔德大学的保罗·利奥波德·弗里德里希(1864—1916)学习外科。1910年他随弗里德里希去了格尼斯堡(现属俄罗斯加里宁格勒省)并在此获外科住院医生资格。基施纳作为军医参加了第一次巴尔干战争及第一次世界大战,1915年到格尼斯堡工作,1927年担任德国图宾根大学外科系主任,1934年当选德国外科学会主席。

基施纳在骨科领域除发明了克氏针外,还发明了以他和格奥尔格·克莱门斯·佩尔特斯（1869—1927）名字命名的充气橡胶止血带（Kirschner-Perthes cuff）。基施纳的科学研究和学术兴趣非常广泛，除了骨科以外，还涵盖普外科、神经外科、泌尿外科、麻醉科、整形外科甚至妇科等几乎所有外科学科。他是第一个使用自体游离皮瓣来治疗腹股沟肌肉缺损的医生，发明了吻合食管与胃底的食管成形术，成功地进行了世界首例肺动脉栓塞切除术。他还对开颅手术进行改良，首次提出通过电极消融治疗三叉神经痛。在麻醉领域，他提出了一种可单独调节麻醉剂量和麻醉深度的脊髓麻醉技术以及另一种高压局部麻醉技术，推动了椎管内麻醉技术的发展。

1942年8月30日，年仅63岁的基施纳因胃癌去世。他在行医生涯中成就卓著，发表了249篇论文，出版了8本专著。德国西南急救医生协会设立了马丁·基施纳奖以纪念他为医学发展作出的贡献。

克氏针之名从此成为骨科临床最常用的术语之一，各种在形态或功能上的改良也层出不穷，临床医生通常习惯把直径0.5—3.0毫米的不锈钢针（包括部分小直径斯氏针在内）均称为克氏针。

可能是"Kirschner wire"一词来自莫里斯·埃德蒙·米勒（1918—2009）论文的缘故，"K-wire"这个名词在英语文献中更常用，而在德语文献中则较少使用。

由于其优越的特点，克氏针在进入临床以来的几十年里基本保持不变，其间克氏针改良器械的命名也由于改良者的冠名而有些变化，如奥托·勒维（1873—1961）发明的"Loewi-wire"（L-wire）和雷内·佐默的"Sommer-wire"（S-wire）等。因为这些器具本质上并未脱离克氏针的工作原理，习惯上都是以"K-wire"一词统称之。克氏针除了用于骨折牵引，还被开发出多种功能，比如作为空心螺钉的导针，用于固定骨折，其运用范围小到掌指骨，大到股骨颈，弗里德里希·保韦尔斯（1885—1980）使用克氏针技术固定尺骨鹰嘴骨折和髌骨骨折的方法，已成为临床标准固定术式。克氏针具有可显著减少内固定材料的体积和软组织的剥离、方便移除等优点，很少有外科技术能像克氏针一样对后世有如此快速、广泛和持久的影响。

在等张牵引已被广泛接受的情况下,等长皮肤牵引在临床上已较少应用。随着无菌技术的进步,一方面克氏针张力弓牵引也存在细针对骨骼的切割问题以及张力弓失效问题;另一方面斯氏针的高感染问题也并没有所担心的那么多。所以对骨牵引的使用至今还是以方便、简洁的斯氏针为多。骨牵引可以承受较大的牵引重量,股骨骨折可使用1/7体重,胫腓骨骨折使用1/10体重作牵引重量,能够迅速纠正骨折移位、关节脱位或关节挛缩畸形,尤适用于合并严重肿胀或皮肤有水疱的骨折,既能迅速消肿,又便于护理和加强肢体功能锻炼,至今依然用于许多部位骨折的治疗。

目前临床上除了按牵引方法设计者的名字命名外,还会根据牵引重量的安置和使用方式的不同把骨牵引分为滑动牵引和平衡牵引,或者按部位分类。常用按部位分类的骨牵引方法包括以下几种。

① 股骨髁上牵引:将患肢置于布朗架上,膝关节屈曲40°,自髌骨上缘引一横线,再由腓骨小头前缘向上述横线引一垂直线,二线之交点为穿针点,也可在内收肌结节之前方及上方各1.2厘米处定位,由内向外穿针。此牵引适用于短缩移位大的股骨干骨折、股骨转子间骨折和髋关节挛缩畸形。

② 胫骨结节牵引:在胫骨结节下2.5厘米及胫前嵴后1.2厘米处,从外向内穿针。此牵引适用于发生在股骨干、股骨转子间及股骨颈骨折,但需用大重量牵引时,不宜用此法,以免牵松膝关节,宜用股骨髁上牵引。

③ 跟骨牵引:穿针时在小腿后方垫一沙袋,使足跟抬高,从内踝下端至足跟后下缘连线的中点为穿针点,从内向外穿针。此牵引适用于不稳定型胫腓骨骨折和膝关节屈曲挛缩畸形。

④ 尺骨鹰嘴牵引:从尺骨鹰嘴尖端向远侧一横指处再向内侧1.5厘米处为穿针部位。为了避免损伤尺神经,主张在鹰嘴背侧钻入一螺丝钉到对侧骨皮质作牵引。此牵引适用于严重肿胀或有水疱的肱骨髁上骨折及肱骨髁间骨折。

⑤ 颅骨牵引:用颅骨牵引器,如Crutchfield牵引钳安装在颅骨上进行的一种骨牵引,适用于颈椎骨折和脱位。

外固定支架

　　文献中凡是提到骨折外固定历史，常常会首先介绍公元前400年左右希波克拉底的"弹性木条支架"。该支架是反向牵引应用于骨折治疗的最早文字记录，其原理就相当于一个原始的外固定支架（详见第二章第三节）。即使用现在骨科学的观点来评价希波克拉底的外固定支架，特别是对于小腿开放性骨折，在当时没有更好的骨折固定方法时，这种支架也应该能发挥固定作用，同时也会方便伤口的处理。不过，其明显的缺点是皮革缝制的囊性环圈无论和膝关节和踝关节在外形上有多贴合，如果骨折端需要较大的牵引力，这种依靠皮革和皮肤间的接触都是难以形成持久的牵引力的。或许正是这个原因，该支架在后世并未被广泛采用，在此后1000多年中，所使用的一些带反向牵引功能的夹板，大多是采用带扣皮带而不是皮革囊圈。

　　马尔盖涅第一个设计并应用了将应力点作用于骨骼上的外固定方法。在前面章节中已经介绍过，1840年马尔盖涅用铁板制成一个弓状带锐利尖头螺钉的顶压装置用于小腿骨折，通过螺钉对骨折端碎骨片的顶压，预防可能有碎骨片由内向外压坏皮肤或刺穿皮肤的风险。马尔盖涅的这种弓状螺钉装置也可用于其他方式的骨骼外固定，如果一个螺钉不能维持骨折碎片的位置，可以用额外的螺钉，然后将固定用的螺钉用钢丝绑扎连接在一起。马尔盖涅开发的这种螺钉装置对胫骨上端骨折特别适用，通过固定顶压骨碎片可以有效对抗股四头肌不平衡的拉力。这种来自股四头肌的拉力在胫骨近端骨折复位与固定中的影响，直至今天也是临床骨科医生需要时刻关注的细节问题。

　　1843年马尔盖涅设计了一种治疗移位髌骨骨折固定器械，即Malgaigne钩（图3-4-1）。该装置由两组双钩结构组成，通过将双钩穿过皮肤钩住髌骨的上、下极；然后用一个螺杆将上下两部分钩子连接起来，通过旋动螺杆将骨碎片拉拢聚合在一起，并保持其位置直至骨折愈合。这是一个很好的以解决临床实际问题为目的的器具革新。[80]

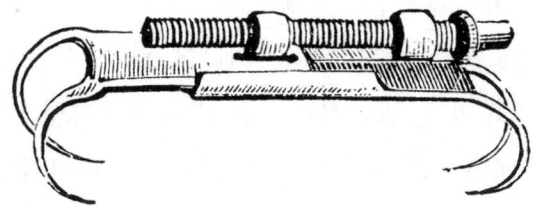

图3-4-1 Malgaigne钩

但在Lister无菌技术出现之前,骨关节感染一直被认为是一个灾难性的事件,马尔盖涅的髌骨钩自然被视为一项危险的工作,毕竟在操作过程中,金属钩需要穿破皮肤才能发挥作用。马尔盖涅用他的髌骨钩治疗过4例患者,他认为因为髌骨紧邻皮下,感染的风险小也易于控制。但同行中还是持谨慎态度的多,毕竟髌骨骨折的损伤是可能和膝关节腔相通的,避免致命的感染才是医生最关心的问题。1861年,亨利·米切尔(1826—1910)在旧金山医学出版社发表了他对2例髌骨骨折患者使用Malgaigne钩的经验,其中一例失败,另一例47岁的女性患者骨折得以痊愈。1870年,法国著名外科医生贝朗热-费罗详细讨论了马尔盖涅以及其他作者对髌骨钩的改进病例资料,指出髌骨钩存在不少并发症,包括感染性关节炎,而感染所致的败血症常常是导致患者死亡的主要原因。

19世纪40年代正是外科无菌技术即将破壳而出的时代,维也纳医生伊格纳茨·塞梅尔韦斯(1818—1865)正在为他所主张的无菌观念呼吁,他主张医护人员必须彻底洗手消毒,并确保器械完全无菌之后,才能检查患者和施行手术。他的观点少有人理会不说,还树敌不少。他的坚持不仅让他丢了工作,而且还使他在一片嘲笑和骂声中患上了抑郁症。1865年7月,塞梅尔韦斯被指控患有精神疾病而被强行送往精神病院,2周后在精神病院疑遭殴打致死,年仅47岁。

在塞梅尔韦斯凄惨死去的第二天,1865年8月12日,距离维也纳近2000千米之外的苏格兰格拉斯哥,11岁小男孩詹姆斯·格林利斯因为遭遇车祸导致胫骨开放性骨折而被送到格拉斯哥皇家医院。当时在院的外科医生约瑟夫·李斯特接诊了这个孩子。很巧,1865年早些时候,J.李斯特读到了路易斯·巴斯德(1822—1895)关于病菌学说的一篇论文而大受启发,于是他开始反复尝试去寻找既能杀灭细菌又不伤害人体组织的化学物质,筛选出人们用来消毒污水的化学物质石炭酸(苯酚)。J.李斯特先用石炭酸对小孩的伤口进行了冲洗消毒,骨折复位后也用浸过石炭酸的绷带包扎伤口,然后固定伤肢,之后每日或隔日进行伤口消毒灭菌换药。伤口在6周后完全愈合,全病程没有发生伤口感染,J.李斯特的首次无菌技术临床实验取得了成功。[81]

随着外科无菌技术的普及,Malgaigne髌骨钩在临床上应用才逐渐多起来。1876年亨利·奥兰多·马西(1837—1924)的论文《髌骨骨折及治疗新方法》(*Fracture of the Patella and Treatment by a New Method*)以及1888年詹姆斯·威廉·怀特(1850—1916)的论文《无菌化使用Malgaigne钩治疗髌骨横形骨折》(*The Aseptic Use of Malgaigne's Hooks in Transverse Fracture of the Patella*)都反映了Malgaigne髌骨钩在外科无菌技术普及之后的使用状况。

马尔盖涅后来又设计了一个用于治疗鹰嘴骨折的螺钉固定器(screw fixation),原理和他的髌骨钩一样,将骨折断端远近两侧的2个尖头用可调节的螺栓连接。1850年,法国医生里戈在此基础上设计了一个改良器械,该器械直接将固定螺钉植入尺骨鹰嘴的骨骼中,这种方法后来发展成螺钉固定技术,用于除腓骨骨折外的肢体长骨骨折中。1886年,在德国第15届外科大会上,朗根贝克报道了一系列长骨骨折,用2枚固定在远离骨折部位的螺钉通过外置金属棒连接在一起治疗。相比这些改良技术,原设计者自身的应用反而并不多,除了患者的感觉很不舒服外,感染造成的不良结果也是重要原因。

外固定概念是由卡尔·威廉·冯·海涅(1838—1877)正式提出。1875年,海涅通过2枚象牙钉横向插入骨折远近断端的双层皮质来固定股骨骨折。其方法是在靠近骨折处的两端,垂直于骨干分别钻穿双层皮质骨,然后在钻孔中植入约15厘米长的象牙钉,借助套管和固定夹将象牙钉固定在外面的石膏上;象牙钉末端设有螺纹以拧上端帽,再将象牙钉以横棒相连;棒的另一端固定在一个弓状结构上,弓臂被整合到石膏绷带中(图3-4-2)。

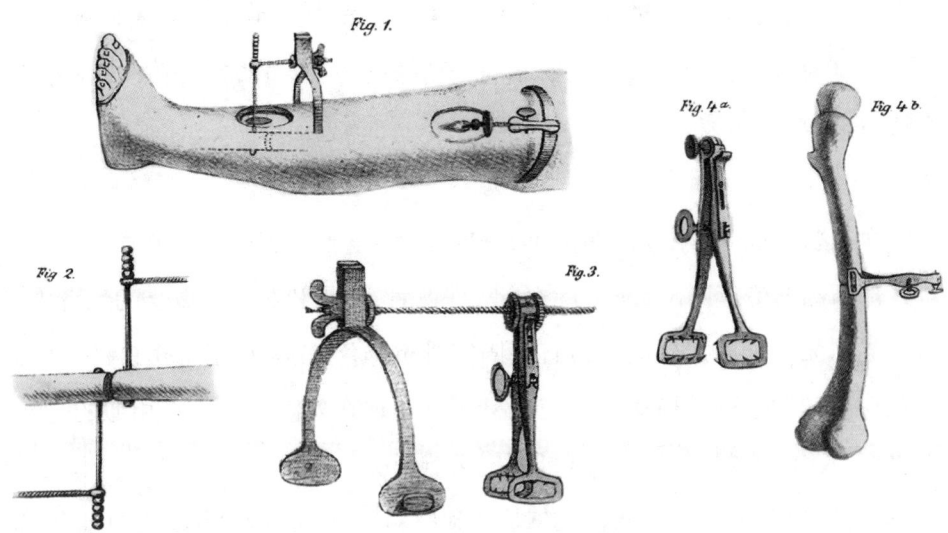

图3-4-2 海涅象牙外固定装置

人物

卡尔·威廉·冯·海涅

(Carl Wilhelm von Heine, 1838—1877)

海涅于1838年4月出生于德国坎斯塔特,他的父亲也是一名骨科医生。1855年海涅进入图宾根大学学习医学,并在6年后攻读博士学位。1862年,他通过了国家医学考试,然后在坎斯塔特的骨科医院帮助父亲工作。随后他前往法国巴黎、英国伦敦、苏格兰格拉斯哥和爱尔兰都柏林等地访问。1864年海涅在德国弗伦斯堡担任军医,受到了普鲁士和奥地利联军的高度赞扬,适应训练后跟随老师卡尔·奥托·韦伯在海德堡大学任教。1868年他的老师去世后,海涅成为副教授和外科诊所的负责人。

1869年,关闭多年的因斯布鲁克大学医学院重新开放,海涅被任命为外科负责人,他很快将医院的知名度大幅提升。普法战争期间,海涅在德国符腾堡野战医院担任了几个月的院长,再次获得嘉奖。1873年海涅在布拉格(今捷克首都,当时属奥匈帝国)建立了第二家外科医院,并将该医院打造成一个在欧洲有影响力的模范机构。1877年1月,海涅任布拉格的德国医学会主席。奥匈帝国授予他铁王冠勋章和帝国世袭爵士。1877年夏天海涅感染白喉去世,享年39岁。

然而,这种固定后来被证明是不充分的。海涅的方法只改善了肱骨不愈合,而对其他病例的治疗则没有成功。因此,在肱骨、胫骨和股骨不愈合的患者中,海涅采用类似无针外固定器的骨钳直接固定骨折碎片,钳夹从手术伤口处凸出,然后固定在石膏绷带中的横条连接。这是一种和现在外固定架非常相似的骨折固定方式,有人将其称为第一个现代外固定架雏形。

1893年,伦敦医生查尔斯·贝尔·基特利(1848—1909)尝试用铁钉在骨折端的近侧和远侧,打穿一层或两层皮质骨,然后在皮肤外将铁钉固定在一起,用于固定股骨骨折。这也是一种早期的外固定架方法尝试。他使用这种外固定装置至少于2例患者,但并不是很成功。其中一位患者在术后43天跌倒后发生再骨折,因而取出了铁钉,发现铁钉已经有生锈迹象。

美国医生克莱顿·帕克希尔(1860—1902)在1897—1898年,设计了连接外固定部件的夹具,提高了外固定架的稳定性和便捷性,在不同类型的骨折中使用,立即体现出其构建上的优势(图3-4-3)。1897年,帕克希尔报告了9例他使用了外固定装置的患者的治疗结果。该装置由4颗螺钉组成,分别在骨折的远近两端各插入2颗螺钉,螺钉的外端通过一系列的小板和螺栓固定在一起,然后辅以石膏托

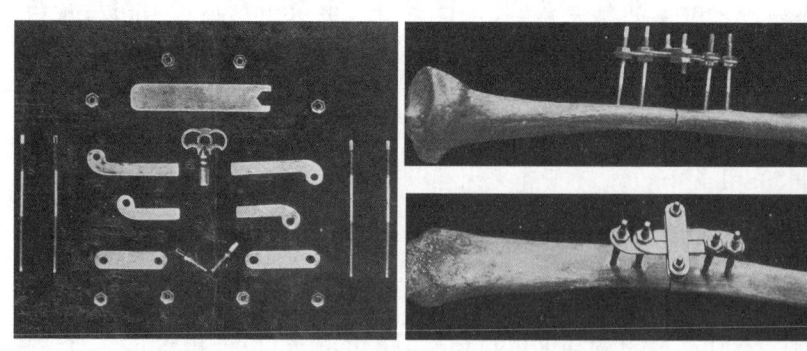

图3-4-3　Parkhill外固定器

固定。他的8名患者为陈旧性骨折,1名患者为不稳定小腿双骨折,9例患者中有8例骨折愈合。但是,当帕克希尔在1897年5月的美国外科协会年会上发表他的论文时,却没有引起任何反响。1898年,帕克希尔又开发了由镀银钢制成的固定装置,治疗了1例股骨假关节和2例畸形愈合患者。

然而帕克希尔没能进一步完善他的外骨骼固定方法。美西战争后,1902年由于他对自己的阑尾炎症状的错误判断,最终死于腹膜炎。在他英年早逝之后,他的同事莱昂纳德·弗里曼(1860—1935)继续帕克希尔的研究,进一步发展了这种外固定支架方法。1911年,弗里曼描述了该器具详细的手术技术,包括各种操作和技巧。1919年,他进一步改良,并引入了"螺丝扣"技术以促进复位。[82-84]

人物

克莱顿·帕克希尔

(Clayton Parkhill, 1860—1902)

帕克希尔出生在美国宾夕法尼亚州,并在那里接受了医学教育。他就读于费城的杰斐逊医学院,并于1883年毕业。经过2年的研究生培训后,他于1885年开始在丹佛从事外科手术实践,并在丹佛大学和格罗斯医学院担任解剖学和外科教师。后来,他成为科罗拉多大学的外科教授和医学院院长。

作为一名天才的外科医生,他因其对发展骨骼外固定器治疗骨折的早期贡献而被人们铭记。在1898年的美西战争期间,他被动员起来担任医疗官,这中断了他前途光明的职业生涯,并进入了整个南部和波多黎各的军营。回到丹佛重新开业后不久,他就生病了。不久之后帕克希尔死于阑尾炎导致的腹膜炎。因此,他没有机会进一步完善他的外骨骼固定方法。

后来也有许多外固定技术的开发者,比如纽约医生霍华德·里林索尔(1861—1946),虽然他后来没有继续他的骨科专业而成为一名杰出的胸外科医生,但是他描述了一种用石膏将骨折固定钉和连接棒固定成"小框架"的方法。这种简易方法直到现在还有临床医生会在临时需要时使用,利用骨水泥将固定螺钉和连接棒连接在一起,制成简易临时的外固定架。1912年,里林索尔已将自己设计的外固定方法用来治疗病理性骨折,这是对外固定应用领域的扩展。[85]

阿尔宾·朗博特(下称A.朗博特;1866—1955)是欧洲最有影响的早期骨折外固定的研制者与推广者之一。A.朗博特在比利时的安特卫普工作,他研制的外固定器和帕克希尔的器械有些相似,治疗股骨、胫骨、桡骨、肱骨、锁骨和掌骨等骨折。A.朗博特听说过帕克希尔的工作,但没有找到帕克希尔的论文,他于是研发自己的外骨骼固定方法。

大约1902年起,A.朗博特将注意力集中在骨折治疗上,研制了著名的外固定器。与帕克希尔的装置相比,他的固定装置设计更为简洁。他是将4枚骨针在皮肤套筒保护下经皮进入骨骼,再用2块钢板夹持固定或用螺帽固定在一根金属棒上(图3-4-4),增加了装置固定强度,使得患者可以在伤后早期活动,这一理念可

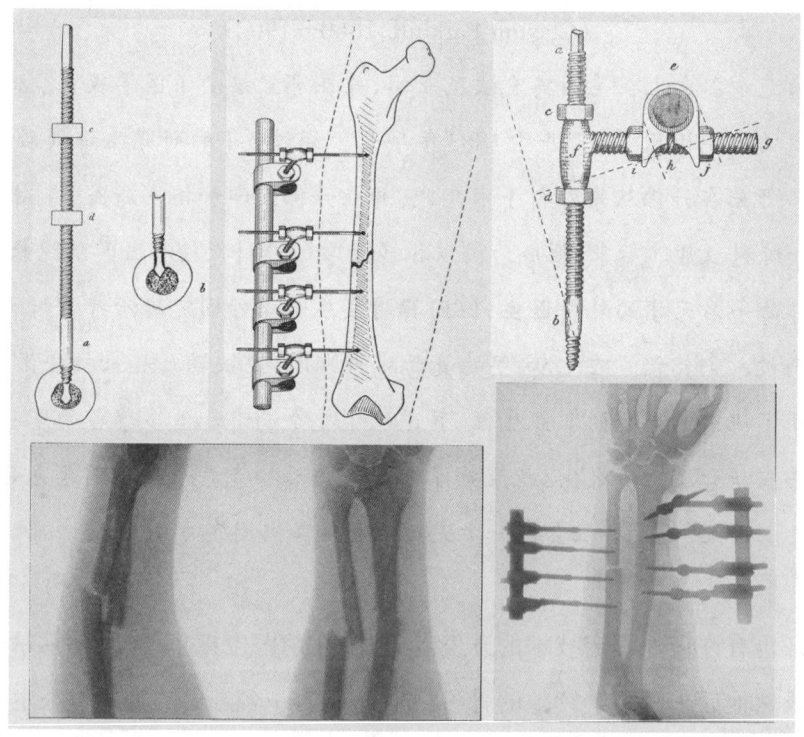

图3-4-4　Lambotte外固定器

视为现代外固定支架"经皮置钉、体外刚性连接"的理念基础。A.朗博特和克莱顿·帕克希尔这两位医生当时所做的外固定方面工作,也是现代AO(内固定研究协会,详见第四章)内固定理念的源头之一。A.朗博特改进了固定器的设计,扩大了其在治疗新鲜骨折中的适应证,迅速获得了广泛的使用经验。如有必要,可在使用装置前先切开复位,并预钻针孔,使锋利的骨针仅固定在皮层上;它们必须相互平行插入(2个位于骨折近端,2个位于骨折远端,距离骨折2厘米);移位骨折有时也会增加环扎。他认为,该系统有相当大的优势:"它简单而坚硬,可以用来观察和包扎伤口;可以在移除设备之前评估愈合情况(这样做时,不会留下残留的异物)。"他强调,患者的术后护理应包括早期积极的辅助运动,以保护和帮助恢复整个受伤肢体的功能。这种有效的外骨骼固定系统的发展是A.朗博特最原始和最重要的贡献之一。他的这一成果记录在其1907年出版的《新鲜与陈旧骨折的手术干预》一书中。[86]

人物

阿尔宾·朗博特

(Albin Lambotte,1866—1955)

1866年7月3日,A.朗博特出生于比利时布鲁塞尔,1891年以优异的成绩毕业于布鲁塞尔自由大学。他的父亲是该大学的解剖学、生物学和化学教授;他的哥哥埃利·朗博特(下称E.朗博特;1856—1912)也是一名外科医生,是对他的生活影响最大的人。E.朗博特在腹部手术造诣颇深,享誉之时却英年早逝,这对于A.朗博特来说是一个巨大的打击。1891年A.朗博特进入比利时安特卫普的施图伊芬贝格医院做实习医生。同年,霍乱肆虐了安特卫普这座城市。2年后,安特卫普又遭受了白喉大流行。1894年,毕业仅3年的A.朗博特成功地进行了第一例胃切除术,1900年,他接替莱昂·德甘医生成为施图伊芬贝格医院的首席外科医生,并开展了他的第一次椎板切除术和开颅手术,2年后开展了股骨干骨折内固定手术。他在施图伊芬贝格医院虽以普外科为主,但对骨折的治疗也非常专注。他是骨关节结核手术治疗的开创者,通过一系列充满创意的大手术,他很快确立了在欧洲外科界的地位。

除了1907年的《新鲜与陈旧骨折的手术干预》外,1913年A.朗博特还写了《骨折的外科手术治疗》(*Chirurgie operatoire des fractures*),在书中他对内固定手术先驱莱恩爵士的设计表达了由衷欣赏,但该书从未被翻译成其他文字。他的许多早期设计与莱恩爵士异曲同工,但他们的工作却是各自独立完成。因为动手能力极强,他常常将自己设计的器械制作成精美的木头模型交给制造商生产。如今,他的故居已变成纪念馆,供后人朝圣般地参观瞻仰。在他曾经的工作室,依旧排列着整齐的工具以及他设计的许多骨科手术器械,墙上挂着他自己制作的乐器,还有设计精良的卷轴钓鱼竿。

A.朗博特因其广泛的学术兴趣和业余爱好而受到诸多爱戴,是一位做任何事都出类拔萃的天才。除了是卓越的外科医生,他也是一位造诣极深的小提琴家,他可以用自己制作的小提琴演奏巴赫的乐曲来放松自己。作为一支室内四重奏乐队的成员之一,他乐此不疲。他所制作的小提琴、中提琴和大提琴享誉比利时甚至法国,比利时女王及各大音乐学院都以用他制作的提琴为荣。他博览群书,游历四方,更成为一名艺术鉴赏家,其木雕作品、素描和雕刻也都达专业水平。他于1955年8月1日在安特卫普去世,享年90岁。

1913年,英国医生欧内斯特·威廉·海·格罗夫斯(1872—1944)描述了在骨折端两侧垂直于骨干穿入骨针,在体外的针尾用横棒连接的外固定方法,他也是较早实践该固定理念的研究者之一。格罗夫斯以猫为研究对象,采用他设计的外固定支架治疗猫胫骨的实验性横行和粉碎性骨折。3—6周后他拆除外固定装置,发现他的动物实验失败了。格罗夫斯解释说,这样的单侧外固定支架,难以充分固定骨折端以形成骨折的良好愈合。但该器械的耐受性良好,在没有骨丢失的情况下,骨折愈合不存在困难。因此,他将他的方法应用于患者,特别是那些患有开放性或严重粉碎性骨折的患者。他也用这种穿针方法治疗骨骼枪伤。

格罗夫斯认为他的固定装置最适合治疗粉碎性开放性骨折，特别是小腿骨折。根据他的实验和临床经验，格罗夫斯认为最快速、最完美的骨折修复方法是"间接固定"，即不直接干扰骨折区域，该方法必须确保：①完美的解剖复位；②固定；③所有软组织和关节应完全自由，以便在疼痛停止时可以直接活动肢体。1916年他写了一本关于这些问题的基础书。[87]

在Smith-Petersen钉出现之前，1930年，格罗夫斯于《骨与关节外科杂志（美国版）》发表论文《关注疗效的股骨颈骨折治疗》(Treatment of Fractured Neck of the Femur with Especial Regard to the Results)，描述了应用牛骨钉或象牙钉作为内固定材料治疗股骨颈骨折的临床效果，指出良好的复位是保证疗效的关键。文中他强调了在股骨颈骨折诊疗过程中要避免的3大误区：①忽视或过度依赖X线诊断；②认为老年股骨颈骨折患者不必接受积极治疗；③认为股骨颈骨折不愈合是由于年老造成，年轻患者愈合力强，仅需简单牵引即可。这些见解即使在现在仍有一定的临床价值。此外，他介绍的股骨颈骨折手术方法也较为独特，和一般的经股骨大转子向股骨头侧固定不同，他是将股骨头复位后，经股骨头凹打入骨钉进行固定。为减少股骨头坏死，他特别强调保护股骨颈周围纤维组织的重要性[88]。该手术虽然并不为大多数学者接受，但体现了格罗夫斯临床思维的逻辑性和临床实践的灵活性。

人物

欧内斯特·威廉·海·格罗夫斯

（Ernest William Hey Groves，1872—1944）

格罗夫斯在英国伦敦的圣巴塞洛缪医院接受了医学教育，并在那里获得了理学学士学位。1905年，他获得英国皇家外科学院奖会员和伦敦大学外科硕士学位，任职于布里斯托尔总医院。在1914—1918年的战争期间，他在皇家陆军医疗队服役。

外固定支架发展起步之时,第一次世界大战爆发了,但当时的外固定架并未在战争中发挥什么重要作用,因为大量的肢体严重损伤伤员,远远超出了当时的军队和社会医疗服务机构的承受能力,而新补充的外科医生大多数缺乏处置经验,同时战场也缺少相应的医疗器械和必要的消毒设施和环境。所以在第一次世界大战期间,相关外固定支架的论文并不多。在1919年,莫里斯·K.史密斯描述了一例肱骨枪弹伤所致开放性骨折的战伤患者,使用外固定支架治疗的经验介绍。因此,第一次世界大战对欧美外部固定的发展影响很小。

1932年,法国的让·朱代(下称J.朱代;1905—1995)与他的弟弟罗贝尔·朱代(下称R.朱代;1909—1980)一起发表了如何使用外固定架治疗骨折的文章。1934年,他们的父亲亨利·朱代(下称H.朱代;1874—1943)继续在外固定器治疗四肢骨折方面做技术上的改进,完善并推广了A.朗博特的外固定器,并写论文主张双层骨皮质固定。他还设计了一种实用的骨科手术床,可用于多种骨关节损伤的治疗,这种骨科手术床持续使用了数十年的时间。他的两个儿子将父亲的骨科事业进一步发扬光大,均成为世界知名的骨科专家。让和罗贝尔兄弟俩对外固定技术的发展与贡献在于对外固定技术的灵活使用,有的单纯作为固定工具,在骨折复位后维持固定;有的在骨折复位过程中作辅助复位工具,然后在骨折复位后作固定工具,或配合钢针和钢板将骨折碎片聚合在一起。1948年他们父子三人出版了《肢体骨折治疗:临床检查、X线、治疗》(*Traité des fractures des membres: examen clinique, radiographie, traitement*)一书,该书是对父亲早期同名专著(出版于1913年)的补充修订。值得一提的是,让和罗贝尔兄弟与埃米尔·莱杜内尔(1927—1994)一起提出的Judet-Letournel髋臼骨折分型被称为经典中的经典,于1964年发表在《骨与关节外科杂志(美国版)》上,为髋臼骨折的临床实践和科研探究提供了重要理论支持,堪称髋臼骨折诊疗史上的里程碑。[89]

第一次世界大战留下的大量伤员中,以骨不连、骨折畸形愈合、创伤后骨关节感染为多,都需要后续的治疗。1938年,日内瓦的拉乌尔·霍夫曼(1881—1972)开始着手对骨骼外固定支架进行研究改良,以用于不同损伤的需要。他开发了一种

人物

让·朱代（Jean Judet，1905—1995）和罗贝尔·朱代（Robert Judet，1909—1980）兄弟及其父亲亨利·朱代（Henri Judet，1874—1943）

J.朱代和R.朱代均出生于法国巴黎，父亲H.朱代是当地小有名气的骨科医生，是法国最早专业从事骨科的医者之一，对先天性髋关节脱位、足部畸形及其他先天性畸形的治疗也有丰富的经验。H.朱代工作很勤奋，但经济状况却有些窘迫，尚能应对其2个儿子的学业，以及执业生涯之经费所需。

因为父子三人都从事骨科工作，听朋友建议，H.朱代借钱在德赛广场附近修建了一个诊所。诊所有一间诊室和一台X线机，并设有40张病床。由于诊所附近的运动损伤和交通事故伤病例多，诊所规模很快就达到了饱和。第二次世界大战爆发后，德军占领法国，朱代兄弟为盟军的作战作出了很大的贡献，治疗了很多美国和英国的伞兵，诊所也成为各地抵抗组织的救援站。诊所在战争期间的奇迹之一是，诊所共有40名员工，在整个战争期间没有一人向盖世太保告密；奇迹之二是，R.朱代一度被盖世太保抓捕，经过一整天三轮的审讯之后，居然获释了，而且是乘着盖世太保的车回家的，没受任何刑讯虐待。由于他们的奉献，战后兄弟俩均被授予了荣誉勋章。

经皮导针置钉技术，这是外固定支架的微创手术在骨科临床的首次应用。他设计的外固定支架是对Lambotte外固定器的改良，操作更简便，经皮穿钉固定骨折块无需切开皮肤，骨钉的数量可以达到5枚以增强稳定。骨钉用两片紧闭的金属板连接固定。他将这钉夹称为"Grip"，可以紧紧"抓"住骨钉，骨折的远近端是相互独立的钉夹，通过球窝关节连接以万向活动，医生可以对骨折端位置进行任意放置（图3-4-5）。1938年他发表论文《减少出血的骨折治疗方法——接骨术》（*Rotules à os pour la réduction dirigée non sanglante des fractures—ostéotaxis*），创造了"接骨术"（osteotaxis）这个术语，意为将骨头有序排列在一起。由于缺乏宣传推广等诸

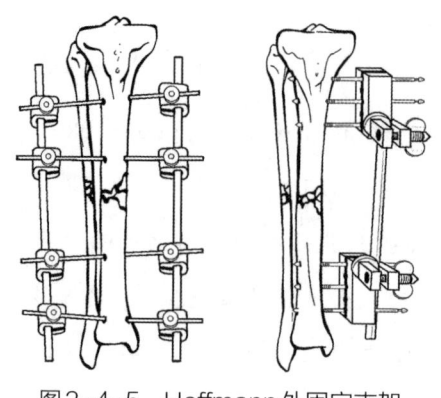

图3-4-5　Hoffmann外固定支架

多原因,他的这种支架基本仅在瑞士的几家医院使用,到了20世纪60年代几乎被AO支架取代。20世纪70年代以后,世界各地的外固定支架的理论、技术、设计实现了飞速的突破,霍夫曼的外固定支架很快出现了第二代,这是一种快速卡扣装置,更加适应急救与战地等环境下的需要;后来又出现了磁共振兼容、灭菌包装的第三代。由此,Hoffmann外固定支架在欧洲得到推广,至今仍广泛使用。[90]

人物

拉乌尔·霍夫曼

(Raoul Hoffmann, 1881—1972)

霍夫曼出生于德国柏林,6岁时随家迁居瑞士日内瓦。1899年从日内瓦大学取得初级学历后,开始学习木工手艺制作家具。做木匠的经历让霍夫曼练就了一双妙手。后来他考入柏林大学,然后又转到日内瓦大学,同时攻读神学和医学两个学位。他的学位论文是研究神学的,毕业后也先在教堂从事神职工作。1911年他获得医学博士学位。

霍夫曼在第一次世界大战期间应征入伍,退伍后开了个小诊所。诊所维持了10年,他开始文学创作,先后出版了一系列畅销读物,比如他母亲的传记以及探讨幸福婚姻的小册子。

在20世纪的前30年中,外固定支架的改良可谓是百花齐放,其中引人注目的是美国西雅图的罗格·安德森医生的作品,他于1932年发明的早期负重型支架。他开始是用石膏连接支撑骨钉,后来改进为可调节的夹具将骨钉固定连接在金属棒上(图3-4-6)。另一种是美国宾夕法尼亚兽医奥托·斯塔德(1894—1962)于

1937年研制的一种治疗动物长骨骨折的外固定方法。纽约贝尔维尤医院的外科医生观察了斯塔德的一个"患者"后，建议他将该设备改进用于人类。此外，1939年赫伯特·海恩斯为股骨骨折设计的外固定支架，在骨的远端使用了横穿固定针，作为他使用骨针结合石膏复位骨折的尝试。他们设计的外固定支架在第二次世界大战中被美军广泛采用。

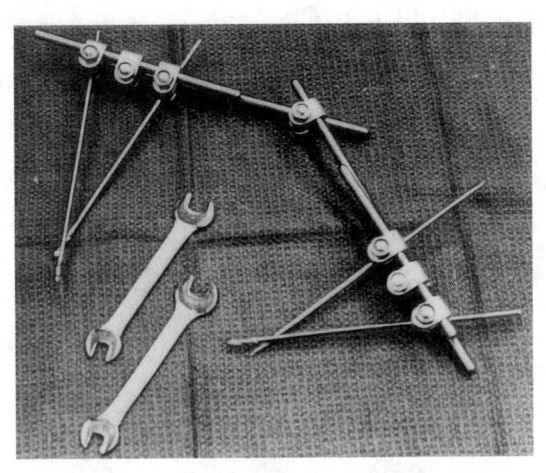

图3-4-6　Anderson外固定器械

然而，受战场条件和战地医生操作技术的影响，这些外固定支架没有发挥预想的功能，而是频繁地引起骨折固定失效、针道感染、肌肉粘连、骨髓炎等并发症，以至于外固定装置在军队中因为导致伤口反复流脓而变得臭名昭著。当时的美国军医甚至给安德森的外固定支架起了个"西雅图脓液"的绰号，后来美国军方将其禁止，所有器械都被没收。1944年美国最终禁止使用外固定治疗骨折。这项禁令使骨折治疗技术发展推迟了很多年。到1950年的时候，根据美国骨科医师学会（American Academy of Orthopaedic Surgeons，AAOS）的报告，全美只有28%的医生相信外固定支架对治疗骨折有效。由于外固定支架在二战中出现的问题，美军在其后的朝鲜和越南战争中，也禁止用外固定支架处理战伤性骨折，直到1991年海湾战争才得以放开。[91]

在战后的英国，约翰·查恩利（1911—1982）爵士特别专注于应用他研发的外固定系统来实现加压式关节融合术。这可能是唯一能够产生一期骨折愈合的外固定装置。

法国蒙彼利埃圣查尔斯医院的雅克·乔治·维达尔(1928—1998)教授使用Hoffmann外固定支架治疗感染性骨不连等难治性骨折。1960年,维达尔和他的学生若泽·阿德雷在Hoffmann外固定支架的基础上,开发了一种带有双连接杆(四边形框架)的横穿外固定装置,用于各种骨折的治疗,该装置强调了刚性固定促进骨折愈合的重要性,在国际上得到了广泛的认同。因此文献中也有Hoffmann-Vidal外固定支架的说法(图3-4-7)。[92]

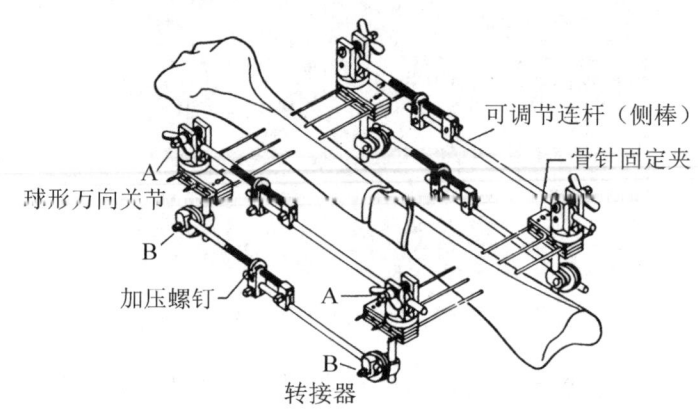

图3-4-7　Hoffmann-Vidal外固定支架

20世纪70年代末,意大利维罗纳大学骨科研究员乔瓦尼·德·巴斯蒂亚尼基于骨骼自身修复的自然能力提出了"动力化"概念(dynamization)。他设计了一种带有伸缩连接件和两个球形卡座接头的外部轴向框架装置的模块化系统,通过伸缩构件,将系统从一个刚性框架转换为一个允许轴向运动的框架。该外固定系统安装在骨骼上可允许骨折部位的微小运动,以刺激骨骼愈合。这种固定器也可以用于腿部延长手术,与早期开发的Wagner器械类似。

Wagner装置是由德国医生海因茨·瓦格纳(1929—2001)设计,最初用作长骨干的延长,特别是股骨(图3-4-8)。1978年瓦格纳在《临床骨科与相关研究》(*Clinical Orthopaedics and Related Research*)上发表论文《股骨延长手术》(*Operative*

Lengthening of the Femur）。该治疗原理和 Anderson 外固定支架设计相似，可以使用 Schanze 螺钉或者 Hoffmann 针，也可在开口后使用自攻螺钉。有医生认为其结构也适合于治疗感染性骨不连伴骨缺损假关节形成。Wagner 装置的优点是固定的效果非常稳定，缺点是肢体的固定架的骨钉在植入时必须彼此平行，这在固定股骨骨折时操作较为困难。

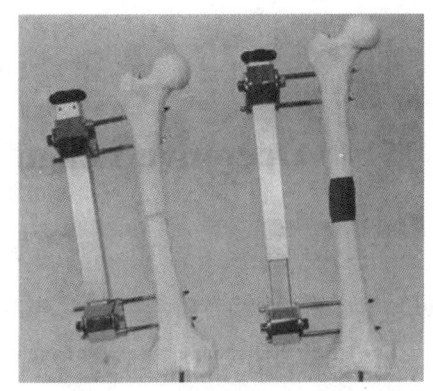

图 3-4-8　Wagner 外固定支架

一旦插入骨针，骨折端可以调节的空间十分有限。如果用于骨延长则是先将固定器安装在完整的股骨上，操作要容易得多。

在 20 世纪 50 年代的苏联，骨科医生加夫里尔·阿布拉莫维奇·伊利扎洛夫（1921—1992）设计并开发了一种治疗骨折、骨关节畸形和其他骨缺损的新方法。他从车轮的稳定性装置设计受到启发，发明了一种环形外固定器。该装置采用一组环绕肢体的金属框架（图 3-4-9），将交叉穿过骨骼和肢体的不锈钢针，通过螺纹杆和铰链与环绕着肢体的金属框架相互连接，可以牢固地固定并精准调控骨折断端的复位与生长方向，从而形成了"牵拉成骨技术"（distraction osteogenesis）生物学理论。

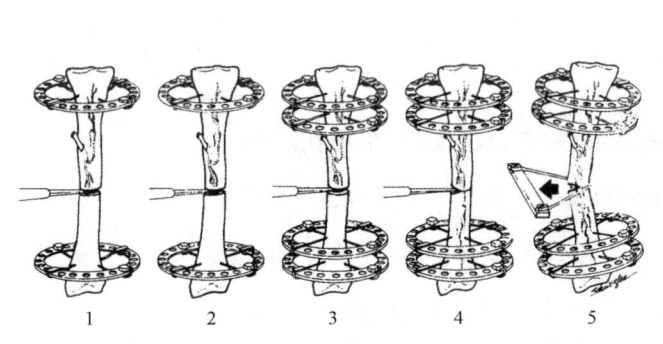
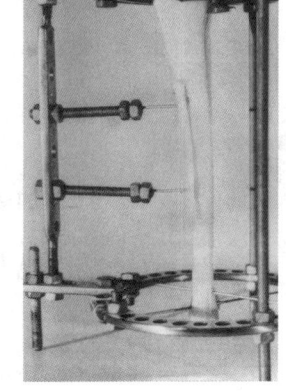

图 3-4-9　Ilizarov 支架

伊利扎洛夫的"牵拉成骨技术"生物学理论的发现源自一次偶然。他手术的一例膝关节融合患者,在用外固定器加压时弄反了方向,结果把每日的加压过程变成了牵开过程。一个月后X线复查时发现骨端的延长间隙有丰富的新生骨存在。伊利扎洛夫认识到,不但加压能促进骨愈合,缓慢牵拉也能促进骨的再生。于是他进行动物实验研究,在断肢处安装外固定器进行推拉成骨,初步证实了牵拉骨断端能诱发骨再生的假设。

1968年,伊利扎洛夫治好了苏联著名运动员瓦列里·布鲁梅尔(1942—2003)的胫骨下端骨髓炎和骨缺损,不仅治愈了感染,实现了骨愈合,还恢复了患肢的短缩。布鲁梅尔是1964年东京奥运会冠军,曾6次打破男子跳高世界纪录,他因伤前后经历了近30次手术治疗,莫斯科的医生一筹莫展,有的甚至建议截肢。然而,伊利扎洛夫的治疗使这位明星运动员重回赛场,还参加了当年的奥运会。由此,伊利扎洛夫及其治疗方法得到当时苏联的承认。伊利扎洛夫的技术走向世界是因为他在1980年治好了意大利著名探险家卡洛·莫里(1930—1983)骨折留下的小腿短缩和足下垂畸形。意大利的安杰洛·维拉和罗伯托·卡塔内奥骨科教授看到莫里的恢复情况后非常震惊,不仅邀请伊利扎洛夫到意大利讲学,也派医生专程去苏联库尔干学习。与此同时,意大利的医疗器械公司申请了制造伊利扎洛夫开发器械的专利。伊利扎洛夫的"牵拉成骨技术"也随着他的器械从欧洲走向全球,其奠定了治疗骨创伤与骨科疾病的技术体系,被公认为20世纪骨科领域最伟大的发现之一。[93]

人物

加夫里尔·阿布拉莫维奇·伊利扎洛夫

(Gavriil Abramovich Ilizarov,1921—1992)

1921年6月,伊利扎洛夫出生在苏联高加索(白俄罗斯)的一个贫困家庭,其父母是文盲。他11岁才开始上小学,18岁考入克里木斯克医学院,第二次世界大战中转学到哈萨克斯坦医学院,1944年毕业后被分配到西西伯利亚库尔干州的波拉温斯克医院(相当于中国的乡镇医院)工作。战争留下了大量骨折损伤或慢性骨髓炎导致肢体残缺、畸形的患者,用传统的骨科技术难以治愈,伊利扎洛夫开始研究如何治疗骨折的同时恢复患肢短缩畸形的情况。1950年,伊利扎洛夫调到库尔干州医院任创伤矫形外科医生,进一步完善外固定装置及其生物学理论。

1994年,美国哈罗德·S.泰勒(下称H. S.泰勒;工程师)和约翰·查尔斯·泰勒(下称J. C.泰勒;医生)两兄弟将机械自动化与医学结合,运用计算机软件计算,研发出Taylor三维空间架(Taylor spatial frame),可精确矫正各种复杂的肢体畸形。

外固定支架发展到现在,临床上一般按形态分为单边式、双边式、三角式、四边式、半环式、全环式六种构型,也根据穿针平面的多少分为单平面和多平面两类。在现代科学技术发展的持续助力下,各种类型的外固定支架都在相互借鉴优势理念和制作工艺,也有的直接和其他类型的支架进行组合,根据临床目的的不同,发挥各种支架的最大优势。

第四章

骨折内固定技术的发展

在没有麻醉、消毒灭菌术和抗菌药物之前,对骨折进行有创固定手术是一种冒险行为,不难想象手术的灾难性后果。正如序章中讨论的,如果患者因此发生患处感染甚至死亡,那么医生必然会遭到同行的谴责和法律的严惩。

法国医生马尔盖涅选择将一些简单而有限的装置固定在和皮肤联系较为紧密而且位置浅表的骨折部位,如胫骨和髌骨,目的是减少金属植入装置导致医源性坏疽的风险。这些部位即使发生坏疽,感染分泌物也容易直接从金属刺入处流向体外,以降低发生深部感染的风险。但即使如此,他的技术也是在消毒灭菌术发明之后才有更多的人采用,更不用提其他外科医生们研发的需要侵入骨髓腔的内固定技术了。

牵绊骨折内固定术发展的,除了术后的感染问题,还有如何促进骨骼损伤后重建与新生的疑问。历史上,外科医生们通过骨移植与重建的方法,对骨生长原理进行探索,最终开发出各种促进骨愈合的材料,从而完善了骨折内固定技术。

骨移植术与生长原理的发现

将动物骨骼组织移植到人体上的传说,在古埃及、古印度和古中国的文献中均有记载。直到中世纪晚期,尚有帕雷用他爱人的一颗牙齿替换了公主的蛀牙的传说。这些传说的真实性都难以考证。17世纪荷兰医生约布·范·米凯伦(1611—1666)曾用狗的头骨修补了一名士兵的颅骨缺损,但教会认为这有违教义,要求他将其移除。这里需要补充说明一下,关于文献中米凯伦进行异种骨移植时间存在的争议。米凯伦是尼古拉斯·蒂尔普(1593—1674)的学生。1635年,他开始外科医生生涯,主要在家乡行医,很快在业界获得了极高的声望。他也常在城市和军队执业。关于异种骨移植的记载,出现在他的遗作《疗伤笔记》(*Heel-en geneeskonstige aenmerkingen*)的第一章中。米凯伦死于1666年12月6日,该书于1668年在阿姆斯特丹出版,1682年被翻译成拉丁文。所以比较严谨的说法是:在1668年或1682年米凯伦的遗作中记录了异种骨移植的手术,骨愈合良好。[94]

1699年,英国医生威廉·萨蒙(1644—1713)在《外科手术学》(*Ars Chirurgica*)一书中描述了对枪伤造成的大块骨碎片或骨段进行回置的治疗方法,有的成功愈合,有的发生了化脓并被排出体外。1821年,德国研究人员成功地进行了动物实验,用异种骨移植物修复了动物头骨的人工缺损。

19—20世纪,许多学者试图使用自体或异体骨关节移植治疗先天性或感染性骨缺损与创伤,并出现大量对骨形成与生长原理的讨论。德国医生埃里克·莱克赛尔(1867—1937)对骨移植和骨骺移植问题做了大量研究,包括全关节移植和部分关节移植。1908年左右,他应用截肢后的废肢骨关节,或是切取尸体上的关节,进行了异体关节移植的尝试,但结果并不理想。他又将注意力转向骨折、骨髓炎和缺血性坏死引起的骨循环改变,并通过组织染色证明了骨折部位会形成新的血管。他对实验性骨髓炎的研究堪称经典,通过给骨骼受伤后的动物静脉注射葡萄球菌,致使损伤部位发生化脓性感染,证明了血液传播是引起骨髓炎的原因之一,在机体抵抗力降低的部位更容易发生感染,也因此强调早期引流的重要性。[95]

德国军事外科医生格奥尔格·阿克斯豪森(1877—1960)注意到骨骼存在"无菌性坏死"和"感染性坏死"的区别,于是他开始了创新性的骨形成与骨移植研究工作,并在1910年的一篇文章中提到,每个骨折的骨折端都存在坏死,这些坏死会刺激骨膜增生，不断产生新骨以逐渐取代坏死骨，由此提出"爬行替代"的概念。[96]

事实上，在此之前就有不少关于骨形成理论的研究。

1736年，伦敦盖伊医院的年轻外科医生约翰·贝尔希耶（1706—1785）在晚餐时注意到食用印染污染的麸皮饲料的猪，其骨头被染成了红色。贝尔希耶认为这可能是其老师切塞尔登所认为的"骨骼的血供来自骨膜血管"理论的实证。他用这种被染色的饲料喂鸡，也发现了同样的情况。在法国医生亨利-路易斯·杜哈梅尔（1700—1782）的重复实验中证实了骨膜的成骨作用，他注意到骨干的纵向生长发生在骨端，但他无法解释骨髓腔随着骨干生长而扩大的原因。英国外科医生约翰·亨特也重复了贝尔希耶的实验，他认为长骨在不断重塑自身，骨在沉积外部物质的同时，也在清除其内在的死亡物质（他认为是通过淋巴管），这是一个自然过程。亨特认为骨折后的骨痂来自骨端或骨膜的小动脉，而不仅仅是骨膜本身的产物。

现代骨科手术创始人法国医生路易斯·利奥波德·奥利埃（1830—1900）在骨生长的研究中作出了重要贡献。1864年，奥利埃对一个5岁的骨结核女孩进行了骨膜下肱骨上半段切除手术，没有即刻植骨重建，结果发现2年后，切除区长出了新骨，较对侧短了约2英寸。随后，他通过动物实验证明，只要含有成骨细胞的骨膜深层保持完好，将游离的骨膜切成细条埋在皮下，就可以形成新骨。奥利埃认为骨折在修复过程中的大部分骨痂来自骨膜，只有一小部分来自骨髓。如果切除骨干的一段骨膜，骨再生就会停止；骨骺软骨仍会形成新骨，但只是在原位，移植到别的地方就不会再形成新骨。在此理论指导下，奥利埃的手术目标也十分灵活，如果需要保留活动的假关节，在切除关节时就必须同时切除骨膜；如果手术的目的是固定关节，则应该保持骨膜的完整。[97]

苏格兰的现代外科先驱威廉·麦克尤恩（1848—1924）爵士不同意奥利埃的观点，他认为只有成骨细胞才能产生新骨，而骨膜是完全没有活性的。在动物实验中，他切除了长骨干，并用没有骨膜的骨条修复骨缺损，骨干获得重新生长。他认为这是一个绝对的证据，证明了骨的生长和重塑不是依靠骨膜的功能，而是成骨细胞和破骨细胞相互作用的结果，骨缺损可以通过插入剥去骨膜的骨片来修复。

但也有学者认为,麦克尤恩的实验可能是在完整的骨膜内进行植骨,并不能否定骨膜的功能。1879年,他做了一个著名的手术,患者是一个3岁男孩,患有右侧全肱骨骨髓炎,麦克尤恩切除了患者除骨骺之外的整个肱骨干。15个月后,他为其进行了创造性的骨移植手术,他在先前切除的骨缺损区插入了2条其他患者做胫骨矫形手术时取出的骨片。在此后的3个月和8个月时,麦克尤恩又2次给患者植入异体骨条。16个月后,植入的骨片牢固地愈合,患肢只比左侧短了约1.2厘米。1909年,麦克尤恩再次见到这位患者,他早已成为木匠,一直从事木工工作。该病例证明游离异体骨可以存活和生长,骨干的再生必须依靠骨骺生长板。[98]

值得一提的是,麦克尤恩是在J.李斯特发明灭菌手术的格拉斯哥皇家医院进行的手术,他师从J.李斯特及J.李斯特的老师詹姆斯·赛姆(1799—1870)。因此,较为成熟的麻醉术和灭菌术确实使很多手术的开展成为可能。

1929年,G. F.斯特劳布发表了世界首次骨骺生长板自体移植成功的论文《骨骺骨移植的解剖学存活、生长和生理功能》(*Anatomical Survival, Growth and Physiological Function of an Epiphyseal Bone Transplant*),一位男孩因胫骨远端急性骨髓炎导致包括骨骺和骺板在内的胫骨远端完全破坏。斯特劳布在患者感染消除后进行了骨移植手术,供体是对侧内踝和胫骨远端(包括关节软骨)的前1/3。作者强调"精心准备移植物及伤口床,以获得尽可能好的血液供应",重建后移植的骺板发生纵向生长,但不过文献中没有记载移植后发生纵向生长的具体数量。[99]

20世纪60年代初,朱代兄弟开始研究骨折不愈合的治疗问题,研发了一种带骨膜的骨组织搬运技术。朱代兄弟通过截取带有血管蒂骨膜瓣的骨皮质,并覆盖在骨折不愈合的部位,形成生物力学支撑,达到加固骨组织的目的,并能刺激骨愈合。他们的这项手术技术在现代仍然在临床上应用。[89]

新骨的生长是源自移植物自身还是源自伤口床?骨膜在骨形成中究竟发挥着什么样的作用?这些问题一直存在争论。正是在这些理论和实践的争议中,骨移植技术被逐渐地完善。

美国医生弗雷德·豪德莱特·阿尔比(1876—1945)开展了大量骨移植手术。

阿尔比的手术更像是木工技术,他将胫骨的皮质骨移植到修整过的松质骨床中,使之完全匹配其新位置,骨膜对骨膜,皮质对皮质,髓腔对髓腔。8年中,他报告了3000例手术的临床结果。1928年,阿尔比总结了自1909年起应用骨移植、骨钉治疗146例股骨颈骨折的经验。

人物

弗雷德·豪德莱特·阿尔比
(Fred Houdlette Albee, 1876—1945)

阿尔比于1899年毕业于美国缅因州鲍登学院,1903年毕业于哈佛医学院。在纽约康奈尔诊所短暂工作后,阿尔比在康涅狄格州的沃特伯里开始执业行医,先后在纽约、新泽西、佛蒙特和佛罗里达20多家医院任骨科顾问医生,还曾担任几家医院骨科主任。1905年他在纽约研究生院和医院担任骨科教授。作为一位多产的作家,他在几本书和200多篇文章中多次描述了他的手术技巧,在1943年出版的书《外科医生为重塑人体而战》(*A Surgeon's Fight to Rebuild Men*)中讲述了他的职业生涯。他曾周游世界,并在世界各地无数协会和大会上发表演讲,因其在医学上的贡献而被十几个国家授予勋章。

阿尔比是第一个使用活体骨移植作为内固定治疗方法的人,在骨移植方面进行了很多开创性的工作。他应用自体骨或异体骨治疗膝关节、踝关节、髋关节骨折的经验,以及他为骨移植手术发明的Albee骨磨机和Albee矫形手术台,都得到了国际广泛的认可。第一次世界大战期间,他的骨移植技术得到了普遍的应用,保全了许多士兵的肢体,也使他的技术得以进一步传播并开始流行起来。最初用于骨不连或纤维性假关节,后来扩展到骨干延迟愈合的治疗,甚至可能出现愈合困难的新鲜骨折。有人认为,该技术的流行是因为1926年出现的电锯(动力锯)使医生切取胫骨或修整植骨区变得容易,而且准确的木工技术对心灵手巧的外科医生具有天生的吸引力。阿尔比的方法是不用螺丝或钉子,只需要在植骨的部位切一个完全匹配移植物的榫槽,使之紧密地嵌合在一起。移植骨可用正常胫骨或腓骨,也可采用骨折部位的骨块滑动来实现。[100]

各种的改良技术也很多,如采用髓腔内骨移植,并与内固定技术相结合的方法,威利斯·坎贝尔(1880—1941)使用加盖植骨骨钉固定,亨德森则用金属螺钉固定。一般对于骨折不愈合,通常会切开骨折端皮质,清除纤维结构组织并扩髓,但D. B. 费米斯特只是简单地在骨干旁放置一块较大的骨块作为夹板,依靠紧密的软组织缝合加以固定。从健康的胫骨上切取骨块进行移植也存在不少问题,供区的胫骨发生感染或骨折是最严重的问题。此外,在移植骨的"爬行替代"过程中,其薄弱的中点可能断裂。为此,有的医生用金属板进行加强,也有医生建议进行延迟或分期的植骨手术以减少手术并发症的风险。然而,骨折端反复暴露本身也存在不小的风险。

而今,仅美国的骨移植手术每年就有50万次以上,是仅次于输血的第二常见组织移植。自体骨移植的免疫排斥风险最低,具有较好的骨传导性、骨诱导性和成骨特性,是治疗创伤后病变(如骨折、延迟愈合和骨不连)的重要辅助手段,也是骨修复的金标准。常见的自体骨移植包括松质骨、皮质骨和骨髓抽吸(BMA)移植等方法。但由于自体骨移植是从患者自身采集,可供移植的来源有限,不适合较大范围的骨缺损。而且骨移植手术本身也存在一定风险,文献报道骨移植手术的并发症发生率在8.6%左右,包括感染、血肿和再次手术等。直到髓内钉和钢板内固定技术得到进步以及髂骨松质骨被广泛使用,才使骨移植手术的成功率显著提高。[101]

早期的骨折内固定手术

关于古代人类对骨折进行内固定手术的传说很多,但多缺少实证。1971年,美国加州的玫瑰十字会埃及博物馆(Rosicrucian Egyptian Museum)收藏了一具保存极好的古埃及木乃伊。木乃伊石棺上的铭文显示,棺椁中长眠的是一位名为乌塞尔蒙图的祭司,大约生活在古埃及新王国时期(约公元前1567—前1085)。

1996年,美国杨百翰大学的科学团队对包括乌塞尔蒙图木乃伊在内的6具木乃伊进行了研究,在乌塞尔蒙图的左膝中发现了一根约23厘米的金属螺丝钉贯穿膝关节连接着大腿和小腿,这是目前发现最早的髓内固定装置。虽然无法断定这根髓内螺钉是不是以医疗为目的实施的内固定(有专家认为这枚螺钉是在乌塞尔蒙图去世之后下葬之前植入的,也有考古学家推测该木乃伊并不是乌塞尔蒙图本人,而是公元前600年被古代盗墓者替换的其他人),但从对标本的X线检查来看,其用作固定的目的是十分明确的。除此之外,在考古学上有实证的是公元前500年左右的伊特鲁里亚人和古希腊人通过捆扎牙齿来固定下颌骨骨折。在南部非洲部落,人们一直用骆驼脊背韧带制成的肠线样物来缝合骨折。17世纪,那不勒斯外科医生马库斯·奥雷柳斯·塞维里诺(1580—1656)描述了用缝合的方法治疗髌骨骨折,但没有记录相关的临床应用报告。这与古希腊埃伊纳的保罗描述过的治疗髌骨骨折的方法相似。1775年,《法国外科》(*Français de Chirurgie*)杂志曾作为新闻报道了法国图卢兹外科医生拉波德和西克雷使用铜丝缝合骨折,遭受了广泛的批评。虽然并不能确定这两位医生是否真的进行过该手术,但此事能反映出当时的法国医生对骨科内固定手术的基本态度。[102-103]

1834年,美国费城的外科医生J. R.巴顿首次尝试髌骨骨折内固定手术,患者在术后死亡。1838年,美国外科医生乔治·麦克莱伦(1796—1847)尝试的髌骨骨折内固定手术却取得了成功,这是医学史上第一次成功的髌骨骨折内固定记录。不过,J. R.巴顿和麦克莱伦的这两台手术的临床信息并不准确,因为相关的信息都来自数十年后的文献。J. R.巴顿的手术直到1882年才出现在约翰·艾伦·韦斯(1845—1922)的论文中;麦克莱伦的手术则在1867—1868年约瑟夫·纳什·麦克道尔(1805—1868)所作的一次演讲中被提到。麦克道尔表示,麦克莱伦在25—30年前做过这个手术:

> 他采用一个纵向切口切开骨折,从骨折边缘到骨折面的中心,在每个骨折碎片上斜行钻大约半英寸长的孔,然后用一根软铁丝从这些孔穿过,并将碎骨片对合在原来的位置绑好。我相信在我所见到过的髌骨骨折中,这些患

者的骨愈合情况是良好的。[104]

J. R.巴顿拥有过人的临床智慧,其代表之一便是今天我们所熟知的,以他名字命名的"Barton骨折",他居然可以在没有影像学检查的情况下,将这种骨折与Colles骨折相鉴别。当然,J. R.巴顿的骨科手术技巧也一直是让后人赞叹的,1827年,他在美国费城宾夕法尼亚医院成功地为一名水手施行了髋关节成形手术,这一手术在后来的很多文献中都有提及(详见第五章)。然而,撇开手术操作本身不说,在没有外科无菌技术的情况下,现在的每个外科医生都会产生这样的联想,如果这个髋关节成形手术发生术后感染,给患者带来的后果会有多严重?

类似的故事也在股骨颈骨折的内固定手术中发生。和髌骨骨折相比,股骨颈所处的髋关节要比髌骨所处的膝关节的解剖位置深很多,如果发生感染,那么其处理办法如脓液的引流等操作,甚至截肢手术,也要比膝关节感染复杂。1858年,也是在没有外科无菌技术理念的背景下,德国外科医生伯恩哈德·冯·朗根贝克采用镀银螺钉为患者进行了经皮内固定治疗,完成了世界第一例股骨颈骨折内固定手术,但是由于术后伤口感染,患者死于败血症。尸检证实,螺钉虽然可靠地固定了骨折端,但穿进了关节腔。

人物

伯恩哈德·冯·朗根贝克

(Bernhard von Langenbeck,1810—1887)

朗根贝克是一位大胆而技术超群的外科医生,也是时代造就的外科巨匠。从1848年第一次石勒苏益格战争到1870—1871年的普法战争,他都是战地医生或外科医生顾问。大量的伤员成就了他成为野战外科方面的权威。也许正是因为朗根贝克的战地医生背景,练就了他敢想敢干的个性。

1875年,弗兰茨·克尼格(1832—1910)在外科无菌技术下用金属螺钉给一位股骨颈骨折年轻患者进行了经皮内固定手术,手术采用小切口长螺钉固定,最终骨折成功愈合。这是世界上首例成功的髋部骨折内固定手术的文献来源。

朗根贝克没有解释在当时的医疗理念下，是什么原因促使他冒险对一位股骨颈骨折老年患者施行内固定手术。在会议记录文献中也没有记载患者的情况及手术希望解决的问题。虽然在1858年前后已经有乙醚和氯仿用于麻醉，但在既没有X线检查辅助诊断，也没有无菌技术保驾护航的情况下，对股骨颈骨折进行保守治疗的最坏后果只是患侧肢体的残疾；而手术，无论是切开复位还是闭合复位，其风险和疗效都是完全不对等的。J. R.巴顿在1827年进行的髋关节成形手术以及后来的髌骨骨折内固定手术，也是同样存在风险和疗效的严重不对等。这不禁让人想起发生在波特身上的开放性腓骨骨折，在决定了不截肢进行保肢治疗之时，波特也认为这个治疗选择几乎是在以命相搏。以致于在自己保肢治疗成功之后，波特在他的专著中依然坚持对于开放性骨折要充分考虑截肢手术，明确指出生命和肢体是两个完全不对等的概念。

J. R.巴顿对髌骨骨折内固定手术后患者死亡的问题没有留下只言片语；朗根贝克在其48岁时对股骨颈骨折内固定的首次尝试之后的20年里，他再也没有进行第二例手术，也没有对这例患者的治疗发表相关的论文。若不是德国外科革新者弗里德里希·特伦德伦堡(1844—1924)的实验研究，或许朗根贝克也不会主动提起这桩往事。相信J. R.巴顿和朗根贝克一定都有不愿提及的手术另一面。同样蹊跷的是，克尼格在1875年做内固定手术时，麻醉术和外科消毒技术已开始普及，克尼格也在手术中使用了外科消毒技术，这为他的手术成功提供了保障，重要的是，他的手术最终也获得了成功。但是，直到1878年，他也仅仅做了这一例股骨颈骨折内固定手术，他并没有因为一例患者的成功而促使他再接再厉以造福更多患者，也没有发表进一步的论文，而且此后也没有他再做类似病例的文献记录，想必也一定有其他原因让克尼格不愿再进行类似的手术吧。

当然，在引入外科无菌技术之前，成功的内固定手术也是存在的。第一例成功实施髌骨内固定手术的医生是来自美国萨克拉门托的托马斯·马尔德勒普·洛根(1808—1876)。1864年，洛根对一例陈旧性髌骨骨折进行了内固定手术。患者为一名30岁男子,于1864年2月发生髌骨骨折,经保守治疗失败。1864年4月,洛根在氯仿麻醉下采用纵向切口,通过在上、下骨折碎片上钻孔,用一根银制线将骨折碎片固定在一起。6周后洛根为其拔出固定用银丝,随即开始膝关节的康复训练,取得了很好的功能恢复。直到1883年,博勒加尔回顾49例在几个欧洲国家用银、钢或铂或缝合丝绸捆扎内固定治疗的髌骨骨折,其中1例截肢,4例死于感染。[105]

现代内固定技术的起步

随着手术麻醉技术的发展以及J.李斯特的消毒和无菌技术引入外科手术全程,内固定技术才成为一种实用的治疗方法。虽然在J.李斯特之前也有对开放性或不愈合骨折进行内固定手术的报道,如使用钢丝缝合、环扎或金属螺钉,但在确保这类手术干预的安全性之前,这些散在的病例不可能得到广泛推广。正是由于伤口治疗消毒理念的不断进步,增加了切开复位和内固定治疗骨折的安全性,骨折内固定手术方法才能得以发展。

1865年,J.李斯特从巴斯德的著作中了解到化脓的原因是由于微生物的生长。J.李斯特经过反复实验筛选,最终确定了5%的苯酚(石炭酸)水溶液,既可消灭微生物,又对人体的危害极小。他使用这种浓度的石炭酸清洗医生的手、接触患者的器械以及患者的皮肤和伤口。经过一段时间的观察,在确定自己的无菌技术的安全性后,1877年10月,J.李斯特给一位闭合性髌骨骨折患者进行了切开复位,并使用坚固的银丝进行内固定,手术取得成功(图4-3-1)。其实在半年前(1877年3月),J.李斯特在英国格拉斯哥大学的前同事赫克托·卡梅伦已经使用银丝缝合方法和无菌技术,成功治疗了一例髌骨骨折闭合复位失败的患者,这也给了J.李斯特将内固定技术用于治疗新鲜髌骨骨折的信心和勇气。

在J.李斯特的论文中,曾认为这是首例采用"无菌技术银丝缝合"治疗的新鲜髌骨骨折。他却不知道早在1861年,远在美国旧金山的伊莱亚斯·塞缪尔·库珀

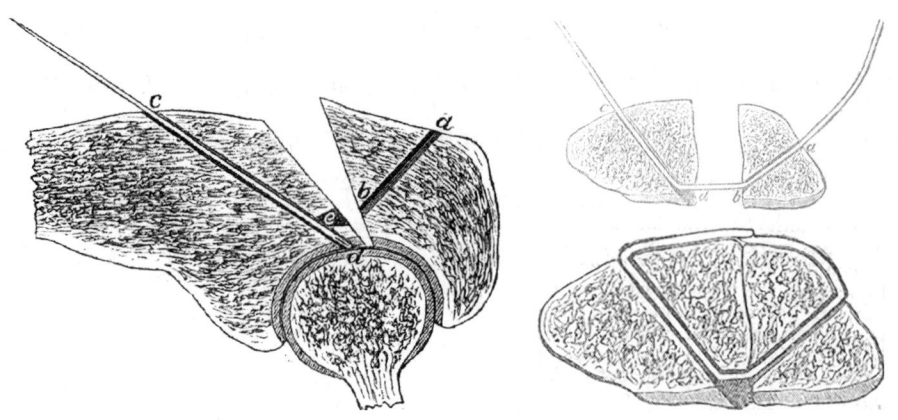

图4-3-1　J.李斯特银丝固定尺骨鹰嘴骨折和髌骨骨折

（下称E.S.库珀；1807—1862）医生也在无菌技术下，用一根银丝成功缝合了一例新鲜髌骨骨折。不同的是，E.S.库珀的无菌技术是用50%和75%乙醇，也没有提出相应的无菌理论；而且E.S.库珀在文章中只关注方法，没有提及任何具体的病例。1883年，J.李斯特又继续报告了7例髌骨骨折患者的良好结果。15年后，J.李斯特进一步建立了切开复位缝线固定治疗移位的闭合性髌骨骨折的操作程序：

> 手术要达到满意固定似乎很简单。我认为手术应该由熟练的外科医生操作，手术对象限于平时健康、年龄合适的患者；应向患者充分告知手术的风险和优势，手术适用于骨折分离超过半英寸或有广泛的关节囊横向撕裂的患者。最好的手术方式是关节切开，仔细缝合软组织；软组织可以根据需要缝合在骨头上。术后应该辅助早期按摩和关节活动。[103]

现代内固定技术的开始的标志，应该是对内固定治疗骨折的过去与当前经验的系统性理论总结，并指导未来工作的发展方向。法国医生贝朗热-费罗所著的《直接固定骨折碎片治疗骨折》(*Traité de l'immobilisation directe des fragments osseux dans les fractures*)一书具备了这样的特点，该书于1870年在巴黎出版。作者贝朗热-费罗首先声明了手术中所用的骨折内固定方法并不是由他本人设计的，而是总结了其他人使用的方法。他在书中总结了400多例骨折的手术资料。当时的手术麻醉方法已被广泛应用，术中预防感染的概念也得到了初步的推广。他描述了6种不同的方法来直接固定骨折碎片：①下颌骨骨折的固定，采用希波克拉底所述的邻近齿绑扎方法；②Malgaigne顶针；③Malgaigne钩；④从一侧的骨碎片骨髓腔刺入另一侧骨质；⑤直接缝合碎片；⑥结扎或环扎骨折块。他认为环扎技术最有效。他总结了直接固定骨折碎片的优点：碎片的直接固定简化了开放性骨折对周围组织的病理影响，使得软组织的愈合不受骨碎片运动影响；另外，在没有肉芽组织保护的时期，相对固定的骨骼也能避免受到坏死组织和分泌物的侵蚀影响。

贝朗热-费罗建议用这些方法治疗骨折不愈合或假关节形成。对于新鲜骨折，他建议限于新鲜开放骨折存在感染风险的情况下也可应用。同时，他提出了手术后处理方法，包括伤口包扎或如何保持伤口开放，何时进行冷敷，以及乙醇和水的混合物、葡萄酒、高锰酸钾溶液、苯酚等灭菌剂的应用方法。他在巴黎的博士论文内容就是关于胫骨粉碎性骨折的治疗。在他的研究中，他观察到2例开放性胫骨骨折，医生用线缝合稳定了骨折碎片。

人物

洛朗·让·贝朗热-费罗

（Laurent Jean Bérenger-Féraud，1832—1900）

贝朗热-费罗是一名海军外科医生的儿子，出生在法国南部。他的父亲驻扎在阿尔及利亚，贝朗热-费罗在那里接受了早期教育，1850年回到法国土伦开始了他的医学教育。之后，他成为了法国海军的一名医务官，在法属赤道非洲的热带气象站服役。在那里，他对热带病产生了兴趣。1870年，在普法战争期间，他被召回到法国军队服役。他参与了普法战争，后来在巴黎围城期间在巴黎圣恩谷军医院担任外科医生。他关于骨折的书就是在这个时候出版的。1870年以后，他专注于他的海军生涯和热带医学。在他退休时，贝朗热-费罗已经达到了海军将军级外科医生。

直到19世纪末，切开复位内固定手术在临床中仍是很少应用的，通常只有在开放性骨折或者保守治疗失败的时候才会使用。钢板和螺钉的使用也很少见。直到1895年发现X射线,很多外科医生才认识到多年来经自己闭合治疗的骨折患者大多并没有得到准确复位,这问题也越来越多地受到医生和患者的关注。正如皮埃尔·德尔贝所说:

> (X线)让我们知道了我们必须要做什么,我们正在做什么,以及我们已经做了些什么。

受X线引入临床实践和切开复位内固定手术技术进步的双重影响,骨折闭合治疗的真实结果很自然地展示在外科医生的聚光灯下,受到密切审查。在1910年英国医学会年会以及1912年美国外科协会的大会上,成立了一个专门的委员会,负责总结简单骨折经手术治疗与非手术治疗后,其最终的治疗结果是否存在差异。委员会回顾了2900多例病例,其中仅208例采用了手术治疗。对于提倡手术治疗的专家以及提倡非手术治疗的专家,委员会分别进行了咨询,这些专家包括威廉·阿巴斯诺特、莱恩、阿尔宾、朗博特、弗里茨·斯泰恩曼、伯恩哈德·巴登霍伊尔(1839—1913)和朱斯特·卢卡-尚皮翁尼埃(1843—1913)等业界权威。该综合报告发表于1912年,得出的结论也非常有趣:

> 虽然良好的功能结果与良好的骨折对位之间并没有直接关联,但要获得良好的功能结果,最确定的方法还是确保骨折得到良好的对位。无论是手术治疗还是非手术治疗,都不能确保获得良好的解剖学结果,都不能作为选择治疗方法的依据。

不应该把手术治疗当成非手术治疗的后续手段,因为相对于即刻手术而言,后期手术的效果要相差很多。要让患者从手术治疗中获得最令人满意的结果,应在骨折发生后尽快采取措施。

骨折的手术治疗需要特殊的技能和经验,这一点必须强调。也必须确保无菌的器械和无菌的手术环境。因此,除非是那些在此类外科手术中有较多实践经验的医生,否则不建议采取这种方法。

每一种治疗方法都有其指征。一般来说,15岁以下的患者对非手术治疗方法特别有效。如果必须采用切开的方法,则应尽早采用。除了在老年病例,手术可以用于任何年龄段的患者,可应用在X线片(X射线透视)上显示骨折畸形或碎片的位置难以获得满意的复位时;或者应用在经过努力,难以获得复位和难以维持复位时。

该报告清楚地表明,骨折的手术治疗已成为一种既定的治疗方法。那么,为什么这些方法的进一步发展被推迟了这么多年呢?报告本身也承认,手术治疗需要经过专门训练的外科医生,在无菌的手术环境下进行手术,并配备昂贵而复杂的设备。而在第一次世界大战的战场上根本无法满足,一方面是医生的数量原本不足,而经过正规训练的医生则更少;另一方面,为大量的战伤骨折患者提供医疗护理的战地医院也无法实现手术场地的清洁保障。而第一次世界大战造成的破坏和随之而来的经济萧条也阻碍了医学研究持续发展所必需的势头。[91]

早期的骨折切开复位手术技术同时也受到内固定材料的制约,首先是材料的强度问题,即如何避免钢板的断裂;其次是材料的抗腐蚀问题,即减少组织与植入金属间的相互反应。

内固定材料的发展

19世纪下半叶,冶金学在欧洲取得了巨大的发展,改变了西方世界。而当时的骨科临床工作基本是外科医生必须掌握的技能。虽然当时也有一些热爱骨科的医生存在专业从事骨科学的愿望,但正如在德国骨科协会第一次大会上所说的那样,由于担心与普通外科分离会降低骨科医生的的社会地位,更多外科医生还是希望做全能的外科医生,做专职骨科医生的愿望也就不那么强烈。这种现象就如同早期的外科医生和内科医生不可相提并论一样,外科医生的社会地位只是一个手艺人而已。所以直到第一次世界大战后,骨科才逐渐成为一门独立的学科。英国骨科协会(The British Orthopaedic Association,BOA)成立于1918年,AAOS成立于1933年。因此,早期用于骨折治疗的植入物的开发研究,大多出自外科医生的个人爱好。在相关的研究中,诸如现在不可缺少的"组织相容性""生物力学""材料力学"等研究领域,一般外科医生的参与度并不高。

早期外科医生用于骨折固定的材料,基本是在日常生活中很容易获取的材料。德国外科医生、现代整形外科奠基人约翰·弗里德里希·迪芬巴赫(1792—1847),于1845年首次将象牙制成骨钉用于治疗骨不连假关节形成。类似象牙的生物来源的材料比如牛骨、动物角等也被广泛用于骨折治疗,希望这些动物来源的组织能像在动物体内一样与骨骼融为一体,以最小的组织反应被人体吸收或参与骨折愈合过程。这些生物材料或被制成圆柱体放置于长骨的髓腔中来限制骨折端滑动(图4-4-1),或被制成H形的骨板。[106]

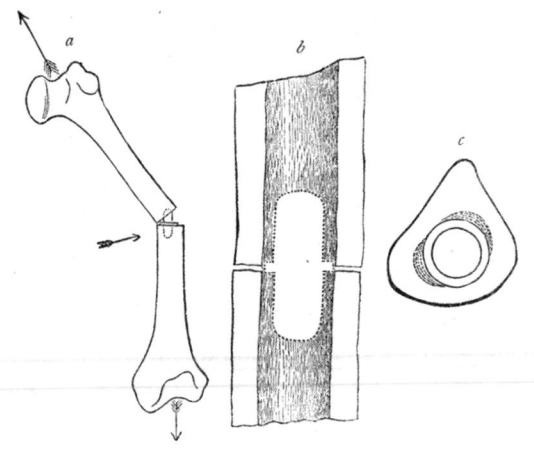

图4-4-1 象牙髓腔内固定柱

1878年,特伦德伦堡介绍了一个象牙钉病例,通过逆行引入象牙钉固定并治愈了股骨远端未愈合的骨折。格罗夫斯博士在《现代骨折治疗方法》一书中尝试用象牙、牛骨制成的钉子来治疗各种类型的骨折。1927年,格罗夫斯还采用象牙制成的股骨头假体进行半髋置换。1969年,由缅甸骨科学会捐赠给英国骨科协会的象牙股骨头假体也可算作象牙在骨科中应用过的证据。[107-109]

早期治疗骨折的金属螺钉和钢板通常购自普通五金店。有时,医生会在一种金属镀上另一种金属制成所需要的植入材料,而且在通常情况下使用的金属接骨板和金属螺钉也不是同一种材料。

A.朗博特1909年的论文研究了合金在骨内的变化,例如铝黄铜、银铜、铜镁等合金,这些合金都被证明具有可延展性和抗腐蚀性,所以他决定在其软钢接骨板上镀金或镀镍。有趣的是,德国著名科学家阿道夫·冯·拜耳(1835—1917)同时期的一些研究,讨论了细胞对植入物的反应,以及对植入物压电效应。其研究显示,

如果铜和锌紧密地植入在一起,结缔组织细胞将沿着腐蚀电流的路径轴向排列,从而刺激自我修复与重塑。[110-111]

1918年,法国医生勒内·勒里什(1879—1955)和阿尔贝·波利卡尔(1881—1972)发表了题为《Lambotte接骨板的生物学研究》的论文,指出Lambotte接骨板会因为铁盐在局部组织中的沉积而抑制新骨的形成,阻碍骨折的愈合。他们强调了使用由金、银、镁和铝制成的接骨板的优势。[112]

关于组织耐受性,格罗夫斯进一步指出,镁的分解和溶解较快,但镀镍钢是惰性的,而且金属和骨骼之间不间断的微动对骨骼有刺激作用。1924年,阿瑟·阿德尔伯特·齐罗尔德发表名为《骨骼对不同金属的反应》的论文,以狗为研究对象,观察金属腐蚀问题在动物体内的变化,发现铁和碳钢腐蚀较快,会侵蚀骨骼;铜、镍、锌和铝合金等植入物也都会让骨骼变色,但骨骼对金、银、铅(尽管这具有系统毒性)或纯铝没有反应——这些材料太软不利于制成钢板和金属丝,或电镀在其他金属上;他还发现钨铬钴合金是一种相容性很好的钴合金,但遗憾的是,他没有进一步对钨铬钴合金进行研究。[113]

不锈钢的发明和使用,被誉为20世纪世界冶金史上的一项伟大成就。法国科学家莱昂·亚历山大·吉利耶(1873—1946)是20世纪初从冶金学和力学角度研究不锈钢的第一人,他先后研究了与现代马氏体、铁素体以及奥氏体不锈钢相似的多种合金。

1911年,德国的菲利普·蒙纳茨发现了控制合金中铬与碳含量时的钝化现象,揭示了不锈的原理。1909—1912年,德国克虏伯钢厂研究试验室研发了含铬20%、镍7%的V2A合金,1912年获德国发明专利,并于1924年改进发明出了奥氏体不锈钢304,这一至今全球使用最广泛的不锈钢。

第一次世界大战期间,英国科学家亨利·布雷尔利(1871—1948)受英国政府军事部门兵工厂委托,研究武器的改进工作。1913年,布雷尔利成功冶炼了一炉含铬12.86%、碳0.24%的钢(马氏体不锈钢420的雏形)。虽然这种钢随后被证实对来复枪枪管性能的改进并不理想,但是当地的刀具厂将这种钢材用于制造刀具,成功地被市场接受。制造者为这类刀具标记了"stainless"的字样体现其与传统碳钢的区别,由此不锈钢一词便在社会民众中生了根。布雷尔利也因此被后世誉为"不锈钢之父"。

医用不锈钢为铁基耐蚀合金,是最早开发的生物医用合金之一,因其加工方便、价格低廉、耐蚀性和屈服强度高,而被用于制作医用刀、剪、止血钳以及人工关节、骨折内固定器等器械。但医用不锈钢存在一定的腐蚀性,特别是不锈钢中镍离子析出存在潜在的致病性。腐蚀还会造成金属离子或其他化合物进入周围组织产生炎性反应,影响植入物的长期稳定性。另外,不锈钢的密度和弹性模量和人体骨骼差别较大,进而影响其力学相容性。

钴合金也是医疗中常用的金属材料。钴合金主要被用于制作人工髋关节、膝关节、关节扣钉、接骨板和骨针等。最早开发的医用钴合金为钴铬钼(Co-Cr-Mo)合金,其结构为奥氏体。钴合金在人体内多保持钝化状态,少见腐蚀现象,与不锈钢相比,其钝化膜更稳定,耐蚀性更好。从耐磨性看,它也是所有医用金属材料中最好的,一般认为植入人体后没有明显的组织反应。但是,由于钴合金价格较贵,并且钴合金制作的人工髋关节由于金属磨损腐蚀会造成钴、镍等离子溶出,在体内的松动率较高,存在着严重致敏性等生物学问题,可引起细胞和组织坏死,从而导致患者疼痛以及关节的松动,因此钴合金的应用受到一定限制。

医用钛合金是目前已知的生物亲和性最好的金属之一,20世纪40年代以来,钛和钛合金逐渐在临床医学中获得应用。1951年开始尝试用纯钛制作接骨板和骨螺钉。到20世纪70年代中期,钛及钛合金开始获得广泛的医学应用,成为最有发展前景的医用材料之一。钛及钛合金的密度接近人体硬组织,而且其生物相容性、耐腐蚀性和抗疲劳性能都优于不锈钢和钴合金,是目前最佳的金属医用材料。钛及钛合金与人体的亲和性,源于植入后其表面形成的致密氧化钛(TiO_2)钝化膜,具有诱导体液中钙、磷离子沉积生成磷灰石的能力,表现出一定的生物活性和骨结合能力。钛及钛合金缺点是硬度较低,耐磨性差。若磨损发生,则首先导致氧化膜破坏,随后磨损的颗粒腐蚀产物进人体组织,尤其是Ti-6Al-4V合金中含有毒性的钒(V)可导致植入物的失效。

从1896年人类利用镀镍钢螺钉进行骨折治疗开始,到20世纪30年代,随着不锈钢、钴铬合金、钛合金以及贵金属和纯金属钽、铌、锆等在齿科和骨科中的广泛应用,逐步奠定了医用金属材料在生物医用材料中的重要地位。而金属植入物的电解腐蚀也是另一个问题。

1779年,电生理研究先驱路易吉·加尔瓦尼(1737—1798)发现这些植入体内的金属,在体内并不是没有生物活性的。19世纪初,汉弗莱·戴维(1778—1829)爵士首次阐明了腐蚀的物理基础是电化学过程,即电流与化合物的相互作用可以将物质分解为元素。

戴维的学生迈克尔·法拉第(1791—1867)在电化学方面作出了重要贡献。1834年,他总结出法拉第电解定律:电解释放的物质总量和通过的电流总量成正比,也和该物质的物质的量成正比。这一定律成为连接物理学和化学的桥梁,也是通向发现电子道路的桥梁。

戴维和法拉第师生之间的恩怨是科学史的著名公案。戴维先把法拉第由一个贫穷的订书工变成皇家实验室的科学家,而后戴维却又嫉妒打压法拉第,四处散布谣言说法拉第剽窃了别人的实验成果。但是必须承认戴维对法拉第的培养,以至于戴维本人也说,他一生最大的发现是发现了法拉第。或许他们的矛盾是戴维和法拉第之间的个性差异使然,比如英国皇室一直都有授予杰出人物以贵族称号的传统,但法拉第却拒绝了英国皇室授予他的贵族称号,他答复说,"我以生为平民为荣,并不想变成贵族";而他的恩师戴维却非常享受"爵士"这个称号,他在各种场合的签名,都喜欢加上"爵士"头衔。[114]

法国外科医生乔治·梅内戈和多纳西安·奥迪特以及美国骨科医生查尔斯·斯科特·维纳布尔和瓦尔特·古德洛·斯塔克回顾了19世纪大量金属植入物的组织反应的文献,特别是骨骼植入物。1932年,梅内戈和奥迪特开始了他们对金属的细胞毒性研究,其实验结果汇集在专著《骨愈合生物学》(*L'ostéosynthèse au point de vue biologique*)中。他们发现:①组织对金属的反应一般是非特异性反应;②患者体内使用金属植入物可能涉及严重的细胞毒性问题；③植入物自身的特性是导致骨愈合过程中的金属骨病并发症的原因；④只有金、铝、铅和V2A合金显示没有毒性。他们针对细胞毒性和电解反应的研究，为后世理解某些类型的植入体失败的原因提供了思路，并为植入物金属的选择建立了一些标准。维纳布尔和斯塔克也通过大量实验证明了"以前在骨骼手术中使用金属器具失败的原因是存在血清对金属的电解反应"，他们还鉴定了一种完全惰性的高钴铬钼合金，后来被称为维他灵合金（Vitallium），该合金具有用于制造内固定装置的理想特性。[115-117]

目前，骨科临床常用的金属材料均为惰性金属，所制成的骨关节假体及骨折内固定物已在临床使用多年，其缺点也在应用中体现出来：一是力学缺陷，即植入物的弹性模量与骨组织不匹配，植入后会产生"应力遮挡"效应，导致骨愈合速度减慢、自体骨质吸收、骨质疏松；二是生物学缺陷，即植入物长期留存在体内，可能与周围组织摩擦后产生磨损颗粒，释放有毒离子，造成植入物周围炎症反应、过敏反应，影响机体健康，需要二次手术取出内植物。因此，作为理想的骨科内植物材料需具有以下特性：①与骨组织的力学特性相匹配，可最大程度减少"应力遮挡"效应；②良好的组织相容性和生物安全性；③作为临时修复替代物时，能在体内降解吸收，无需二次手术取出；④作为骨填充物时，具有良好的骨传导性和诱导性。

近年来，骨科生物可降解材料是一大研究热点。镁及镁合金的力学特性与骨组织相似，在生物体内易被腐蚀降解，可产生对机体无害的氧化产物，经肾脏及肠道排出，并且其降解产物还有一定成骨作用。A.朗博特在1907年就有使用镁合金钢板，他使用的是镀金的镁合金钢板用于固定小腿骨折，但由于镁在体内降解过快，并且在降解过程中产生大量气体造成皮下气肿而导致内固定失败。1944年V.V.特洛伊特斯基和D.N.齐斯特林发表的论文《一种用于固定断骨的可吸收性钙铁矿合金材料》中，也有因为内植物降解出现皮下气肿的病例，但无一患者出现血清镁离子浓度升高。1945年M.S.茨纳门斯基报告2例使用镁铝合金治疗枪伤致骨折的病例，骨折均在6周后基本愈合，而且内植物完全吸收。这些早期文献指出,使用镁和镁合金均未出现全身毒性反应及局部炎症反应,但其降解过程中产生的氢气不能被周围组织吸收,造成皮下气肿的问题未能很好解决。[118]

近年来,锌作为一种新型医用可降解金属,也受到材料学和医学界的重视。锌是人体第二大必需微量元素,参与300多种酶的活动,与锌指蛋白相关的基因占人类基因组的3%,表明锌在人体多种生理功能中发挥着重要作用。锌的降解速率介于镁和铁之间,降解过程不存在类似镁的明显析氢反应,不会引发组织肿胀,降解产生的锌离子还具有一定的抑菌作用。因此,可降解医用锌基材料制成的骨科内植物与传统永久金属内植物相比有较大优势,其植入后引发感染及慢性炎症的风险下降,而且无需二次手术取出,还有望发挥促进成骨、促进腱骨愈合等疗效,加速患者康复。

当然,体内植入材料还有各种复合材料。外科医生利用复合材料制作假体植入人体的治疗方法,最早可追溯到二战时期。1945年战后的一天,J.朱代从他的一位朋友的工作中得到启示,既然用甲基偏丙烯酸甲酯能重建鼻梁和眶弓,是否也可以用来解决关节问题?在与弟弟R.朱代商量后,二人拟用亚克力头制作股骨头假体。他们到巴斯德研究所实验室做了动物实验,然后进行了丙烯酸块的磨损和机械强度试验,最后使用制作的假体在尸体上进行了演练,采用S-P入路,取下股骨头,然后把假体植入。第一次人体植入在1946年5月,患者是一位法国布洛涅的葡萄酒商,患有严重的髋关节炎,术后第8天患者即可正常行走。第二次人体植入是罗斯柴尔德医院的一位老年患者,股骨颈骨折,全身情况很差,兄弟俩冒险为老人做了手术,取得了成功,老人术后5天即可下地行走。[119]

随着科技的进步,体内植入的材料从合金材料发展到高分子材料、纤维及纤维增强的复合材料,植入材料的研发思路也得以进一步拓宽。

超高相对分子质量聚乙烯(ultra high molecular weight polyethylene,UHMWPE)在人体植入材料中的应用比较广泛,具有重量轻、弹性模量接近人体皮质骨、抗蠕变性强、耐疲劳性好、耐腐蚀、X线通透性好等一系列优异性能,但UHMWPE的抗磨损能力较差,磨损颗粒易导致骨质溶解,造成无菌性松动等临床问题。

相比之下，聚醚醚酮（polyether-ether-ketone，PEEK）是一种全芳香半结晶高聚物，具有更好的抗氧化、耐蠕变和耐热性，而且兼备韧性和刚性，尺寸稳定性、抗疲劳性和可塑性均较好。其弹性模量与骨的弹性模量接近，并且具有良好的生物相容性和放射线透过性，磁共振扫描不会产生伪影等优点，成为骨科学和材料学研究的重点。还有被称为"未来材料革命的梦幻材料"的碳纤维（carbon fiber，CF），因其强度大、模量高、密度低等特点，是"新技术革命"的重要材料之一。碳纤维具有良好的生物相容性且无明显细胞毒性，在人体骨组织修复和骨替代材料方面极具潜力。那么，结合了上述两种材料优点的碳纤维增强聚醚醚酮（CF/PEEK）复合材料便成为骨科材料的新星。PEEK-CF的刚性与人体骨骼相近，因而人体受应力负荷合理，应力冲击小，比一般聚合物、金属、陶瓷材料更适合做活动关节。

此外，在骨科领域备受关注的还有纳米纤维素以及生物可降解吸收材料等，后者包括高分子材料、无机材料和复合材料三大类。高分子材料主要包括胶原、甲壳素、纤维素、聚氨基酸、聚酯如聚乳酸（PLA）及聚羟基乙酸（PGA）等，其中常用作骨科材料的主要是甲壳素、PLA等；无机材料是指生物可降解陶瓷、羟基磷灰石及磷酸钙，其中用作骨科材料的主要是磷酸钙；复合材料是指不同的可降解高分子材料的复合、不同无机材料的复合以及高分子材料与无机材料的复合。复合材料可以对各材料的特性取长补短，往往综合性能优异，因此使其成为骨科材料重要的研究方向。

骨移植材料的探索

与内固定手术类似，了解不同骨移植材料的力学和生物学特性对于骨移植手术的成功具有重要意义。骨移植物的"爬行替代"作用是成骨、骨传导和骨诱导共同作用的结果。在成骨过程中，来自生物材料移植物本身的细胞有可能阻止新生骨的形成。在供体和移植过程中存活下来的前成骨细胞能够分化为成骨细胞，这是移植物成骨潜力的基础。成骨需要血管生成和间充质干细胞（mesenchymal stem cells，MSCs)和成骨细胞的长入。骨传导是指移植物提供微观支架的能力，在支架上可以发生骨生长。如果没有移植物提供的骨传导支架，新生血管及骨细胞向骨内生长的能力可能会受到抑制，进而影响移植物的活化。骨诱导是指移植物募集MSCs并刺激其分化为成软骨细胞和成骨细胞的能力。这一过程需要多种生长因子和骨诱导因子，包括骨形态发生蛋白(bone morphogenetic protein，BMP)，它们有助于诱导MSCs分化为骨祖细胞。

自体皮质骨移植主要是利用其骨传导能力，可提供良好的机械支撑，其骨诱导能力很小。皮质骨移植可以采用带或不带血管蒂的方式采集和移植。非血管化自体移植物的主要采集部位是髂嵴和桡骨远端，而带血管蒂移植物的采集部位是下颌、髂嵴、桡骨远端和肋骨。由于非血管化移植物在前6周会在移植骨和宿主骨界面发生坏死和吸收，同时伴随着血运重建，而血管化移植物可参与骨愈合。因此，在这段时间内，带血管蒂的移植物比无血管蒂移植物更强。一项以狗为模型的研究表明，6周后两种移植方法的机械强度相似，1年内在组织学上两者难以区分。带血管蒂的自体骨移植对于某些顽固性病变(如先天性胫骨假关节病)非常有用。因为大块无血管蒂移植骨需要很长时间才能重建血运，在一段时间内，其结构相当脆弱。因此，对于6厘米以上的骨干缺损和先天性胫骨假关节病，应采用带血管蒂的移植骨。

自体松质骨移植是在第二次世界大战期间开始流行起来的，作为一种处理骨折不愈合和畸形愈合的方法，尤其是在面部骨骼缺损方面具有优势，更为重要的是，它可以在手术过程中从髂嵴、髂后上棘、股骨、胫骨近端、桡骨远端和尺骨鹰嘴等处获取。松质骨能够修复骨缺损，但不能提供有力的机械支撑，因此后来常用作一些内固定或外固定的补充，或用于良性骨病变刮除后的空腔填充。

自体松质骨内含有大量成骨细胞、MSCs、BMP和生长因子，而松质骨基质为血管内生长和成骨细胞的爬行提供了极好的支架，同时具有成骨、骨诱导和骨传导的特性，6—12个月后可达到与皮质骨移植相似的强度。[120-121]

诱导膜法又称Masquelet技术，是一种利用自体松质骨移植填充技术，在治疗坏死或感染的骨组织时特别有用。法国骨科医生阿兰·夏尔·马斯克莱（1948—）于1986年首次提出了这种方法，该方法分为两个阶段：第一阶段是通过彻底清创术去除失活的组织，然后进行可靠的固定骨水泥填充；第二阶段是6—8周后，当骨水泥周围形成骨膜样的诱导膜时，移除骨水泥，用自体松质骨移植替代。这种方法降低了移植骨被吸收的可能性，促进了局部骨的血运重建和皮质化。临床研究表明，这种方法可以有效地治疗创伤后感染性和无菌性骨不连，降低感染复发的机会。诱导膜方法克服了自体松质骨移植的许多局限性，即通过骨水泥填充增加机械稳定性，而骨水泥周围诱导膜丰富的血管也有利于增强成骨能力。[122]

自体松质骨移植的另一个潜在来源是长骨的髓管。已有在长骨髓内钉固定手术的扩髓铰刀基础上开发骨屑收集装置，这种在扩髓器上的装置既可以降低在扩髓过程中的产热，还可以降低髓内压力和发生脂肪栓塞的风险。已有研究提示，该技术收获的骨屑在成骨和骨诱导方面与髂骨移植相比，在愈合或并发症发生率上没有显著差异，可获取更多的移植材料，医生可以灵活选择逆行或顺行扩髓方法，可有效治疗下肢骨缺损，使外科医生能够同时进行取骨和植骨两种手术。其缺点包括可能发生开口偏移，铰刀穿破皮质、穿透关节，以及术中和围手术期长骨骨折的风险。这些潜在的并发症可能会导致患者持续疼痛、负重力减弱和恢复时间延长，甚至需要额外手术。

骨移植材料本身也存在一系列的取舍问题。自体骨最理想，但来源有限，还会增加额外的手术创伤和失血；外源性移植骨可以减少手术时间和失血，但成骨能力较差，还可能会激发免疫排斥。

1942年，古巴医生阿尔韦托·弗朗西斯科·因克兰-科斯塔（1890—1965）发表了在矫形外科手术中使用储存骨骼的开创性论文，骨库的概念也由此出现。但因克兰-科斯塔并不是第一个使用库存骨的人。早在1912年，美国医生阿尔比就采用冷冻方法储存骨头，英国的格罗夫斯也是如此。有很多骨科医生会将平常手术中切除的多余健康骨骼保存起来供以后需要时使用。而20世纪40年代至50年代的早期骨库，以纽约的菲利普·威尔逊的骨库为例，基本上都是将日常手术中切除的骨头在-10——-24℃的空密封玻璃容器中保存，也有使用其他方法保存的，如使用化学制剂或煮沸和高压灭菌保存的尸体骨。

另一种方法是使用"预制"骨骼或异种动物骨骼。新鲜的动物骨具有较强的免疫排斥性，不能直接用于临床。冷冻保存和冷冻干燥的牛骨一度很流行，尽管远期的结果并不那么满意，但它可制成任何所需形状和厚度的脱蛋白骨如Kiel移植骨。1889年，美国医生尼古拉斯·森尝试用化学脱钙骨填充骨腔，但临床效果并不确定。这是应用脱钙骨进行骨移植较早的报告。20世纪30年代，瑞典斯万特·奥雷尔使用了脱蛋白骨进行骨移植，将其埋在胫骨骨膜下数周后，就形成了新骨。他利用化学制剂（如腐蚀性的钾盐和丙酮）消除外源移植物蛋白中的抗原性，移植骨仅提供一个支架的功能。

对新鲜或库存骨的研究，以英国的理查德·杰弗里·伯韦尔（1928—2018）和美国的马歇尔·R.厄里斯特（1914—2001）的工作为突出。他们认为除了自体骨，最好的移植骨是冷冻（干燥）的外源性人类骨，其成骨效果最接近自体移植骨，比化学方法或煮沸加工的异体骨材料更好。1952年和1956年，苏联分别在列宁格勒和莫斯科建立了器官和组织的低温保存实验室。M.沃尔科夫和A.S.伊马马利耶夫于1966年在第十届国际矫形外科和创伤学学会（SICOT）大会上报告了全关节或半关节移植术，他们使用的是在6小时内因受伤或心脏病发作突然死亡的人体骨骼，在低温下保存（-70℃保存24小时，然后在-30℃保存长达6个月），配合放射线进行灭菌。[123]

同种异体骨的结构性移植通常被用于治疗急性骨折和翻修创伤重建手术，也是治疗复杂骨缺损的一种选择，约占所有骨移植手术1/3。其最大优点是能够重建关节，这是自体移植物不可能做到的，除了腓骨近端重建腕关节。尽管它们融入宿主骨的速度较慢，但它们可以提供机械和结构稳定性。在临床，使用同种异体皮质骨移植来辅助复位并加强固定治疗上、下肢骨折或骨不连都取得了较好的效果。美国创伤外科专家马歇尔·B.伯克斯在一项回顾性研究中发现，77例接受Schatzker Ⅱ胫骨平台骨折切开复位和内固定的患者，使用同种异体结构骨移植物后，都获得了良好的功能恢复，无一发生复位丢失。因此，在宿主骨数量有限的情况下，如假体周围股骨骨折，同种异体腓骨干移植物可作为固定或增强的手段。[124]

结构性同种异体骨移植的另一种选择是同种异体骨软骨移植，如治疗较年轻患者群体中不可修复的股骨头骨折时，保存关节比关节成形术更有利。同种异体骨软骨移植物已被报道用于急性创伤环境，其中用于严重的肘部骨折脱位桡骨头移植的临床结果令人满意，患者在手术后4年恢复了重型活动，仅表现出轻微的放射学退化。尽管有病例报告记录了骨软骨同种异体移植物的成功使用，但鉴于不确定的结果和低水平证据，其远期效果尚需要进一步观察。综合来看，与自体移植物相比，接受同种异体骨治疗长骨骨折骨不连的患者愈合时间明显更长，手术翻修率更高。由此，外科专家们也开发了不少兼备组织相容性、成骨作用与良好支撑作用的骨移植替代物。

脱矿骨基质（Demineralized bone matrix，DBM）提取自同种异体骨，含有蛋白质、胶原蛋白和生长因子。理论上，由于其增加了骨传导和骨诱导细胞附着的表面积，能够实现骨形成的自然过程。然而，由于供体的特性，其骨移植后的骨诱导特性可能会存在很大的差异。目前已有前瞻性试验评估了DBM在脊柱融合手术中的疗效，证明了DBM作为"骨移植物填充物"的潜在作用。

还有一种改良版DBM配方，被称为细胞骨同种异体骨（cellular bone allografts，CBAs）。该配方是可塑性颗粒同种异体移植物，含有多孔松质支架、生长因子和内源性活细胞。最近的前瞻性多中心研究发现，CBAs在足踝关节融合术以及颈前路椎间盘切除术和退行性颈椎病融合中是安全有效的。鉴于这些有希望的结果，CBAs在创伤和创伤后重建中的应用应有一定优势。

考虑到松质骨的多孔性带来的优异骨传导特性，有助于更快融入宿主骨中，利用非生物多孔材料开发合成骨传导基质的工作具有重要意义。合成材料必须模仿宿主松质骨结构，并允许宿主MSCs的掺入和增殖。目前临床常用的这类合成骨移植替代物包括磷酸钙（CaP）和硫酸钙（CaS）化合物。

CaP陶瓷和骨水泥是具有晶体结构的骨传导性材料，其组织代谢率取决于晶体结构。通常，CaP陶瓷是脆性的，并且具有很小的拉伸强度。然而，它们能以抗压强度的形式传递一些结构支撑，从而具有较好的骨传导特性。CaP陶瓷通过充当宿主成骨细胞在局部骨诱导生长因子作用下形成新骨的骨传导基质，以增强骨形成。另一种常用的是磷酸三钙(tricalcium phosphate，TCP)骨水泥，它具有与人类骨小梁相似的结构和孔隙率。其固化过程中CaP晶体会膨胀，而水泥会变硬成交错的多孔结构。这种形式比块、颗粒和粉末更有利，因为它可以用来以压缩的方式定制替代不良缺陷，但必须小心，避免骨缺损外的水泥对周围组织挤压造成损害。生物力学研究表明，在治疗胫骨平台骨折时，与自体移植物相比，用TCP骨水泥增强的内固定技术具有显著更高的硬度、失效负荷和更小的沉降。

CaS化合物提供了另一种完全可吸收的骨传导性骨移植物替代品，该材料有骨水泥和颗粒形式。当成骨细胞附着在该移植物上时，通常在30—60天内使移植物在体内溶解。CaS化合物已被证明能有效填补骨折复位后的骨空隙，如创伤后缺损和干骺端骨缺损，但在需要结构支撑的情况下不建议使用。不过，CaS通常与持续的浆液性伤口引流并发症有关，这些并发症与吸收CaS化合物引起的炎症反应有关。据报道，4%—51%的病例会发生引流，并且引流会更频繁地发生在高容量使用CaS化合材料时，因此外科医生应在有感染风险的情况下谨慎使用。

钢板内固定技术与髓内钉的发展

钢板内固定技术

1886年，德国海德堡大学的卡尔·汉斯曼(1853—1917)医生设计了一种固定骨折的接骨板和螺钉，这种接骨板由镍、铜、锡合金制成，使用单皮质螺钉固定。考虑到便于拆除的目的，钢板的一端被弯曲成直角，和螺钉一起凸出穿过皮肤，便于在6—8周骨折愈合后经皮拆除，而不需重新打开伤口(图4-6-1)。

他在第15届德国外科大会报告了20例患者，包括15例骨折(8例胫骨骨折，3

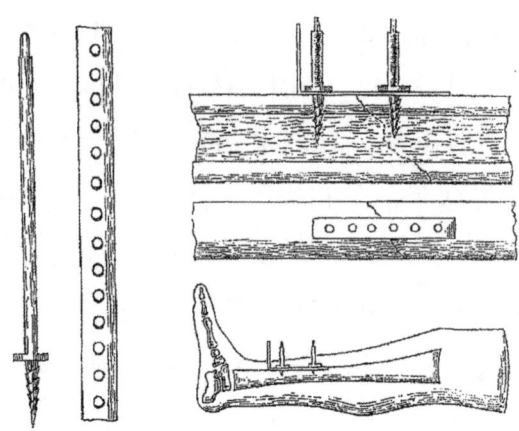

图4-6-1 Hansmann钢板

例股骨骨折,1例桡骨骨折,1例鹰嘴骨折,2例下颌骨骨折),5例骨不连(肱骨、尺骨、桡骨、股骨、胫骨各1例)。汉斯曼保持手术伤口严格无菌,并使用可清洗的外部橡胶夹板。报告中没有提到任何并发症。他的报告引起了2位参会者的高度关注,一位是美国的威廉·斯图尔特·霍尔斯特德(1852—1922),他将汉斯曼的接骨板带回了美国的约翰斯·霍普金斯大学;另一个是比利时的A.朗博特,他相信该方法一定是未来治疗骨折的理想方法,并着手进一步的改良研究。[125]

1894年,英国伦敦盖伊医院的威廉·阿布斯诺特·莱恩爵士也发明了一种钢板螺钉固定方法并用于患者身上,即"Lane接骨板",外形上和我们现在用的钢板非常接近(图4-6-2)。莱恩爵士是骨折内固定手术的伟大先驱。

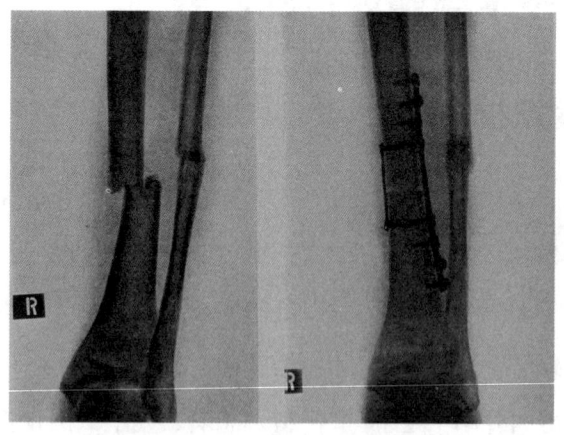

图4-6-2 Lane接骨板

人物

威廉·阿巴斯诺特·莱恩
(William Arbuthnot Lane, 1856—1943)

莱恩爵士是一位兴趣广泛而富有创新精神的外科医生,也是一位杰出的技术操作工匠,对治疗骨折的兴趣只是他工作的一小部分。他的父亲是一名军医,部队驻地在哪,他们全家就迁徙到哪。莱恩出生在军营中,此时的军队驻扎在苏格兰。16岁时,他就已经在非洲、印度、科孚岛、马耳他、新斯科舍省和英国多地居住过。他的早期教育就是在这样的一路风雨中获取的。在他家随军到英国伦敦南部的伍尔维奇时,他考上了医学院。1872年,他入职盖伊医院,在他轮岗期间,他担任托马斯·布莱恩特(Bryant牵引和Bryant三角的提出者)的外科秘书。他开始是在盖伊医院做解剖学演示员,这使他积累了丰富的解剖学知识,也是他敢于大胆进行外科操作的底气来源。后来他成为一名助理外科医生,并在1903年成为该院的外科医生。

莱恩强调,在手术室里必须严格遵守无菌的"不接触技术",以确保较低的手术感染率。他设计了许多器械来实现术中不接触技术的可操作性。这种严格的无菌技术包括术前数小时的皮肤准备,并在临手术前用碘溶液进行皮肤消毒;手术区域环绕覆盖无菌消毒巾并在消毒后保持干燥;覆盖皮肤的手术巾应覆盖在切口的边缘,他认为暴露的皮下组织边缘比做好消毒准备的皮肤更危险;切开皮肤的第一把手术刀应予丢弃,皮内的操作应使用一把新刀;手术室护士在把器械交给手术者时,宜用钳子夹持传递,穿针时也要用两把钳子操作;为了便于骨折的复位,莱恩使用了长柄骨钳,尽量使手远离伤口;进入伤口的器械的任何部分都不允许接触外科医生的手;所有的结扎和缝纫都是在针夹和钳子的帮助下完成的。这种严谨的不接触技术对骨科手术尤为重要。

他在19世纪90年代早期开始用普通钢制螺钉固定胫骨斜行骨折,理由是这确保了踝关节处更好的对线,有利于肢体功能的康复。莱恩对骨折治疗的态度源于他的解剖,在那里他观察了机械应力对骨骼的影响,以及与骨折不愈合相关的创伤性关节炎。他的专著《骨折的手术治疗》(The Operative Treatment of Fractures)出版于1905年,书中有大量的插图、照片,以及使用金属丝、螺丝钉、骑缝钉治疗案例的X线片。1905年,他开始使用钢板,虽然他不是这个方法的创始人,但他是第一个安全、系统地使用钢板的医生。这些螺钉和钢板是由普通的高碳钢制成,目的是将骨折端结合在一起,形成最准确和最有力的固定,在20世纪,这个目标受到加压支持者的热捧。"Lane接骨板"于1907年出现,在他的专著于1914年再版以后,它成为后世首选的固定方法。然而,莱恩的方法遭到了许多同事的反对,认为风险太大,而且容易失败。这是他的新"不接触"技术,由于他手术的感染很罕见,因此有可能鉴别由金属腐蚀导致的失败。[75]

1895年,美国医生卡尔·贝克在《现代外科无菌理论与技术手册》(A Manual of the Modern Theory and Technique of Surgical Asepsis)介绍了他设计的一种凹槽状金属接骨板,贝克将其称为金属夹板(canaliculated metal splint),宽度约为骨干周长的3/4,其凹面与骨折部位碎片的凸面相匹配,夹板用几个螺钉固定在骨干上。这和1893年尼古拉斯·森所介绍的接骨套环在原理上有些类似(图4-6-3)。[126]

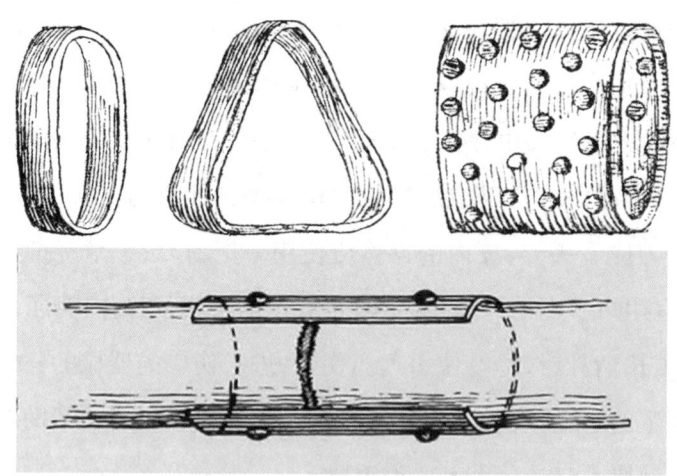

图4-6-3　接骨套环(上图由左至右分别为肱骨、胫骨、带网孔宽套环)与槽状金属接骨板(下图)

1904年，比利时医生A.朗博特设计了抗腐蚀的接骨板，并同时设计了整套的配合钢板和螺钉固定的器械，钢板被设计成弧面，使之能够更好的贴合骨面。他设计的钢板在当时的临床实用性最强，有人将其誉为"内固定之父"。当然，也有人认为英国的莱恩爵士才是钢板固定方法的创始人。

1907年，A.朗博特出版了手术治疗骨折的专著《新鲜及陈旧骨折的手术干预》，在副标题上他创造了专业术语"l'osteo-synthesis"（接骨）一词。其中报告了他治疗过的187例患者，仅2例患者死于感染。他认为，切开复位内固定的指征包括移位性骨折、粉碎性骨折和开放性复杂（puncture-compound）骨折以及合并动脉和神经损伤的骨折。固定骨折可使用钢丝环扎、螺钉、骑缝钉（门形钉）、钢板和外固定架。对于骨干骨折，横形骨折用钢板螺钉或外固定架固定；斜行骨折用钢丝环扎或环扎联合外固定架固定；干骺端骨折用门形钉、螺钉和钢板固定（图4-6-4）。A.朗博特强调在骨折治疗过程中早期运动和辅助运动的重要作用。1913年，他的书再版，对原内容进行了扩展。

美国外科医生威廉·欧尼尔·舍曼（1880—1979），是一名内固定方法的坚定普及者。他倾向于使用钢板和螺钉，因为它们易于应用并能确保获得解剖复位。但他手术的一些患者在内固定术后钢板很快发生断裂。1912年，舍曼报道了用Lane接骨板治疗的55例股骨干骨折，其中3例在骨折处发生钢板断裂。他认为，钢板应该具有足够的韧性和弹性来以预防断裂。作为匹兹堡卡耐基钢铁公司

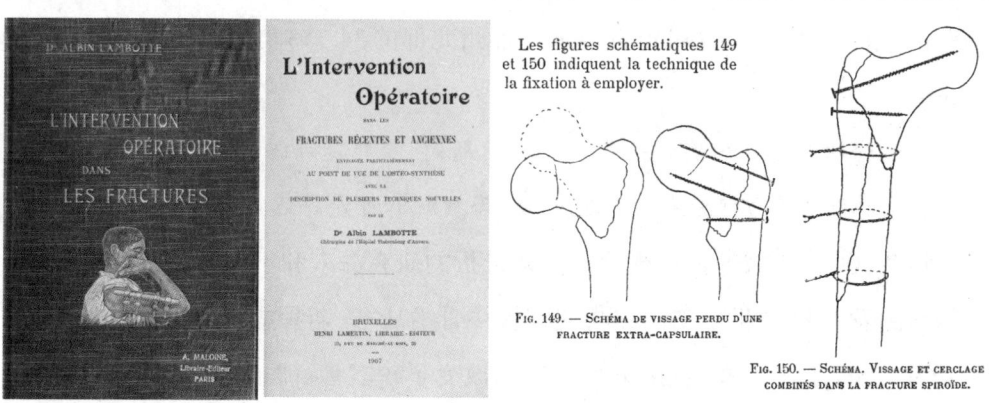

图4-6-4 《新鲜及陈旧骨折的手术干预》封面及股骨近端骨折内固定插图

（Carnegie Steel Company of Pittsburgh）的外科医生,舍曼有足够好的条件以开发更好的金属合金,并拥有先进的加工机械设备。他引入了含钒的高碳钢,研制出由钒钢合金制成的板,设计了以减少钢板钉孔之间的"颈结"（necking）,并引入了相同材料的自攻螺钉,以适应钢板的螺孔。舍曼改进后的钢板很有用,在1932年和1947年分别被美国国际标准管理局和美国外科医生学会骨折委员会推荐,可能现在还能在世界上的一些地方找到。虽然其机械性能良好,但是由于经常发生松动或导致局部铁染色,并且没有发现可靠的可替代材料,所以植入物通常在骨折愈合后被移除。当时美国骨科领军人物之一,也是与舍曼同时代的科顿在1912年指出,无论钢板有多坚硬,使用的患者都存在有螺钉脱落的风险。[127]

同时,莱纳德·T.彼得森正在代表卫生局局长办公室审查用钢板和螺钉内固定的状况。他的结论是,钢板的失败大多由于设计不当、制造不当和钢板质量控制不良,如螺钉和钢板不匹配,钉头的设计不令人满意,螺纹切割力较差等;而且钻头太脆,大小直径也不一致。他强调钢板、螺钉和钻头都应用相同的金属合金制成。他研发了一种钻头导向器,使动力钻头能更准确地适合螺钉孔;他用丝攻在骨内切割螺钉道,但由于该操作比较耗时而使用这项技术的人并不多;他还使用碎片间压迫和双钢板治疗股骨干骨折。此外,他还研发了一种简易的螺钉长度测量器来确定所需螺钉长度,提高了技术的精度。[128]

切开复位内固定的结果并不都是好的。在1928年,安泰保险公司医疗专员罗斯科·N.格雷（1892—1968）审查了来自加州北部的34 753美元赔偿金文件,他得出的结论是:

> 进行切开复位内固定是存在一些问题的,除非是训练有素的医生带着训练有素的助手在管理规范的医院开展,否则就有可能导致灾难性的后果。[129]

随着100多年来钢板系统治疗复杂骨折的研究深入和不间断的临床实践,锁定钢板的发展和21世纪初的成功使钢板接骨术从"一期骨愈合"的直接愈合理论转变为"二期骨愈合"的骨痂型骨折愈合,改变了较多骨科医生对骨组织愈合过程的理解。这种所谓的"二期骨愈合"是一个三维的环面结构,它可以由外科医生通过优化植入物与骨外形来增强骨折愈合效果。

对骨折端进行加压可改善骨折愈合和提高骨折端稳定性的观点,早在1932年约翰·阿尔贝特·基(1890—1955)的研究中进行过介绍。1948年后,约翰·查恩利和其他学者相继发表论文,但内容大多为促进膝关节融合手术的骨愈合。[130]

罗伯特·丹尼斯率先在实验室研究骨折端加压对骨折愈合的生物学影响,他证明了原始愈合(soudure autogène)的可能性,即"一期骨愈合",指的是在骨折碎片完全复位和维持加压时,骨折可以获得没有任何骨痂的愈合。丹尼斯对当前的固定技术不满意,反对骨痂是骨折愈合的基础的观点:

> 它应该被视为一种病理结构,通过内固定通常可以避免骨痂的形成,从而产生并维持骨折端的压力……主要是沿着骨干方向的加压。

为了在临床中获得这些条件,1947年丹尼斯研发了一种用于前臂骨干骨折内固定的加压钢板(coapteurs)。为了配合这些钢板,他还设计了皮质骨和松质骨螺钉系统。该加压钢板结合了加压和刚性固定的原则,以实现这种无骨痂包裹的生物愈合,使得"接骨"(osteosynthesis)这一术语在欧洲广为流行,其革命性概念影响了后来所有的钢板设计。他的临床和实验室研究结果报告在1949年出版的《骨愈合理论与实践》(Théorie et pratique de l'ostéosynthèse)中。他在书中指出,由于非常严格的无菌内固定,骨痂形成极小甚至看不见,而且该过程似乎在没有周围组织参与的情况下发生;骨膜在其中的作用并不大。他提出了骨愈合的三个目标:①患肢及邻近患处的关节肌肉应立即活动并恢复其活动的能力;②恢复骨的原始形态;③原始愈合的骨碎片没有明显的骨痂形成。这些目标将通过使用严格的无菌装置和由相容金属制成的器具来实现,它们旨在通过轴向压缩提供坚强固定。[131]

值得一提的是,在1965年,AO组织提出了一种不同于丹尼斯的加压设计,这种设计是通过拧紧临时固定在骨和钢板上的加压器来实现骨折碎片间压缩。该钢板比Danis钢板设计的更重、更厚(4.5毫米),解决了"强度"的问题。通过这种设计,米勒和他的团队证实了丹尼斯对骨折刚性钢板的研究结果,实现了以缺少骨膜骨痂形成为特征的一期骨愈合模式。

骨折简史

1951年,查尔斯·斯科特·维纳布尔(1877—1961)发表《加压接骨板实现闭合愈合》(An Impacting Bone Plate to Attain Closed Cooptation)论文,对丹尼斯的加压接骨板设计作了改进,引入了一个内置的加压装置(图4-6-5)。

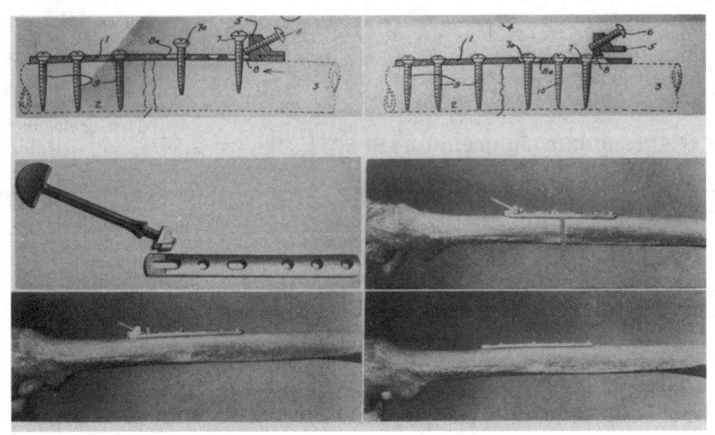

图4-6-5　Venable加压钢板

人物

查尔斯·斯科特·维纳布尔

(Charles Scott Venable, 1877—1961)

维纳布尔于1877年6月13日出生于美国弗吉尼亚州夏洛茨维尔,1900年毕业于夏洛茨维尔弗吉尼亚大学医学系,随后在英国伦敦、法国巴黎、奥地利维也纳和爱尔兰都柏林继续他的医学研究。1907年,他前往美国圣安东尼奥专攻外科和妇科。第一次世界大战期间,维纳布尔与陆军医疗队的梅里特·韦伯·爱尔兰(1867—1952)将军在圣安东尼奥组建了红十字会的地方分会。战争结束后,他以中校的身份退役,成为尼克斯纪念医院的首席外科医生。同时,他在得克萨斯大学医学分院担任外科名誉教授。维纳布尔是美国骨科医生学会成员、美国贝尔县医学会主席(1930)、南方外科学会早期成员和后来的主席(1924)、南部外科协会副主席(1941)、得克萨斯州医学协会主席(1943)和美国创伤外科协会主席(1947)。

1947年,在他与瓦尔特·古德洛·斯塔克共同撰写的《骨折内固定术》(*The Internal Fixation of Fractures*)中,首次将钴铬钼合金(vitallium)引入骨外科领域。

1952年,美国外科专家扎卡里·B.弗里登伯格(1915—2011)和乔治·弗伦奇发表论文中动物实验表明,加压固定骨干骨折的最佳压力为12—18磅;大于30磅的压力会导致骨坏死。他们的结论是,与加压相关的增强愈合主要是由于更安全的固定和嵌插,而不是压缩本身。[132]

1956年,乔治·威廉·巴格比(1923—2016)在修理松动的纱门中顿悟,研制了自加压钢板(图4-6-6)。那是一个基于钢板的椭圆形孔和螺钉的形状设计的加压

人物

乔治·威廉·巴格比

(George William Bagby,1923—2016)

1942年,巴格比正在接受医学前培训。他急于进入医学院,因为他知道,在医疗领域帮助军队比战斗在朝鲜战争的前线更合适。当时,进入医学院需要2年的预科培训,但要有竞争力,最好培训3—4年。当他即将开始这第三年的医学预科训练时,他收到了坦普尔医学院的录取通知书。他在3天后便启程,登上从明尼阿波利斯到费城的火车,及时到达医学院。第二次世界大战结束后,巴格比在明尼苏达州的乡村诊所工作4年,然后去了梅奥诊所接受外科培训。正如他所说:

"我在梅奥诊所开始接受外科培训,工作才3个月就被征召到韩国服役。也不知道是怎么搞的,政府认为我已经接受了3年的训练,而不是3个月。"

"我来到了第171转运医院,在那里我向医生解释了我在培训方面的局限性。埃德·奥蒂斯是一名训练有素的骨科医生。他指导我的外科工作,带着我不断进步。这也是我将来会成为一名骨科医生的契机。"

1956年巴格比回到梅奥诊所,并在那里完成了对骨折内固定的研究。

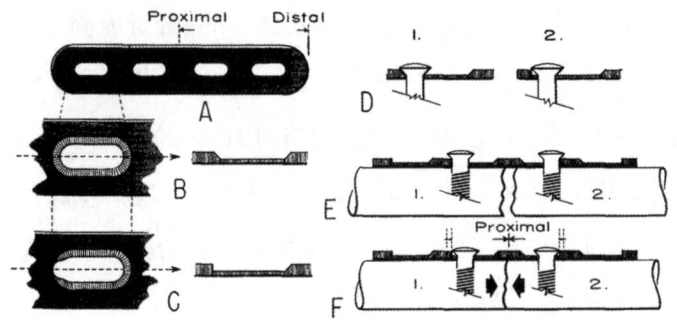

图4-6-6 Bagby自动加压钢板

钢板系统。当问及他发明背后的故事时,巴格比说:

> 我习惯于看到别人经常错过的小东西。这在很大程度上是因为我不能快速阅读,也不喜欢看电视,所以我很喜欢观察我周围的环境。最明显的例子与我发明的第一个加压骨板有关(在我在梅奥诊所任职期间)。有一天,我注意到我的纱门松了,修理时我不小心打偏了一颗螺钉,看到木材相对于金属板发生横向移动。虽然这是一个意外,但我(联想到)在韩国时了解到骨折端压缩的重要性,于是我回到明尼苏达州的罗切斯特,希望为骨折固定的骨板创造一些实用的加压。我开始研究狗的股骨,并因此在梅奥诊所获得了骨科的医学硕士学位。这项工作造就了第一个自加压骨板,这是一种新技术,不需要增加锚钉或额外的设备来进行加压,因为螺钉和钢板的排列形成了一种"自压缩"。[133]

他和J. M.简斯又进行了动物实验研究这一"自动压缩技术",他证明了加压并不刺激成骨,但它确实增加了骨折部位的靠近和稳定。最终他们将成果发表在1958年的论文中。[134]

加压器的使用后来被放弃,改变为椭圆形螺钉孔设计,类似于巴格比设计的加压钢板。这种新型设计被称为"动态加压钢板"(dynamic compression plate, DCP),不过该技术是和自动压缩技术各自独立研制出来的。1967年,瑞士研究小组成员罗伯特·K.申克(1923—2011)和汉斯·罗伯特·维勒内格(1910—1998)将DCP与自动压缩技术比较,认为DCP的优点是骨不连发生率更低,内固定更稳定,

并且术后不需要石膏,从而允许相邻关节在术后立即活动。[135-136]

尽管有这些优势,DCP的开发者还是希望在设计上有所改进。这可能是因为DCP固定部位存在一个显微镜下可检测到的断裂间隙,在去除钢板后会成为应力集中点。鉴于在钢板拆除后可能再次骨折,研发者建议至少在15个月内不要拆除。西古德·B.凯斯勒及其同事1992年的一项研究表明,通过对28例再骨折的组织学研究证实,所有复发性骨折的发生部位都存在骨组织桥缺失的间隙。斯特凡·M.佩伦(1932—2019)领导的研究小组对此提出的假设是,再骨折是由于皮质骨坏死所致,这是一种继发于钢板与骨的过度接触,干扰了皮质骨的血供灌注的结果。因此,他们又研发了一种新的钢板设计,旨在减少钢板对骨皮质血供的干扰。这种设计被称为有限接触-动态加压板(limited contact dynamic compression plate,LC-DCP),据称它可以减少骨与板之间的大约50%接触面积。

锁定钢板及其螺钉

加压钢板的应用解决了临床中不少骨折的愈合问题。但如果在骨折段存在骨质结构受损(如粉碎性骨折、骨质疏松骨折等),加压钢板就难以实现可靠的固定,有的医生使用骨水泥来加强固定,但骨水泥会阻碍骨折愈合。于是,对新型锁定钢板和螺钉的研制又重新回到医生的视野。这里之所以说"重新",是因为早在1931年法国的保罗·莱茵霍尔德就在Hansmann钢板的基础上,增加了带螺纹的螺钉孔,并申请了相应的钢板专利,1935年被法国的Collin公司商业化。所以有人将莱茵霍尔德称为"锁定钢板之父"。托马斯·A.罗素在《历史视角下的钉板固定技术发展与一体化生物微创骨折手术》一文中提到,英国的欧内斯特·威廉·海·格罗夫斯也曾提出过锁定钢板的设想:

> 螺钉可以穿过带螺纹的钢板,通过金属对金属锁定,这样它就不会从钢板上松开。[137]

锁定钢板的临床成功导致了各制造商之间的研发竞争,归纳起来不外乎角稳定锁定板和可变角锁定板两大类。前者即螺钉进入钢板的角度是不能改变的;而后者的螺钉可以在 1°—15°范围的锥形空间内的任何位置,通过膨胀环进行锁定。螺钉与钢板的锁定也有两种类型:一种是螺钉头上的螺纹与钢板钉孔上的螺纹相互锁紧,本质上是一个双螺纹螺钉;二是螺钉头上的螺纹切入钢板中,或者进入钢板螺孔中预制的一个边缘唇。

传统的钢板螺钉依靠一个不对称的、宽而有角的螺纹来对抗固定失败而挨个脱出的情况,一般需要穿透对侧的皮质骨以获得最大的固定力。但使用锁定螺钉,则不需要也不能在对侧的皮质骨上获得所需的拉力。同时,锁定螺钉的螺纹较为细斜,使其容易进入骨内,并能在固定过程中形成单体效应(monobloc effect),让所有的螺钉同时受力而坚固很多。不过锁定钢板和其他内固定装置一样,螺钉可能在过度的循环载荷下断裂或使钢板脱离骨骼,可造成骨不连和畸形愈合。

在 1974 年出现的 Litos 锁定钢板系统,以及紧随其后在 1982 年波兰开发出的 Zespol 稳定接骨系统之后,人们纷纷对锁定钢板进行了改良,使得锁定钢板技术在临床有了更多的运用与发展。1995 年,法国的帕特里克·叙雷尔针对锁定钢板技术的概念,研发出新型 Surfix 锁定钢板。1998 年,在另一种锁定方法中,Schuli(字面意思是"小鞋")锁定螺母系统可以让一个普通螺钉锁定在钢板上,奠定了今日内固定系统的基础。2001 年,内固定研究协会(Association for the Study of Internal Fixation,ASIF)推出了他们的第一代锁定加压钢板。[138-139]

ASIF 实际是英语国家对骨折内固定研究小组(ArbeitsgemeinSchaft für Osteosynthesefragen,AO)的称呼。AO 的成立源于 1958 年米勒发起的一场在瑞士比尔召开的讨论会,主要成员包括罗伯特·施奈德(1912—1990)、马丁·阿尔戈尔(1917—2007)和约 15 名由维勒内格领导的瑞士普通外科医生和骨科医生,其主题是讨论瑞士国内对于骨折治疗(包括非手术和手术方法)效果不佳的现状。这次会议上达成了一个共识,即对骨折的有效治疗应包括解剖复位、坚强内固定、非创伤性技术和在术后的头 10 天内早期主动活动受伤的肢体。以这些讨论会核心成员为基础,后来发展成骨折内固定研究小组(AO)。

AO 自诞生之日起即显示了极高的运作效率,一方面开展相关的临床与实验

人物

莫里斯·埃德蒙·米勒

（Maurice Edmond Müller，1918—2009）

米勒出生于瑞士比尔的一个德、法双语家庭，先后在诺沙特尔大学、伯尔尼大学和洛桑大学学习医学。1944年在洛桑大学获得医学博士学位后，他有机会见到了一名在二战中由德国外科医生盖哈德·屈切尔（1900—1972）用髓内钉治疗的骨折患者，还有另一位由巴黎朱代兄弟做的髋关节植入物的患者。米勒受此影响决定专攻骨科。

他先在瑞士苏黎世巴尔格里斯特大学医院整形外科做了2年的住院医生，1947年赴埃塞俄比亚吉姆马热带外科医院工作1年后，回到瑞士利斯塔尔担任外科培训工作。1949年，他阅读了丹尼斯的《骨愈合理论与实践》（*Théorie et prätique de l'ostéosynthèse*）一书后大受启发，专程前往比利时拜访丹尼斯求教，将骨折绝对稳定内固定的理念带回瑞士开始了自己的骨折内固定技术研究，在临床上取得很好的效果。1952年，他成为苏黎世巴尔格里斯特大学医院整形外科的首席住院医生，他和罗伯特·施奈德等瑞士外科同行开始科学、系统地研究骨愈合并研发植入物及相关仪器。1958年他领导AO成立后，次年在达沃斯建立了第一个研究中心，由他担任该委员会主席超过20年。1960年，他在圣加仑医院的骨科和创伤科工作。1963—1980年，他担任伯尔尼大学的教授和伯尔尼医院的骨外科主任。

米勒对骨折内固定技术和髋关节假体的发展产生了重大影响。1957年，他出版了一本名为《股骨近端截骨术》的专著，几十年来一直是标准教科书。1965年，他创办了Protek AG公司，该公司生产并分销他设计的用于骨关节炎或畸形髋关节置换的假体和手术器械。从1974年起，所有利润都捐给了他创办的米勒基金会，以促进整形外科的教育和研究。

鉴于他在这些领域的工作，他获得了许多奖项。2002年8月24日，国际矫形外科和创伤学学会（SICOT）授予他"世纪骨科医生"称号。

研究,设计和生产足够的医疗器材以供使用和推广;同时建立资料文献档案,开展AO理念的推广教育。1960年,AO的创建者们建立了名为辛迪斯(Synthes)的商业公司,负责制造和销售外科医疗器械。辛迪斯商业公司的运作又为AO理念推广和发展提供了充足的资金支持。1984年,AO成立了AO(ASIF)基金会,基金会每年可以投入数百万瑞士法郎的经费资助AO的运作与研究。尽管该小组的观念初期受到"手术过于激进"和"不遵循传统"的严厉批评和抵制,但最终以惊人成果获得了全世界的认可。

目前AO内固定系统的专利产品指定生产商仍为辛迪斯公司。该系统主要通过螺钉尾部的螺纹与钢板螺孔边缘的螺纹锁定,实际上是一个双螺纹螺钉。

近年来,固定长骨骨折所用钢板已经从选择刚性材料结构发展到选择更有弹性的合金材料结构,并不去一味追求加压钢板获得的一期骨愈合的绝对稳定。相反,临床推荐使用刚性较弱的内固定装置可以通过骨痂形成以促进骨折愈合。最近的研究证实,在某些情况下,如果锁定板的刚度过高,比如在第一代锁定钢板中,随着肢体负重,骨折端的运动会导致钢板弯曲,引起不对称的骨折端运动,即钢板的对侧骨皮质相对于钢板侧的骨皮质存在更大的活动,由此会形成更多的骨痂。为此,研究人员应用不同的技术来降低锁定钢板的刚度。当前,随着动态锁定螺钉的引入,锁定钢板构造的轴刚度降低,允许螺钉和钢板在其附近的骨皮质之间微动,使得固定侧与对侧骨皮质更为对称地运动,有利于骨折愈合。

髓内钉固定技术

前面已经提到,在约3500年前的古埃及,就有用金属螺钉贯穿膝关节固定股骨和胫骨的实例。3000年后,埃尔南·科尔特斯(1485—1547)探险队的人类学家伯纳迪诺·德·萨阿贡(1499—1590)报告了墨西哥首次在活体患者中使用髓内钉的案例。1524年,他目睹了阿兹特克骨外科医生(名为"Tezalo")使用黑曜石刀进行骨膜切开术,然后将树脂棒插入髓腔内以稳定骨折。

19世纪初,第一批医学期刊报道了髓内钉。据报道,迪芬巴赫、朗根贝克、巴登霍伊尔和其他讲德语的外科医生在长骨髓内使用象牙钉治疗骨不连。与此同时,芝加哥的尼古拉斯·森也进行了髓内固定实验,他使用牛骨制成空心穿孔夹板,并将其插入长骨髓内以治疗骨折后的假关节病。1886年,瑞士海因里希·比歇尔(1850—1923)在一次外科会议上描述了在髓内插入象牙钉用于复杂骨折的急诊手术治疗。几年后,德国的泰米斯托克莱·格卢克(1853—1942)创造了第一个象牙髓内钉,钉子的末端有孔,因此首次提出了交锁的概念。同一时期,挪威的尤利乌斯·尼古拉森(1831—1909)率先撰写了关于股骨近端骨折髓内钉生物力学原理的文章。他强调需要增加髓内钉的长度以获得更大的生物力学优势,从而为几乎整个骨骼提供保护。他也率先提出近端和远端的钉-骨互锁来设计静态锁定的概念,被一些学者誉为"髓内钉之父"。

英国外科医生格罗夫斯是第一位使用实心金属棒作为髓内钉的外科医生,也是逆行髓内钉入路的先驱。第一次世界大战期间,当时他治疗患有感染性假关节的患者,不愿截肢,因此他获得了经验。1912年,他不仅描述了第一个允许通过最小创伤进行骨整合术的髓内钉技术,而且他还熟练使用髓内钉和较小的钉子来固定骨折(图4-6-7)。他试验了由铝、镁和钢制成的植入物,并认识到生物力学在骨折愈合中的重要性。即便如此,格罗夫斯的技术仍受高感染率的影响,因此并没有被同时代学者接受。[140]

1931年,美国骨科医生马里厄斯·奈加德·史密斯-彼得森(1886—1953)推出了一种三翼状不锈钢钉,用于治疗关节囊内股

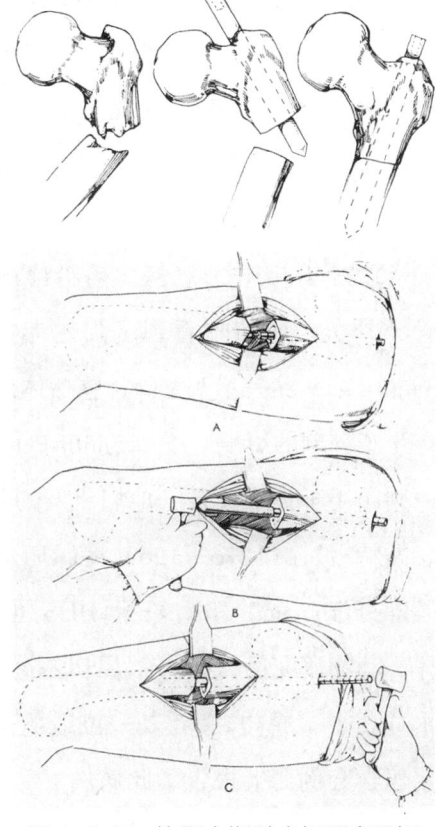

图4-6-7 格罗夫斯髓内钉固定骨折

骨颈骨折。他设计了一种切开髂骨嵴前1/3的开放入路,沿阔筋膜张肌的前缘进入术野,然后将骨折复位,使用冲击器将不锈钢螺钉打入股骨头内。由于史密斯-彼得森试行的手术取得成功,许多外科医生开始尝试髓内钉治疗骨折。斯文·约翰松(1880—1959)于1932年发明了空心髓内钉,他巧妙、创新地使用了克氏针,允许在放射学引导下可控地插入髓内钉。他所应用的核心技术组件直到今天仍在使用。

1937年,莱斯利·沃恩·拉什(1905—1987)和他的兄弟H.洛韦·拉什(1897—1965)推出了弹性髓内钉的概念。他们使用弹性的、预弯曲的不锈钢髓内钉,并试图建立一种髓内三点固定结构,以对抗骨折周围轴向位移的趋势。他们认为完整的软组织区域起到了张力带的作用,可以抵抗由预弯曲弹性钉产生的张力。但其构造受到不锈钢弹性特性的限制,使得理论上的弹性形变转变为塑性变形。后者可能导致继发性移位和畸形愈合。此外,髓内钉往往会在入口外退出或穿透松质骨结构,甚至在关节内穿孔。尽管如此,奥地利维也纳的学者恩德继续采用这种技术作为Ender骨折固定学派的基础,并且直至今天仍然被用于小儿骨折的灵活固定。[142]

1939年,德国外科医生盖哈德·屈切尔研发了一种不锈钢髓内钉,用于治疗股骨干骨折。屈切尔看到了阿尔弗雷德·威廉·安许茨(1870—1954)教授改良的Smith-Petersen三翼钉技术,包括体外瞄准装置等设计,为屈切尔研制髓内钉技术产生了深刻的影响。受到Smith-Petersen钉治疗股骨颈骨折的启发,他们计划将该原则应用于骨干骨折。他们研发的髓内钉横截面最初为V形,直径为7—10毫米。恩斯特·波尔(1876—1962)将屈切尔设计的髓内钉变成了产品,波尔设计的动力髋螺钉(Dynamic Hip Screw,DHS)也是一个骨科界知名度极高的产品。在进行尸体和动物研究后,1939年,屈切尔进行了第一例股骨干上1/3骨折髓内钉内固定手术并获得了成功,患者是一位造船工人,从甲板上摔下致伤。屈切尔在当年的基尔医学会例会上报告了此病例。次年,屈切尔在柏林举行的德国外科年会上报告了13例髓内钉内固定手术方法,其中11例为股骨髓内钉。随后,他又和同事理查德·马茨（1886—1952）共同研制了一种用于股骨近端骨折的髓内钉，髓内钉从大转子顶点插入，横截面呈U形，在距钉近端8厘米处设有一个颈干角呈130°的开口以植入头钉。这种设计可视为现在股骨近端重建钉或γ钉的前身。他还为这髓内钉设计了诸如外置瞄准架等配套器械。他们用这种器械成功治疗了150例股骨近端骨折。第二次世界大战期间，屈切尔为芬兰前线的患者和战俘进行手术。他使用闭合式和开放式手术扩展了髓内钉方法。在闭合入路中，他将髓内钉顺行穿过大转子，置于用吊带操作的牵引台上，使用X线从两个平面检查其骨折的复位和髓内钉的进钉情况；在开放入路中，通过骨折线附近的切口将髓内钉穿过骨折置入髓内。屈切尔将这些方法用于治疗股骨干骨折以及胫骨和肱骨骨折。

人物

盖哈德·屈切尔

（Gerhard Küntscher, 1900—1972）

1900年屈切尔出生于德国东部萨克森州的茨维考小城。1926年，他在耶拿大学获得了博士学位，1930年在基尔大学医院外科工作，著名的阿尔弗雷德·威廉·安许茨教授时任外科主任。

第二次世界大战爆发后，屈切尔于1941年4月应征入伍，担任德军前线的战地军医，驻扎在芬兰前线的一家医院，向外科医生传授髓内钉固定技术。随着第二次世界大战中德军的溃败，1944年9月，屈切尔乘飞机逃离芬兰，躲藏在德国石勒苏益格一家医院里，没有成为盟军俘虏。1965年退休之后，他又到德国北部的弗伦斯堡工作，并继续研发改进髓内钉技术。

1944年，屈切尔医生为一名英国伞兵战俘进行了髓内钉内固定手术。当这位英国战俘回到英国后，英国皇家空军的骨科顾问雷金纳德·沃森-琼斯爵士发现了士兵体内的金属髓内钉。他把这当成德军用英国士兵进行人体实验的暴行，于是以髓内钉作为罪证呈给国际军事法庭。英国的《泰晤士报》对此还做了专题报告。

1945年,美国《时代周刊》(Time)发表了一篇题为《神奇的大腿骨》的文章(图4-6-8),报道了美国大西洋城的一家医院有一位被德军俘虏过的军人,美国医生发现他的大腿股骨里有一根神奇的、形似指挥棒的金属物体。据这位士兵说,他受伤被俘后,一位德国军医对他进行了手术治疗,当他醒来后,发现在骨折的大腿上没有任何的伤口,而是在髋关节的上方有一个约2.5英寸的手术刀口。术后2天,德国军医就让他随意活动受伤的腿,一周之后就让他下地行走。和英国医生一样,美国医生也觉得这件事非常离奇。屈切尔的技术是在盟军战俘被遣返后才为世人所知。美国和英国的外科医生以这种方式熟悉屈切尔研发的髓内钉,并认识到它在这个时代的骨折治疗方式上的明显优势。在很短的时间内,髓内钉技术得到了广泛的推广,全世界越来越多的医生开始采用他的方法,平均将患者的恢复时间缩短了近一年,从而彻底改变了骨折的治疗,原本必须使用石膏固定数月的患者现在可以在几天内恢复活动。由此,这位德国外科医生被认为是髓内钉的关键研发者,他在创伤手术发展史中具有举足轻重的地位。

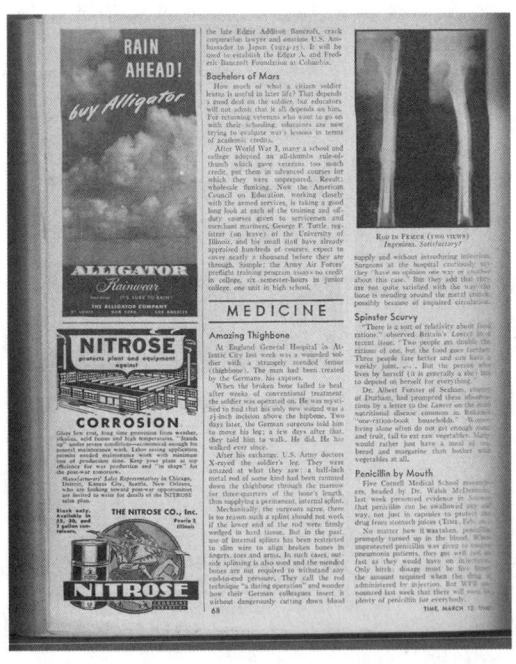

图4-6-8　1945年3月12日《时代周刊》刊登的股骨髓内钉X线片

早在1942年，A. W.费希尔等学者首次描述了扩髓磨钻的使用，这是扩髓髓内钉的开始，目的是增加髓内钉和骨骼之间的接触面积并提高骨折固定的稳定性，以帮助患者快速恢复活动，也将髓内钉的手术适应证从骨干狭窄部以上骨折扩展到狭窄部以远的干骺端骨折。屈切尔医生接受了扩髓的理念，并支持在整个骨干髓腔长度上扩髓，以方便插入更大的髓内钉。他对扩髓的钻头进行了改良，研制出至今仍在使用的柔性导向扩髓磨钻。最初，髓内扩髓旨在显著增加骨与髓内钉的接触面积，正如杰森·史密斯等学者所描述，每扩髓1毫米会使接触面积增加38%。这允许使用更大、更硬的髓内钉，增强了骨折固定结构的整体稳定性。

尽管具有灵活髓内扩髓磨钻的髓内钉成为一种合适的接骨术内固定器械选择，但随着AO的发展，在AO理念和技术的大力推广中，20世纪60年代后期的临床医生和学术界对髓内钉热情大减，更关注对各种新型钢板的尝试。

临床医生弃用髓内钉的原因除了疗效因素之外，也有因为外科医生回避X线辐射所带来的副作用的情绪因素。而钢板固定系统疗效并不比髓内钉差，在术者直视下复位也免去了术中X线透视的操作。尽管国际上普遍共识为使用钢板内固定系统，但屈切尔依然执着于髓内钉的发展研究。战后，他在德国汉堡的港口医院工作，其间开发了一种"三叶草"形交锁髓内钉，他将其命名为"detention nail"，即Küntscher髓内钉（图4-6-9）。那个时代髓内钉设计的致命弱点是无法稳定非常粉碎的骨折或移位成角大的骨折。他退休后仍坚守临床工作，并在临床之余继续对髓内钉进行改良，设计了交锁髓内钉，以增加抗旋转性及轴向稳定性。通过这种方式，植入物可以更好地抵抗弯曲和扭转力，同时防止肢体缩短。

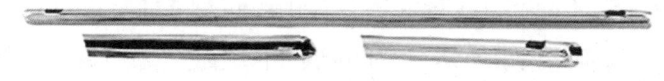

图4-6-9 Küntscher髓内钉

20世纪70年代，Küntscher髓内钉的概念进一步得到临床医生的关注。这种闭合复位髓内钉固定术治疗骨折的方法灵活地融汇了扩髓和互锁概念，并增强了透视技术清晰度，最终使这一项效果优良的手术技术得以进步和推广，其特点是软组织损伤最小，稳定性好，患者术后可以立即活动。学术界当即卷起了风潮，进行一系列创新，推动第二代髓内钉的研发。1976年，法国的A.格罗斯和伊恩·肯普夫创造了一种部分开槽的髓内钉来解决髓内钉弹性模量的问题，髓内钉在近端区域没有开槽而设有用于安装近端螺钉的钉孔，近端螺钉可45°插入，从而增加髓内钉内固定结构的稳定强度。几年后，AO公司也通过研发理念相似的髓内钉加入了髓内钉研发的潮流中。1984年，温奎斯特等学者提出动态化方法，该方法是通过应用更大的锁定螺钉孔、移除静态锁定螺钉来增强骨折端愈合，随后在更现代的设计中将锁定螺钉孔改造为椭圆形钉孔。动态化方法目的是促进骨折愈合并避免晚期活动导致的骨不连。目前，髓内钉动态化作为一种独立的技术已经失去了它的拥护者，它目前仅作为治疗骨不连病例时，相较于完全更换内固定系统的一种更为经济的解决方案。[143-145]

在一项生物力学研究中，M.S.吉梅诺等学者报道髓内钉的非开槽和开槽部分之间的过渡区导致了内固定植入物的应力集中和手术失败。为解决这些问题，托尼·罗素和约翰·查尔斯·泰勒等学者在1986年设计出第一个非开槽、不扩髓的髓内钉，取得了令人满意的结果。

在此期间，关于髓内钉交锁问题也在继续取得进展，正如我们今天所知，通过髓内钉预留钉孔与螺钉进行交锁，是德国克劳斯·克莱姆和沃尔夫-迪特尔·施勒曼的设计，不过这种方法需要在徒手透视引导下进行螺钉的插入，这会使外科医生暴露在大量辐射下。如今，该问题已通过远端瞄准系统得到解决，该系统包含了电磁场跟踪技术、透视引导徒手技术和精确的近端钉安装导向器技术。[142]

20世纪90年代，Russel-Taylor髓内钉在国际骨科界非常流行。正如罗伯特·J.布伦巴克等学者的研究结果所示，治疗共识慢慢变成了髓内钉与螺钉的静态锁定方法，该锁定方法在大多数情况下效果较好，并且不会导致骨不连。冶金学的进步促使了钛合金髓内钉的出现，钛合金由于良好的强度、耐腐蚀性和生物相容性而被广泛应用于生物医学行业。Alta髓内钉系统是第一个可用的钛合金髓内钉，受到了医学界极大的欢迎。然而，目前的文献对钛合金是否比不锈钢更合适作为内固定材料持怀疑态度,尤其是钛合金的使用会导致成本增加。不过,钛合金的某些优势,例如,接近皮质骨的弹性模量和磁共振成像兼容性,使其成为一个有吸引力的选择。此外,当需要较小直径的髓内钉时,钛合金也是不二选择。[146]

支持扩髓的研究认为,扩髓可增加髓内钉和骨之间的接触面积,因此也扩大了髓内钉对复杂骨折和骨干远、近端骨折的使用范围;扩髓后可以使用直径更大的内植物,从而增加了骨-内植物之间界面的固定强度;同时,扩髓产生的碎骨片还可起到自身植骨的作用。

而支持不扩髓髓内钉的研究强调了扩髓带来不利的生理影响,例如髓内脂肪可能带来脂肪栓塞,并且实验证据表明扩髓对肺功能有不利影响;另外,扩髓会破坏髓内血供,给骨折愈合带来不利影响;同时,扩髓过程中有引起髓腔压力和温度增高,造成骨坏死的危险。

经过前几十年的探索,骨科医生对髓内钉的经验大大增加。股骨、胫骨和肱骨骨折的髓内钉固定已成为大多数闭合性骨折以及部分开放性骨折的标准治疗方法,包括各种类型的髓内钉如顺行或逆行髓内钉、扩髓与非扩髓髓内钉,以及各型专属部位髓内钉,如γ钉、防旋股骨近端髓内钉(proximal femoral nail antirotation,PFNA)、股骨近端联合交锁髓内钉(InterTan)等。新的瞄准定位系统使该过程变得简单且可重复,即使是最缺乏经验的外科医生也能完成。在材料方面,钛合金和不锈钢金属具有非常高的弹性模量,可满足骨骼愈合所需的刺激性压力;也有其他新型生物材料,如镁合金、形状记忆合金和可再吸收材料。目前,推荐使用由连续碳纤维增强聚合物制成的髓内钉,该聚合物具有改进的弹性模量和极大的疲劳强度;镁合金具有类似于皮质骨的弹性模量,并且是可生物降解的。

第五章
骨折冠名术语的时代解读

冠名术语的存废之争

　　冠名术语（eponym）是从人名中派生出来的单词或术语。"eponym"一词源自希腊语，意思是"以其命名"，它往往带着一个人名或地名，长期以来被用于各种医学疾病、综合征、方法、过程、物质、器官部位的命名和科学识别（有时是错误的）。

　　在医学界多达20000多个冠名术语（eponymous terms）中，也有不少骨折分类的冠名术语，通常是以最先描述它们的医生的名字来命名的。仅在赛义德·贝赫鲁兹·穆斯图菲的书《骨科名人录》（*Who's Who in Orthopedics*）中，就讨论了250多个常用冠名骨科术语，仍远没有涵盖骨科领域中的每一个冠名术语。随着医学知识的不断进步，特别是MRI和CT在骨科中的应用，有的骨科冠名术语可能被证明并不确切甚至错误，有的早已在临床中被弃用。因为许多临床研究要么评估保守治疗与手术治疗的优劣，要么反映放射学分类和远期结果，所以只有当冠名骨折或分类系统对治疗和预后有影响时，这些冠名术语才有意义。因此，关于冠名术语在医学学术讨论中"存与废"的争论也就不可避免。

　　2007年，一场题为"是否应该废除冠名术语？"的辩论引发了医学界的强烈反响，主张保留者和反对保留者均发表了许多有价值的观点。反对者认为它们"在全球化的世界中缺乏准确性，会导致混乱，阻碍学术讨论的科学性"，他们所指出的一些冠名术语的缺点的确显而易见。一些冠名术语用错了人,所冠之名并非首先发现者或创造者,例如约翰·兰登·唐(1828—1896)并不是"mongolism"(先天愚型病)这一综合征的发现者,而是"mongolism"这个词的创造者,后来因为以前的名称存在种族主义而改为唐氏综合征(Down syndrome);而且,冠名术语还存在有其他方面的缺点,如发音和拼写问题,带有变音符号的名字问题,也容易导致拼写或发音的错误;还有的医学冠名术语因为冠名者的反人类罪而被禁用,德国莱比锡的汉斯·赖特(1881—1969)就是一个例子。赖特1906年获医学博士学位,是一位杰出的医学研究者和博学的知识分子。1916年,他在巴尔干前线治疗了一位同时患有结膜炎、尿道炎和关节炎的德国军官,赖特认为这些不同的症状是单一疾病的外在表现。1942年,瓦尔特·鲍尔(1898—1963)和伊弗雷姆·P.恩格尔曼(1911—2015)首先使用了"Reiter综合征"(Reiter syndrome)一词,该术语随后被广泛采用。1932年,赖特与其他一些大学教授一起签署了效忠阿道夫·希特勒的宣誓书,成为纳粹党员,在纳粹德国医疗卫生部门担任重要职务。他参与或了解纳粹政权实施的非自愿绝育和安乐死,还在布痕瓦尔德集中营为被拘者接种实验性斑疹伤寒疫苗,导致数百人死亡,1945年5月,赖特被苏联军队俘虏,最初被关押在德国柏林,后来被转移到德国纽伦堡受审。2003年,《国际风湿病学》杂志编辑同意从文献中删除"Reiter综合征"一词,代之以"反应性关节炎"(reactive arthritis)。现在,"Reiter综合征"只出现在引用特定历史背景下的陈旧参考文献时。

  主张保留者认为这些冠名术语"通常是实用的,是一种医学速记形式",而且"给医学带来人文色彩,它们将医学传统和文化嵌入我们的历史"。统一的系统命名法当然是至关重要的,它有利于疾病的识别、分类以及从数据库中检索相关信息。这种一致性能提供一个灵活、实用、科学上可接受的术语来描述、讨论和交流,从而避免了基础科学和临床科学中的混淆。[147]

  可以预见,在未来相当长的时间中,医学冠名术语仍将继续应用于临床。本章的目的是总结和描述目前较为常用的骨折冠名术语,并简单叙述这些冠名骨折相关的人和历史背景,也希望能为各冠名骨折术语提供一个比较准确的定义。

上肢常用冠名骨折

Bennett骨折

Bennett骨折是指第一掌骨底部的关节内两分骨折（intra-articular two-part fracture）合并掌骨干脱位或半脱位，较小的撕脱骨片基本留在原来位置（图5-2-1）。1881年11月12日，爱尔兰外科医生爱德华·哈拉兰·本内特（1837—1907）在爱尔兰都柏林病理学会的一次会议上介绍了这种骨折脱位。

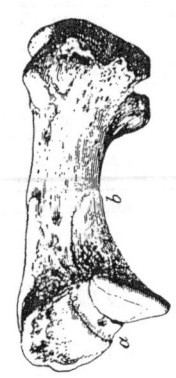
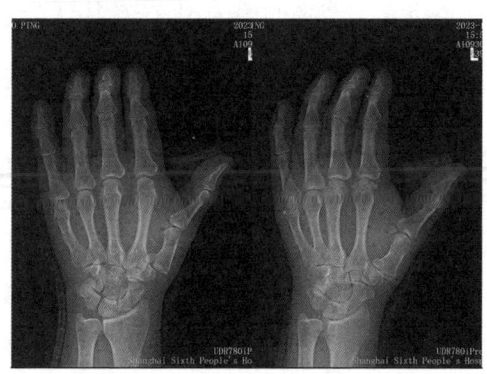

图5-2-1 Bennett骨折及临床病例

1882年，他在《都柏林医学杂志》（*Dublin Journal of Medical Science*）上发表了描述这种骨折的论文《掌骨骨折》（*Fractures of the Metacarpal Bones*）。1886年，本内特在《英国医学杂志》发表《第一掌骨基底骨折》（*On Fracture of the Metacarpal Bone of the Thumb*）；1897年，在爱尔兰皇家医学院演讲时，他再次描述了该骨折的特征："骨折斜向穿过骨的基底部，大部分关节面与支撑它的骨头分离，凸出到手掌中，由此产生的畸形更像是第一掌骨的背侧半脱位。"[148-149]

1907年，都柏林圣三一学院以本内特之名设立了Bennet奖章，用以奖励圣三一学院外科学贡献者，奖章上印有Bennett肖像和第一掌骨骨折图像。

同样冠以本内特之名的术语还有Bennett双环夹板，是一种可在手指上滑动并限制近端指间关节过度伸展的金属夹板。

人物

爱德华·哈拉兰·本内特
（Edward Hallaran Bennett，1837—1907）

本内特是爱尔兰都柏林的一名外科医生。1854—1859年他在都柏林圣三一学院医学院学习,后于1863年任爱尔兰皇家外科学院(FRCSI)院士,1864年任帕特里克·邓爵士医院的外科医生和大学解剖学教授,1873年本内特接替罗伯特·威廉·史密斯(1807—1873)任圣三一学院外科教授和病理博物馆馆长,1884年他任爱尔兰皇家外科学院院长,1894—1897年任爱尔兰皇家医学院院长。本内特是J.李斯特抗菌术的早期接受者。他被尊为"荣誉与正直的典范,直率而宽容",被普遍称为"老板"。

Rolando骨折

Rolando骨折是指发生在第一掌骨基底部粉碎性的Y形或T形骨折脱位,可伴有掌骨关节面的破坏。1910年,西尔维奥·罗兰多(1873—1949)发表了题为《第一

人物

西尔维奥·罗兰多
（Silvio Rolando，1873—1949）

罗兰多是一位意大利普通外科医生,以泌尿外科为特长。1873年5月29日罗兰多出生于意大利热那亚的卡拉斯科,1896年毕业于热那亚大学医学院,在其行医的40余年时间里,他用意大利语和法语发表了多篇专业论文。他是继乔瓦尼·巴蒂斯塔·蒙泰贾(1762—1815)和里卡尔多·加莱亚齐(1866—1952)之后,第三位冠名骨折术语的意大利外科医生。

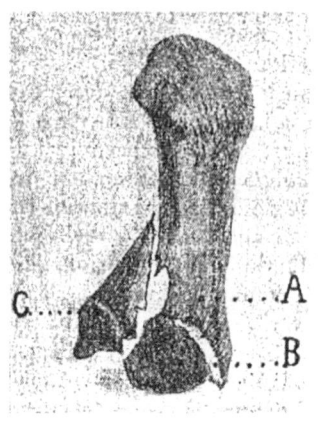
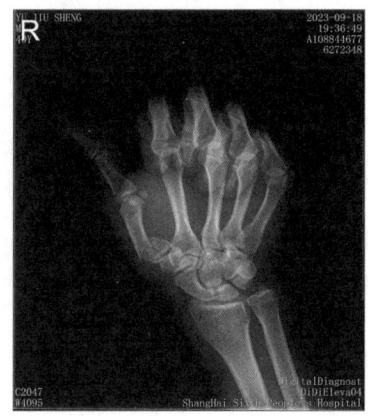

图5-2-2 Rolando骨折

掌骨基底骨折,主要介绍一种尚未描述过的骨折》(*Fracture de la base du premier metacarpien, et principalement sur une variete non encore decrite*)的论文,报告了12例港口工人拇指掌骨骨折的治疗结果,其中2例涉及骨干,10例涉及掌骨基底。这些基底部骨折中,2例为关节外骨折,Bennett骨折5例,Y形关节内骨折3例。正是这些以前未描述的Y形骨折成为了他的论文焦点(图5-2-2),该关节内Y形骨折可观察到呈现粉碎性骨折,可出现骨干端、背侧和掌侧碎片。[150]

Hutchinson骨折

Hutchinson骨折是指桡骨茎突的斜行骨折,骨折线延伸到腕关节内。英国医生乔纳森·哈钦森(1828—1913)爵士于1866年首次描述了这种骨折(图5-2-3)。

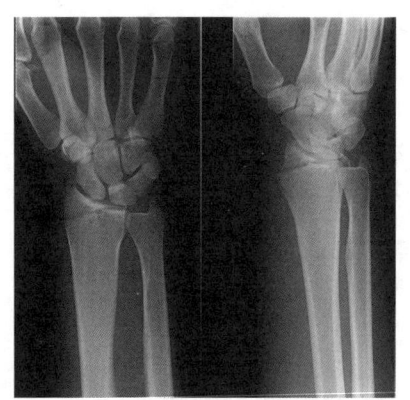

图5-2-3 Hutchinson骨折

1904年朱斯特·卢卡-尚皮永尼埃认识到这种损伤常常与当时汽车司机用连接到发动机的曲手柄启动汽车时曲手柄回火反弹有关,首次将这种损伤确定为司机的职业损伤,故也称司机骨折、曲手柄回火骨折和卡车骨折。[151]

人物

乔纳森·哈钦森

(Jonathan Hutchinson, 1828—1913)

哈钦森是英国著名医生,他的成就不限于外科,在皮肤科、眼科、病理学和性病学等方面都有突出的成就,提供了多个"首次描述",如 Hutchinson 牙齿、Hutchinson 血管瘤、Hutchinson 雀斑等。哈钦森是一位多产的作家,发表了 1200 多篇医学文章。1883 年退休以后,他在 1889—1900 年间编制了《外科学报》(*Archives of Surgery*)共 11 卷,哈钦森是学报唯一的撰稿人,使用了类似于当今的博客形式记录他的医学感悟。

鉴于他的学术成就,英国的格拉斯哥大学、剑桥大学、爱丁堡大学、牛津大学、利兹大学和爱尔兰的都柏林大学均授予他荣誉学位。

Colles 骨折

Colles 骨折是指桡骨远端关节外骨折,骨折远端向背侧和桡侧移位,骨折顶端向掌侧成角,可伴有尺骨茎突骨折(图 5-2-4)。1814 年,爱尔兰皇家外科医学院的杰出外科教授亚伯拉罕·科利斯在《爱丁堡医学与外科杂志》(*The Edinburgh Medical and Surgical Journal*)上发表了一篇论文《桡骨远端骨折》,详细描述了桡骨远端骨折的临床表现和治疗。

如果进一步体检,你会发现腕关节背侧的肿胀是坚硬的骨性突起,而非渗出引起的松软肿块,并且尺骨末端可以前后移动。单纯向对侧推挤凸起的骨折块较少发

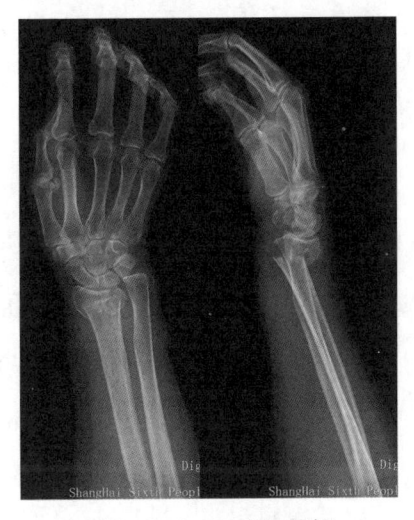

图 5-2-4　Colles 骨折

生移动,但如果此时对患肢进行牵引,肿块会立即消失,解除牵引后肿胀又回到原状。这种损伤畸形不会随着时间而消减,如果几周后才进行牵引则不能消除这肿胀而会留下终生的畸形。

在解释骨折后的肿胀为什么掌侧不如背侧明显时,科利斯提出了基于解剖学认识的分析,是因为"凸向前方(掌侧)的骨折近端被腕关节前方丰富的屈肌腱掩盖了。而前臂远端尺侧隆起的肌肉轮廓,是附着于豌豆骨上面的尺侧腕屈肌及肌腱。腕关节背侧出现的坚硬肿块是由于桡骨的骨折远端带着腕关节表面向后移位的结果,腕骨和掌骨之间的关系并没有发生改变。桡骨关节面方向的改变是由伸拇肌腱牵拉引起,因为肌腱所穿过的腱鞘在桡骨远端后外侧表面与骨质牢固连接。尺骨远端可能凸向肢体的内侧,如果尺、桡骨之间发生分离,说明关节囊韧带发生了断裂,这是此类骨折很容易发生的情况。屈肌肌腱鞘内的积液是导致肢体远端弥漫肿胀的原因"。

在治疗方面,科利斯提出了针对性的复位技术手法和锡夹板的固定方法。科利斯的医学成就无疑是卓越而广泛的,医学上冠以科利斯之名的术语,如Colles定律、Colles筋膜、Colles间隙、Colles韧带等,至今仍在应用。科利斯也是最早提出股骨颈骨折临床分型的医生,1818年他将股骨颈骨折分为完全型和不完全型两大类,这是关于股骨颈骨折分型的最早描述,比A. P.库珀爵士的股骨颈骨折囊内、外分型还要早5年。[152-153]

人物

亚伯拉罕·科利斯

(Abraham Colles,1773—1843)

有人说爱尔兰早期外科的发展,很大程度上归功于科利斯。他以其对先天性梅毒的性质的研究(即Colles定律)而闻名。

1773年,科利斯出生于爱尔兰的基尔肯尼,4岁时父亲便去世了,由母亲独自将他养大。他对医学的兴趣源自一个意外,洪水冲毁一位医生的家,将一本解剖学书籍冲到了科利斯的家。他把书归还医生时,医生又把书送给了他。1790年他进入爱尔兰的都柏林圣三一学院学习,1795年获文学学士,4年后收获了英国爱丁堡医学院的医学博士。为了拜访A.P.库珀爵士,他步行400英里到伦敦,连续走了8天,终于获得向A.P.库珀讨教的机会。1799年科利斯回到都柏林,并于1802年1月4日当选为爱尔兰皇家外科学院的主席。1814年2月21日,他发表了关于桡骨远端骨折的经典论文。全球骨科界几乎所有医生都知道他,很大程度上是缘于他对桡骨远端骨折的经典描述。科利斯是个一流的临床观察者,同时拥有超常聪慧的大脑和一双灵巧的手。科利斯也是一位伟大的教育家,姑且不论他培养出的诸多医学大家,他的一些教育名言至今仍有意义:

"你可能会想,如果把学习普通知识所需的时间全部用在自己专业的学习上,那才是对时间更明智和更有效的利用。但这样的观点是狭隘的,也是毫无根据的。可以确定的是,对专业以外的知识一无所知者,是不可能全面地理解自己的专业的。任何期望在特定科学领域取得卓越成就者,首先必须养成对普通科学问题的思辨性习惯。"

事实上,关于桡骨远端骨折的描述在科利斯之前已有不少。早在1705年,法国的珀蒂医生就提出腕关节创伤性肿胀和移位是骨折所致,而不是脱位。[154]

1760年,法国的普托医生提出过去认为的腕关节脱位实际是桡骨远端骨折:

跌倒所致的骨折通常被认为是扭伤和不完全脱位。腕关节附近的桡骨或尺骨骨折是很容易识别的,有其典型的特征,前臂宽度在骨折部位一侧变小而另一侧变大,这是由尺骨茎突凸出而产生的异常外观。在桡骨骨折远端,会受旋前方肌的牵拉而内旋。[155]

所以在法国,这种骨折至今仍被称为Pouteau-Colles骨折。

关于他对桡骨远端骨折、骨折远端向背侧移位的描述,出现在他去世后才出版的回忆录中。遗憾的是,这项工作在法国以外的地方少为人知。

人物

克劳德·普托
(Claude Pouteau, 1724—1775)

普托是法国里昂城市医院的一名外科医生,早年在巴黎让-路易·珀蒂手下学习,1744年他在巴黎主宫医院任助理外科医生,1747年任里昂皇家医院的首席外科医生,1753年开私人诊所专治骨折脱位。1775年2月10日,普托在里昂意外从楼梯坠落,因头骨骨折去世。

普托在医疗中竭力倡导"洁净"的重要性,坚持洗手和使用一次性纸巾,保持其极低的手术死亡率,为2.5%(120例膀胱结石手术中只有3名患者死亡)。他抨击其他取石医生只追求速度的错误(强调速度更重要的原因是手术过程中没有麻醉)。普托的取石手术经常在5—6分钟,取石手法缓慢、谨慎而准确,他成功的诀窍在于强调手术全程的清洁。这比伊格纳茨·塞梅尔韦斯早了一个世纪,甚至比巴斯德更早,普托认为医院感染不仅是由空气传播引起,还可能是直接接触不干净的仪器或医院制造的绷带所造成。因此,他建议外科医生要保持无可挑剔的"洁净"。他认为,肥皂不足以清洁医院的亚麻布;这些亚麻布必须由工作人员干净的双手用干净的材料制成,并且应每天供应,不得用于体内;为了避免感染,患者不会在医院等太久;如果有出血,烧灼比结扎更可取。

德索尔特在1801年也对桡骨远端骨折有过描述,并产生了一定的影响:

> 然而,在某些情况下,邻近腕关节的骨折可能会在该部位出现类似于脱位的外观。事实上,骨折和脱位都会出现后面的凸起和前面的凹陷,或者相反,这都是骨骼的移位造成的。[156]

德索尔特并没有说明骨折与脱位的区别,也没有提出任何在治疗上的不同。

迪皮特朗也曾激进地反对关于腕关节脱位的传统诊断与治疗的相关理念,他认为手腕受伤大多都是由于骨折而不是脱位。因为他曾系统地研究过踝关节骨折,所以他将腕部骨折和踝关节骨折相对应和类比,解释腕部骨折的特点,受到了不少人的反对。

再回过头来看科利斯关于桡骨远端骨折的描述及其治疗,可以说在同时代的医生中无疑是最全面的。

Smith 骨折

Smith 骨折,也称为反 Colles、反 Barton 或 Goyrand 骨折,是桡骨远端骨折的一种,不涉及关节面,其骨折远端向掌侧移位(另见 Goyrand 骨折)。

罗伯特·威廉·史密斯(1807—1873)于 1847 年任都柏林圣三一学院外科学首任主席。同年,他发表了关于骨折治疗的论文,被认为是自 A. P. 库珀爵士以来最重要的骨折研究著作。桡骨远端的 Smith 骨折即是以他的名字命名。[157-158]

人物

罗伯特·威廉·史密斯

(Robert William Smith,1807—1873)

史密斯 1807 年 10 月 12 日出生于都柏林,1832 年获爱尔兰皇家外科学院执照。他是一个多才多艺的外科医生,同时是一位精明的语言学家、一位充满活力的老师、一位医学史学家和外科病理学家,发表文章的主题从关节炎到神经瘤。1849 年,他还出版了一本专著《神经瘤的病理学、诊断和治疗论》。史密斯和约翰·切恩(1777—1836)、罗伯特·格雷夫斯(1796—1853)、威廉·斯托克斯(1763—1845)以及科利斯在同一团队中,均先后为都柏林圣三一大学的外科教授。

Goyrand 骨折

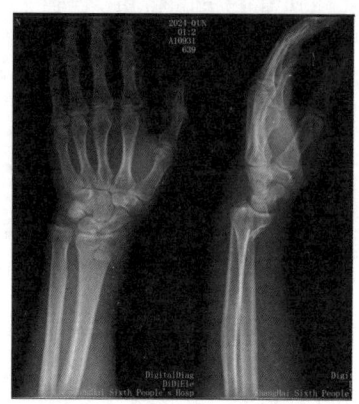

图 5-2-5　Smith 骨折（或称 Goyrand 骨折、反 Colles 骨折）

法国医生常用"Goyrand 骨折"来描述"反 Colles 骨折"，即"Smith 骨折"（图 5-2-5）。

让-加斯帕尔·布莱斯·戈朗（1803—1866）阐明了多种桡骨远端骨折的解剖学特点，包括骨骺分离。1832 年，戈朗指出前臂远端的骨折既可以向掌侧也可向背侧移位：

> 桡骨远端的骨折可以发生在不同点。一般来说，它们的骨折线方向是从上到下，从背侧到掌侧的斜行方向。然而，我注意到有 2 个病理标本，显示了相反方向的骨折形态。[159]

人物

让-加斯帕尔·布莱斯·戈朗

（Jean-Gaspard Blaise Goyrand，1803—1866）

1803 年 2 月 3 日，戈朗出生于法国普罗旺斯艾克斯一个艺术家之家。1821 年毕业于法国的艾克斯大学，3 年后在迪皮特朗领导下的巴黎主宫医院任助理外科医生，又于 1828 年回艾克斯医院工作。1862 年他担任法国国家医学科学院院士和法国马赛市医院外科主任。1866 年戈朗去世后，其女婿保兰·西尔贝博士将其论文整理成书，并于 1870 年出版。

Barton 骨折

Barton 骨折是指桡骨远端背侧缘或掌侧缘骨折，骨折累及桡腕关节面（图 5-2-6、图 5-2-7）。1838 年，J. R. 巴顿在《费城法医》（*Medical Examiner. Philadelphia*）

第五章　骨折冠名术语的时代解读

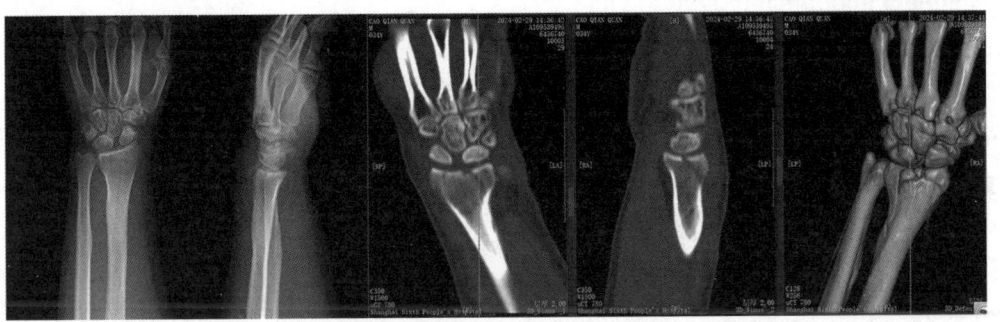

图5-2-6　Barton骨折（背侧缘）

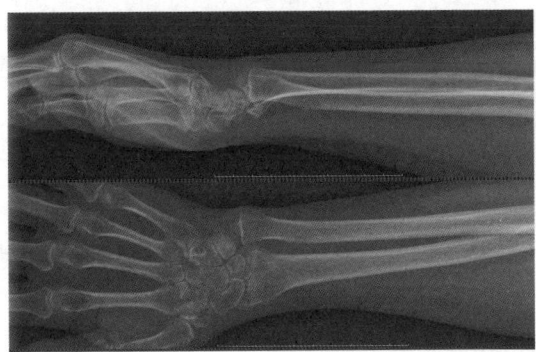
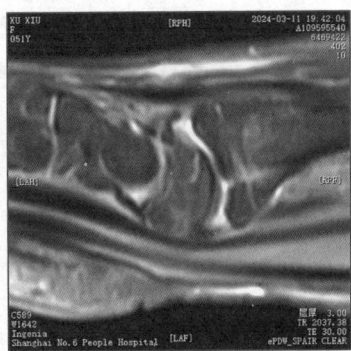

图5-2-7　Barton骨折（掌侧缘）

上发表论文《一种腕部重要损伤的观察与治疗》，描述了这种关节内骨折：

　　骨折碎片可能很小，通常也是很小，从桡骨远端的背侧缘断裂，骨折线穿过关节面，进入关节腔……在少数情况下，有时在桡骨掌侧缘也会发生与背侧缘骨折特征相似的骨折。[9]

人物

约翰·雷亚·巴顿

（John Rhea Barton，1794—1871）

　　巴顿被誉为心灵手巧的天才外科医生(talented ambidextrous surgeon)。1794年4月他出生于美国宾夕法尼亚州兰开斯特。他的父亲是美国海豹突击队创建者、兰开斯特法官威廉·巴顿。1813年巴顿即跟随被称为"美国外科

195

之父"的菲利普·辛格·菲齐克(1768—1837)学习,1818年巴顿毕业于宾夕法尼亚大学医院。1820年他在费城救济院医院(1902年后改名为费城综合医院)任外科医生,1823年任宾夕法尼亚医院外科医生。

1826年,他在费城的宾夕法尼亚医院进行了首例股骨转子下截骨手术,1827年在宾夕法尼亚医院为一个叫约翰·科伊尔的水手施行了髋关节成形手术。患者一年前在船上从舱口跌入船舱,此后髋部强直在屈曲50°位。由于当时没有X线片,对于原发性损伤有些医生认为是髋关节脱位,有些认为是髋部骨折。巴顿经过仔细检查,排除了髋关节脱位可能,认为是粉碎性骨折后形成的骨性强直畸形。随后给患者订制了一个人工假关节,手术取得成功。1834年他又进行了首例髌骨骨折钢丝内固定手术。1840年巴顿退休。1871年1月1日他在费城去世。

Moore骨折

Moore骨折是指桡骨远端骨折伴尺骨茎突骨折,合并尺骨头半脱位,尺骨茎突卡压在环状韧带之下。如前所述,该骨折由E. M.莫尔于1869年发现并验证,患者手腕向背侧凸出表现为典型的Colles骨折外观,但在行手法复位时则会有阻力。

1869年,美国医生E. M.莫尔遇到一名45岁的手腕骨折患者,该患者因精神病发作从美国圣玛丽医院三楼跳下,表现为典型的Colles骨折外观。然而,E. M.莫尔在给患者行手法复位时发现有一种阻碍骨折复位的力量,似乎是肌肉牵拉所产生的弹性阻力妨碍了骨折复位。E. M.莫尔推测是因为骨折时尺骨茎突伸得太远,受环形韧带纤维的交锁而阻碍了尺骨头的复位。为了验证自己的推测,E. M.莫尔进行了尸体实验观察,解剖结果证实了他的设想。1870年E. M.莫尔发表了相关的解剖学观察结果。[160-161]

人物

爱德华·莫特·莫尔

（Edward Mott Moore，1814—1902）

1814年7月15日莫尔出生于美国新泽西州的拉威，在纽约长大；16岁时全家搬到了纽约罗切斯特。1838年他获宾夕法尼亚大学医学博士学位；4年后，28岁的他被任命为佛蒙特州伍德斯托克医学院外科教授直至1854年。他被公认为杰出的外科教师，1842—1883年，先后在4所不同的医学院被任命为外科教授；1857—1902年任圣玛丽医院外科主任；1884年任美国外科学会主席；1886年任纽约州医学会第三任主席；1890年任美国医学会主席。

Essex-Lopresti 骨折/损伤

Essex-Lopresti 骨折/损伤是指桡骨头骨折伴有下尺桡关节脱位和前臂骨间膜全长的破裂，桡骨头骨折通常为粉碎性和移位性骨折（图5-2-8）。该骨折以英国伯明翰的外科医生彼得·戈登·埃塞克斯-洛普雷斯蒂(1918—1951)命名。

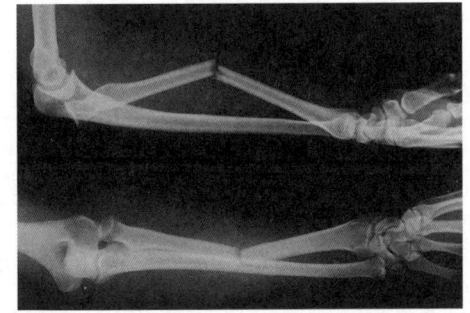

图5-2-8　Essex-Lopresti骨折/损伤

X线片可发现有明显移位的桡骨头骨折，另外应该仔细检查腕关节以鉴别诊断。因为涉及前臂骨关节的稳定，在治疗上应避免切除桡骨头，如果不能切开复位内固定则行桡骨头假体置换。

有学者认为这种损伤机制和Galeazzi骨折相似，或将Galeazzi骨折合并桡骨头骨折也称为"Essex-Lopresti骨折/损伤"。

以其名字命名的还有跟骨骨折的Essex-Lopresti分型，1952年埃塞克斯-洛普雷斯蒂根据是否累及距下关节，把跟骨骨折分为"舌"形和关节塌陷型两种骨折，

并根据移位程度各分成三度,可评估跟骨骨折的大体移位情况,简单而方便。[162-163]

人物

彼得·戈登·埃塞克斯-洛普雷斯蒂

(Peter Gordon Essex-Lopresti,1918—1951)

埃塞克斯-洛普雷斯蒂是伯明翰的外科医生,在医学之外,他还是一位天赋异禀的钢琴家,兴趣广泛,对生活的要求和对手术的要求一样高。

1937年他在皇家伦敦医院开始行医生涯,1942年获爱丁堡皇家外科学院奖学金,二战期间任英国皇家陆军医疗队空降师外科医生,1946年发表《跳伞的风险》记录了英国第六空降师20 777名士兵因跳伞所致的损伤,并提出了伞兵避免受伤的建议。1947年,他担任伯明翰事故医院外科顾问医生,负责临床工作和医院研究生管理工作。埃塞克斯-洛普雷斯蒂于1951年6月13日因心肌梗死在家中去世,年仅35岁,他去世前一天还在手术。

Monteggia骨折脱位

Monteggia骨折脱位(即孟氏骨折)表现为尺骨干骨折合并桡骨头脱位(图5-2-9)。1814年,意大利外科医生乔瓦尼·巴蒂斯塔·蒙泰贾(1762—1815)描述了2

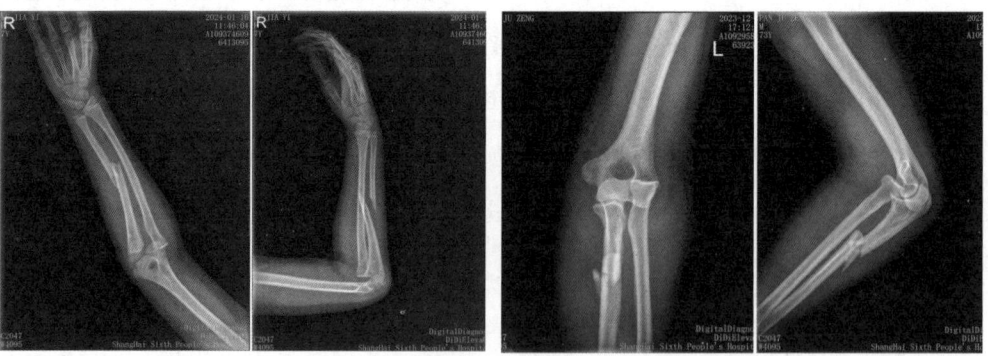

图5-2-9 Monteggia骨折脱位(左为7岁患者,右为73岁患者)

例尺骨近端1/3骨折合并桡骨头前脱位的病例"尺骨上1/3被棍子敲断,致对面的桡骨脱位。这种情况是因为尺骨受击打而移位,相邻的桡骨也随之发生脱位",即以他名字命名的Monteggia骨折脱位。

随着临床病例的增加,乌拉圭著名的骨科医生何塞·路易斯·巴多(1903—1977)创造了"Monteggia lesion"一词,并提出了Monteggia骨折的Bado分型。

1958年,巴多先用西班牙语发表了关于Monteggia骨折脱位的病理学、力学分析和治疗方法的论文。1962年,他又用英语写了《Monteggia损伤》(*The Monteggia Lesion*)一书,他在书中将该骨折损伤进一步分为4种类型:Ⅰ型表现为桡骨头前脱位;Ⅱ型表现为桡骨头后或后外侧脱位;Ⅲ型表现为桡骨头前或前外侧脱位伴尺骨干骺端骨折;Ⅳ型为尺桡骨上1/3在同平面骨折并伴有桡骨头前脱位。1967年,巴多在《临床骨科与相关研究》发表论文《Monteggia损伤》,报告了22例成人和18例儿童的治疗结果,主张除Ⅳ型损伤外,其他所有Monteggia损伤都可采用非手术治疗。所以此类损伤虽是冠以蒙泰贾的名字,但临床分型却是冠以巴多的名字,即Bado分型。巴多一共发表了130余篇科学论文,出版了12本书,创立了蒙得维的亚创伤研究所,对乌拉圭乃至整个南美洲的骨科发展作出了重要贡献。[164]

人物

乔瓦尼·巴蒂斯塔·蒙泰贾
(Giovanni Battista Monteggia,1762—1815)

蒙泰贾出生于意大利马焦雷湖,17岁时从帕维亚大学毕业,然后在米兰从事解剖及外科病理学研究,在对一名死于梅毒的妇女进行尸检时,他不幸割破了手指,感染了梅毒。后来,蒙泰贾成为了一名成功的外科医生,担任马焦雷医院和圣凯瑟琳医院的主任外科医生。1795年,在救治弗朗切斯科·梅尔齐·代里尔(1753—1816)公爵时,蒙泰贾让公爵起死回生并完全康复。公爵向蒙泰贾赠送了一笔资金,他以该资金维持其图书馆的更新。1796年,蒙泰贾出版了乔治·威廉·施泰因(1737—1803)的德文译作《产科艺术》,然后又出版了自己的病例集《外科基本技术》(*Basics Surgery*)。这些著作在米兰、那不勒斯和帕维亚多次再版。

他是一个临床医生,更注重临床实践。除了化脓、坏疽、肿瘤、损伤、骨折等外科领域,他的工作还涉及风湿、眼科和皮肤疾病。他发表了许多关于肌肉骨骼系统病理学及创伤方面的论文。他是最早对小儿麻痹症进行完整临床描述的医生之一,也率先从临床角度描述了脊髓灰质炎的发病机制。但他的注意力更集中在骨科上,因而描述了创伤性髋关节脱位和特殊的前臂骨折。

Galeazzi骨折

Galeazzi骨折(即盖氏骨折)表现为桡骨干中远1/3骨折伴下尺桡骨关节脱位(图5-2-10),1934年由意大利整形外科医生里卡尔多·加莱亚齐首次描述。1822年,A. P.库珀爵士就描述过Galeazzi骨折的典型类型,即桡骨干骨折伴下尺桡关节撕裂和尺骨头脱位的病例,并于1824年发表,比加莱亚齐发表的病例早了100多年。

不少人认为Galeazzi骨折和由意大利皮埃蒙特骨科学会命名的Piedmont骨折是同一种损伤。但现在文献中,Piedmont骨折多定义为孤立的桡骨干中下1/3骨折,不合并下桡尺关节分离。[165-166]

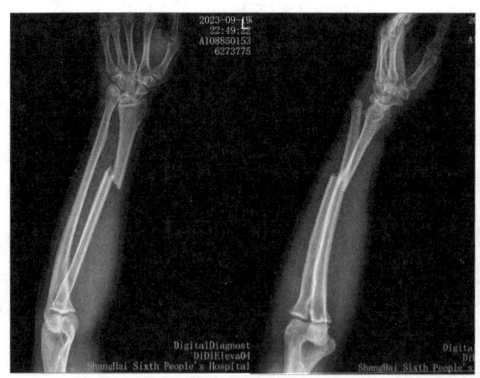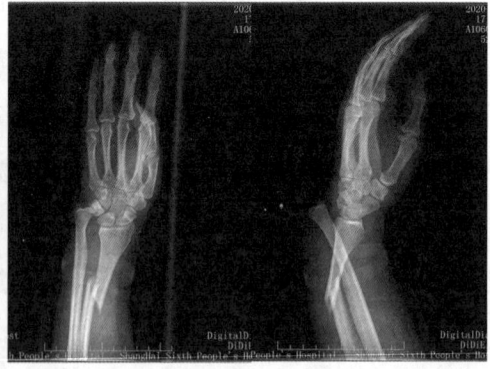

图5-2-10　Galeazzi骨折(左为25岁患者,右为52岁患者)

人物

里卡尔多·加莱亚齐

(Riccardo Galeazzi, 1866—1952)

加莱亚齐是意大利著名的骨科医生,1890年他毕业于都灵医学院,1899年获得临床医学和外科手术讲师资格。1906年他开始在米兰大学骨科学院任教,后任临床骨科和创伤学教授,担任米兰大学骨科医院的主任长达35年。1911年,他在米兰开设了全球首家专业治疗与康复的诊所,在此他首次开展了复发性髌骨脱位的手术治疗。

他博学多识,著有大量的论文和著作。其大部分工作集中在脊柱侧弯、骨骼结核、婴儿急性关节炎和青少年骨软骨病,1948年出版了《脊柱侧弯的发病机制与治疗》。在对超过12,000例先天性髋关节脱位进行回顾后,他开发了Galeazzi试验以提高早期发现率,Galeazzi试验(又名Allis征或Skyline试验)目前仍被用于评估髋关节脱位,特别是测试髋关节发育不良。

Holstein-Lewis骨折

1962年,亚瑟·霍尔斯坦(1913—2000)和格威利姆·比尔·刘易斯(1914—2009)在美国芝加哥举行的AAOS年会上报告了7例肱骨远端1/3骨折合并桡神经麻痹的病例,其中4例为他们自己的临床资料,3例来自美国海军的会诊。1963年,他们在《骨与关节外科杂志(美国版)》上描述这种损伤多发生在肱骨远端1/3,常为螺旋形,骨折远端向近端及桡侧移位,造成桡神经的撕裂或卡压。为此他们回顾了341例肱骨干骨折,有193例为肱骨干近1/3骨折,63例发生于肱骨中部,85例肱骨远端骨折,其中6例伴有桡神经受累,发生率为1.8%。该6例患者中,5例是上述骨折类型,1例是肱骨中1/3骨折。后来有人将这种损伤称为Holstein-Lewis骨折,不过该术语在骨折临床上的使用并不普遍。[167]

人物

亚瑟·霍尔斯坦

(Arthur Holstein, 1913—2000)

霍尔斯坦出生于美国康涅狄格州的沃特伯里。1946年,他搬到了旧金山的东湾区,此后一直在伯克利的阿尔塔·贝茨医院任骨科医生。

格威利姆·比尔·刘易斯

(Gwylim Bill Lewis, 1914—2009)

刘易斯出生在美国加利福尼亚州的雷德兰兹。从雷德兰兹大学毕业后,他进入西北大学医学院学习。1941年,他加入了美国海军,并于第二次世界大战期间,担任舰艇外科医生。退役后他在伯克利的阿尔塔·贝茨医院工作了40年。

Bankart骨折

Bankart骨折指肩关节盂前下边缘骨折,伴或不伴有肩关节前脱位(图5-2-11)。

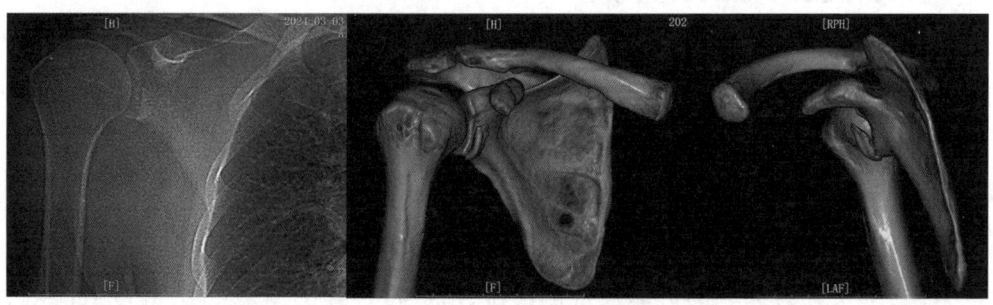

图5-2-11　Bankart骨折

人物

阿瑟·悉尼·布伦德尔·班卡特
（Arthur Sydney Blundell Bankart，1879—1951）

班卡特是英国杰出的外科医生。他毕业于剑桥大学拉格比学校和都柏林圣三一学院，毕业后在盖伊医院接受临床培训。受到威廉·阿巴斯诺特·莱恩爵士的影响，班卡特对骨骼修复手术的兴趣极高因而专攻骨科。1909年，班卡特成为新成立的皇家国家骨科医院的第一位注册医生，1911年成为助理外科医生，并于2年后成为外科医生，直到1947年。班卡特在第一次世界大战中即展现出优秀的外科才华，起初他是在伦敦的几个小型军事医院工作，后来加入R.琼斯爵士所在的中央骨科医院。战后他担任玛丽女王康复医院的顾问外科医生。他曾于1913年任英国皇家医学会骨科第一秘书，1925年任副主任。他是英国骨科协会的创始成员，1932年当选为英国骨科协会主席。他还是法国国际整形外科学会会员和法国整形外科学会荣誉会员。[168]

Hill-Sachs骨折

Hill-Sachs骨折是肩关节前脱位时肩胛盂前缘与肱骨头后外侧撞击导致的肱骨头后外侧皮质凹陷骨折（图5-2-12），可伴有关节盂的Bankart骨折，由此产生的损伤容易造成肩关节复发性脱位。哈罗德·阿瑟·希尔（1901—1973）和莫里斯·戴维·萨克斯（1909—1987）是美国加利福尼亚州旧金山医院著名的放射科医生。1940年，希尔和萨克斯在《放射学》（*Radiology*）发表基于119例肩关节脱位病例的论文《肱骨头的沟状缺损：肩关节脱位中经常出现的一种未被发现的并发症》，证实了肱骨头后外侧的皮质凹陷与肩关节前脱位中肱骨头与关节盂撞击有关。[169]

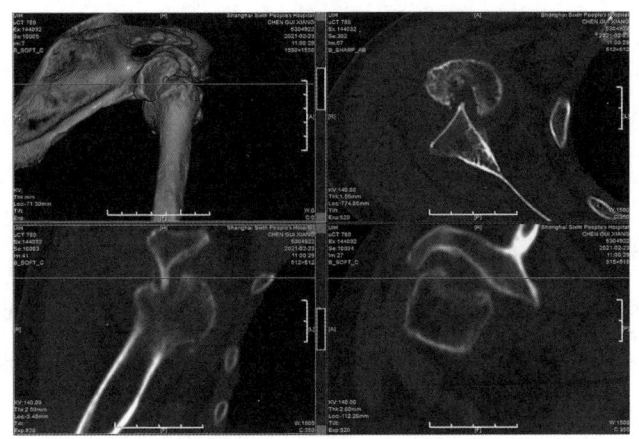

图5-2-12　Hill-Sachs骨折

下肢常用冠名骨折

Freiberg病

　　Freiberg病又称Freiberg坏死，即跖骨头无菌性坏死或骨软骨病，以第二或第三跖骨头常见。其病因不明，多见于青少年女性，可能与缺血坏死或隐性创伤有关，主诉有明显外伤史的患者容易造成骨折误诊。该损伤由美国外科医生艾伯特·亨利·弗莱伯格（1868—1940）发现并命名。[170]

人物

艾伯特·亨利·弗莱伯格

（Albert Henry Freiberg，1868—1940）

　　弗莱伯格是美国俄亥俄州辛辛那提大学外科教授，他还是一位颇有成就的小提琴家、植物学家和摄影师。1890年在辛辛那提大学获医学博士学位后，他在欧洲多个城市辗转学习，然后又回到辛辛那提建立了自己的诊所。第一次世界大战期间，他任美国陆军医疗队少校军医，后担任辛辛那提大学外科教授长达37年。他曾在美国外科学院、骨科协会和医学协会任职。

Jones骨折

Jones骨折指发生于第五跖粗隆以远、干骺端与骨干交界处的骨折。1902年，R.琼斯在《外科学年鉴》(*Annals of Surgery*)上发表论文《间接暴力所致第五跖骨基底骨折》，报告了他本人在跳舞时扭伤了脚，最初以为是肌腱损伤，后来拍了X线片诊断为第五跖骨基底骨折。于是这种骨折被称为"Jones骨折"。许多人错将"Jones骨折"用于描述更常见的、发生在跖骨结节近端的第五跖骨基部撕脱骨折，事实上这是2个不同的概念（图5-3-1）。[171]

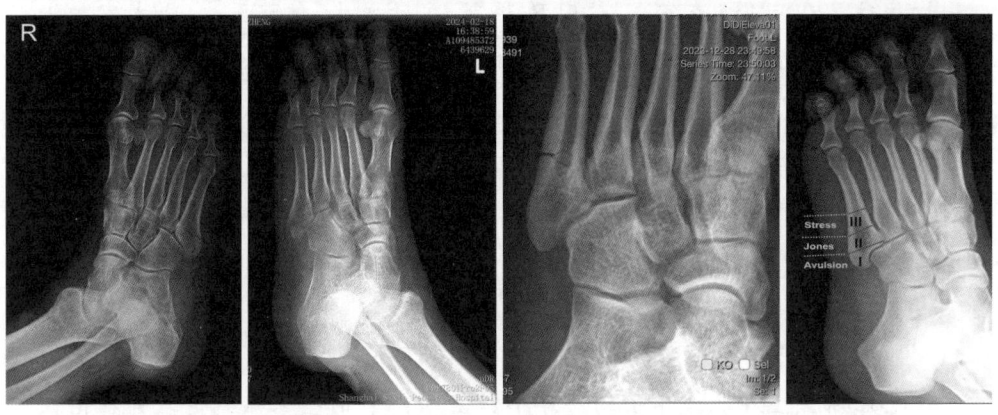

图5-3-1　Jones骨折(左1)与撕脱性骨折(左2)、应力性骨折(右2)鉴别

R.琼斯编写的《战伤骨科概要》(*Notes on Military Orthopaedics*)在当时军队和地方都有相当广泛的影响。他继承和发展了H.O.托马斯的治疗理念和设备，并建立了网络全国的骨科医院，治疗了大量的包括骨关节结核在内的骨科疾病患者。R.琼斯在医院每天要参加30例左右的手术。除了得益于他娴熟的手术技巧，他对每天的手术流程也必须做好周密的准备和安排。他团队中的一位医生是这样描述他们一天的工作的：

（医院有）两个手术室、两名麻醉师以及两个非常专业的石膏团队。一间手术室中团队在10分钟之内清除关节软骨，包括整个后角和周边碎片；同时在另一间手术室里，医生们用人工折骨术矫正了小孩的胫骨弓形弯曲；而当这边在给校正的腿打石膏时，那边已在矫正另一个男孩的高弓足了，他们不仅要矫正和松解挛缩的足底结构，还要矫正足背侧的伸指肌腱和指间关节的屈曲畸形；当这边在给矫正的脚上石膏时，那边已在进行股骨粗隆下截骨术以矫正髋关节屈曲内收畸形；当这边做好外展支具之后，那边正在用植骨融合治疗陈旧性脊柱结核，随即患者会被放到已经准备好了的石膏床上，所有的操作均在二三十分钟内完成；随后的感染性的膝关节切除和融合要在15分钟之内完成；当装上Thomas支架之后，就开始为一个患有先天痉挛性截瘫的儿童做内收肌腱切断术；之后还有双侧髋关节先天性脱位的石膏矫正……这一切往往是在下午4点完成，这时R.琼斯、主治医生、住院医生、手术室护士等成员才开始吃已经冷了的午饭——大多数人在这时候几乎要累瘫了。

即便如此，他依旧保持每周六在尼尔森大街10号免费出诊。

人物

罗伯特·琼斯

(Robert Jones, 1857—1933)

R.琼斯出生在北威尔士的海岸小镇里尔，5岁时全家搬到伦敦并在伦敦长大。1864年，R.琼斯的二姑伊丽莎白（父亲的第二个妹妹）与爱丁堡大学毕业的医生H.O.托马斯结婚。R.琼斯因此与他的姑父结缘，其生活和思想也随之受到了深刻的影响。1878年，R.琼斯在利物浦获行医资格，学医期间也一直跟随姑父学习骨科知识，姑父是他骨科的启蒙老师，所以在一定意义上他也属于传统正骨师的传人。H.O.托马斯去世后，R.琼斯继承了其尼尔森大街10号的诊所，继续在利物浦做外科医生。由于姑父的医学影响力，这里所治疗的患者不止来自英格兰，还来自整个欧洲和北美。尼尔森大街10号成为全世界骨科医生的圣地，包括梅奥兄弟在内的世界各地名医都来拜访过。后来这个骨科圣地在二战中毁于德军的轰炸，就在那次空袭后的几天，不少医生怀着朝圣的心情来到尼尔森大街10号，面对废墟凭吊之余，也会带回几片那里的碎砖碎瓦珍藏留念,而刻着"H. O. T. Surgery,1856"的石牌至今仍被收藏在利物浦的 H. O. Thomas & R. Jones 图书馆。

R.琼斯于1889年成为爱丁堡皇家外科医生学会会员,先后担任利物浦斯坦利医院和利物浦皇家南方医院的普外科医生,这些经历为他日后的骨科学研究打下了很好的基础。1909年他被任命为利物浦大学骨科首席讲师。R.琼斯善于接纳新事物,在威廉·康拉德·伦琴(1845—1923)发现X线后的几个月内,他即在利物浦诊所安装了一台X线机,并用这台X线机给一个受枪伤的儿童定位手腕中的子弹并进行了手术,该病例在1896年2月的《柳叶刀》杂志上发表,这是世界上第一张临床X线照片。此后不久,他便利用X线发现了Jones骨折。第一次世界大战爆发后,R.琼斯被动员为皇家陆军医疗队的一名外科医生。他把他的医学知识发挥到了极致。他被任命为战伤骨科主任,授少将军衔,负责监管军队医院,并培训来自欧洲、新西兰、澳大利亚和美国的外科医生。在整个第一次世界大战期间,他使用其姑父设计的Thomas支架,使得战伤骨折所造成的死亡率从80%减少到20%。战后,R.琼斯于1919年任伦敦圣托马斯医院骨科主任。1929年,他担任SICOT首任主席,开辟了英国现代骨科学的一个新纪元。

他的事业巅峰不仅在于创造和建立现代骨外科的原理、科学和艺术,更在于他的学生中涌现出一大批现代骨科学大师:雷金纳德·沃森-琼斯(1902—1972)爵士,戴维·麦克雷·艾特肯(1876—1954),托马斯·波特·麦克默里(1887—1949),诺顿·邓恩(1884—1939)……1933年1月14日R.琼斯去世,享年73岁,1月18日被安葬于利物浦大教堂。[172]

Lisfranc骨折/损伤

Lisfranc骨折/损伤是指发生于跖跗关节的骨折脱位或半脱位,现在通常称为

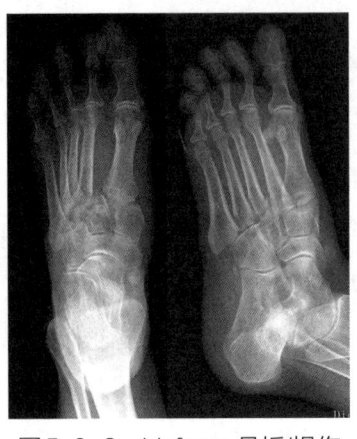

图5-3-2　Lisfranc骨折/损伤

Lisfranc损伤(图5-3-2)。之所以用雅克·利斯弗朗(1787—1847)的名字命名,是源于"Lisfranc关节"这一名词。1815年,法国医生利斯弗朗是拿破仑军队中的一名军医,他治疗了一名从马上摔下的士兵,该士兵的脚被马镫缠住而造成前足血管损伤坏疽。利斯弗朗给伤兵做截肢手术时发现,通过跖跗关节可以不用截断骨骼而完成截肢,在没有麻醉术的时代,该术式大大缩短了手术时间,于是就将这种截肢方法称为"Lisfranc截肢",然后又将该关节俗称为"Lisfranc关节",影响该关节的骨折脱位也就自然演变成"Lisfranc损伤"。[173]

人物

雅克·利斯弗朗

(Jacques Lisfranc,1787—1847)

利斯弗朗祖上三代均是外科医生,1806—1813年他在巴黎主宫医院跟随让-马里·韦里塞尔(1773—1855)和克洛德-安托万·布歇(1785—1839)学习;1813年他作为军医参加哈瑙战役,战争中他以惊人的速度和准确率施行了无数次截肢手术;1825年任巴黎皮提耶-萨尔佩特里尔医院的首席外科医生。

利斯弗朗以他宏亮的嗓音和激情的演讲而声名鹊起,他的老师和同事迪皮特朗也一直以擅长演讲而闻名。但后来迪皮特朗和利斯弗朗交恶,迪皮特朗说利斯弗朗是一个平庸而喧嚣的外科医生,一个崇尚革命的火药桶,一个拉皮条的政客。利斯弗朗则称迪皮特朗为"主宫医院里的恶霸"。利斯弗朗也是很多外科手术的创始人,包括直肠癌的外科切除术、女性取石术、子宫颈切除术、肩关节解脱术、掌腕离断术、髋关节离断术等。[174]

Chopart骨折脱位

　　Chopart骨折脱位的命名和Lisfranc骨折的命名方式相似,因为弗朗索瓦·肖帕尔(1743—1795)在进行足部截肢手术时采用经跗横关节离断,这种截肢方式的优点是保留了下肢的负重功能,且截肢创面更容易愈合,被称为"Chopart截肢",于是该关节被称为"Chopart关节"[175]。Chopart关节即跗横关节,由跟骰关节和距跟舟关节联合构成,关节线呈S形弯曲横过跗骨群的中间,内侧部凸向前方,外侧部凸向后方。二者为独立关节,关节腔互不相通。

人物

弗朗索瓦·肖帕尔
（François Chopart, 1743—1795）

　　肖帕尔是一位法国外科医生,在泌尿外科领域成果丰硕,被称为"泌尿外科之父"。1743年他出生于法国巴黎,在巴黎主宫医学院学习并从事外科学研究。他在职业生涯中,始终以教育为己任,与学生、老师和学院一直保持着和睦的关系。1779年他与德索尔特一起出版了外科学专著《外科疾病与手术》,1782年任巴黎外科学院生理学教授,并于1790年出任国王路易十六创建的外科学院院长。

Shepherd骨折

　　Shepherd骨折是指发生于距骨后外侧结节的骨折,以弗朗西斯·约翰·谢珀德(1851—1929)命名。[176]

人物

弗朗西斯·约翰·谢珀德
(Francis John Shepherd, 1851—1929)

1851年11月25日谢珀德出生于加拿大距离蒙特利尔约61千米的村庄卡维尼亚尔港。1873年从麦吉尔大学医学院毕业后,他先后在英国伦敦、法国巴黎和奥地利维也纳读了2年研究生。在维也纳期间,他对皮肤科产生兴趣,并在冯·黑布拉(1816—1880)的指导下学习皮肤病学。1875年回到蒙特利尔后他被任命为麦吉尔大学解剖学演示员,1883—1913年成为解剖学教授,并担任蒙特利尔综合医院的外科医生。他在蒙特利尔综合医院组建了皮肤科,多年来,他一直与美国皮肤病协会和英国皮肤病协会联系密切,为皮肤病学的发展作出了巨大贡献,凭借其在病理学、外科学以及皮肤病学方面的学术成就而受到广泛的尊敬,并于1901年担任加拿大医学协会主席。[177]

Cedell骨折

Cedell骨折是指距骨后突骨折,是由背屈和旋前暴力所引起的距骨后内侧结节损伤。它是一种罕见的损伤,在X线片上经常漏诊并误诊为踝关节扭伤。在一项病例报道中,20例骨折患者中有17例被误诊为踝关节扭伤。[178]

Hawkins分型

该分型是常用于距骨颈骨折的分类系统。1970年利兰·G.霍金斯(1933—1991)在《骨与关节外科杂志(美国版)》发表论文《距骨颈骨折》,最初描述了其Ⅰ、Ⅱ、Ⅲ型,1978年S.特里·卡纳尔和F.B.凯利在其基础上增加了Ⅳ型。[179-180]

Danis-Weber分型

这个踝关节骨折分类系统常被称为Danis-Weber分型或Weber分型,首先由罗伯特·丹尼斯(1880—1962)于1949年介绍,后来被伯恩哈德·格奥尔格·韦伯(1927—2002)加以改进。因其易于学习,能很好预测骨折预后而被广泛应用。其A型骨折是踝关节关节间隙水平以下的外侧踝骨折,下胫腓联合韧带和三角韧带保持无损,但可能伴有内踝斜行骨折;B型骨折是外踝斜行骨折,从关节间隙水平开始向近端延伸,可能有三角韧带撕裂或内踝横行骨折;C型骨折是关节间隙近侧的腓骨远端骨折,伴三角韧带撕裂或内踝骨折;B型和C型骨折可伴有后踝骨折。[181]

人物

罗伯特·丹尼斯

(Robert Danis,1880—1962)

丹尼斯出生在比利时图尔奈省的一个小镇,父亲是一名陆军兽医。丹尼斯幼时在比利时安特卫普和鲁汶学习,然后在布鲁塞尔大学获得医学学位,随即成为安托万·德帕格(1862—1925)的助理,1919年成为外科和妇科教授,并于6年后成为临床外科教授。他对局部麻醉、血管手术(门腔分流)作出了贡献,1925年后他专注于创伤学,特别是骨折的手术治疗。1932年,他开创了癌症全乳腺切除新技术(Depage-Danis全乳房切除术)和加压钢板骨折内固定技术,并开发了骨折端轴向加压钢板,提出了没有骨痂形成的骨折直接愈合理念。1947年丹尼斯获英国皇家外科学院荣誉院士。

伯恩哈德·格奥尔格·韦伯

(Bernhard Georg Weber,1927—2002)

韦伯是瑞士圣加尔著名的骨科医生。他在骨科许多领域发表了大量的文章,包括关于假关节、外固定器和儿童骨折治疗等方面的书籍。

他于1927年8月7日出生于瑞士巴塞尔，1954年在巴塞尔大学获得医学学位。先是作为一名乡村医生和一名船上医生，然后在苏黎世巴尔格里斯特大学医院和伯尔尼大学医院接受了骨科专业培训。他曾考虑转行从事自己喜欢的建筑工作，不过他感到骨科能将他对医学和建筑的爱好联系起来。

正当他准备前往美国工作时，他的好友诺贝特·克施文德（1925—2020）建议他参加米勒组织的讨论会，即后来的骨折内固定研究小组。米勒和他在骨折治疗方面的理念当时被认为是革命性的，1959年圣加仑政府建造了一个大型骨科医院并任命米勒为骨科主任，他邀请韦伯一起加盟。1967年，米勒受聘伯尔尼大学骨科主任，韦伯接替米勒原先的主任职务，直到1986年；同时，韦伯任伯尔尼大学骨科副教授，并于1974年被任命为名誉教授。他对骨科兴趣广泛，包括髋关节、所有年龄段患者的骨折、骨不连和胫骨近端截骨治疗膝关节内翻。他与米勒的交往激发了他的创新思维，利用了自身在艺术和机械方面的天赋，奠定了现代AO原理的基础。[182-183]

Lauge-Hansen 分型

Lauge-Hansen分型是Weber分型外的另一种踝关节骨折分类系统，主要根据损伤机制进行分类。首先按暴力性质对踝关节骨折进行分型的是A. P.阿什赫斯特和R. S.布勒默。1922年，他们根据暴力特点将踝关节骨折分为内收、外展、外旋、垂直压缩以及直接暴力五大类。这是踝关节骨折分型系统的一种创新，但未阐明暴力与骨折类型之间的关系，也未反映骨折类型和治疗之间的关系。1950年，丹麦学者尼尔·劳厄-汉森（1899—1976）基于受伤时足的位置和致伤暴力的方向这两个因素，将损伤机制和骨折类型相结合，将踝关节骨折分为旋后-外旋型、旋后-内收型、旋前-外展型、旋前-外旋型和垂直压缩型五大类，有利于判断韧带损伤程度以及手术方式的选择。

1948年，劳厄-汉森回顾了自希波克拉底以来踝关节骨折治疗的历史，标志着他对踝关节骨折系列研究的开始——1949年发表《韧带撕脱性踝关节骨折的诊断与治疗》(Ligamentous Ankle Fractures: Diagnosis and Treatment);1950年发表《踝关节骨折Ⅱ:实验性外科与影像学研究》(Fractures of the Ankle. Ⅱ. Combined Experimental-Surgical and Experimental-Roentgenologic Investigations),通过新鲜尸体标本研究,提出了他的分型;1952年发表《踝关节骨折Ⅳ:基于X线诊断和复位方法的临床运用》(Fractures of the Ankle. Ⅳ. Clinical Use of Genetic Roentgen Diagnosis and Genetic Reduction),阐述了基于逆损伤机制对踝关节骨折进行闭合复位的方法;1953年发表《踝关节骨折Ⅴ:内旋-背屈型骨折》(Fractures of the Ankle. Ⅴ. Pronation-Dorsiflexion Fracture);1954年发表《踝关节骨折Ⅲ:X线诊断》(Fractures of the Ankle. Ⅲ. Genetic Roentgenologic Diagnosis of Fractures of the Ankle),应用其之前的工作来阐述他的影像学分类和踝关节旋转暴力的影响——这些论文构成了Lauge-Hansen分型的框架。[181]

尽管此后的一些研究使用新的实验技术并未能始终如一地再现劳厄-汉森的初步发现,这对他的分类系统的可靠性和可重复性提出了质疑,但是劳厄-汉森的踝关节骨折分类仍是应用最广泛的踝关节骨折分类系统之一,是关于踝关节骨折里程碑式的工作。1959年至1961年,劳厄-汉森到韩国首尔工作,并被授予韩国医学协会荣誉会员。

Salter-Harris分型

Salter-Harris分型是最常用的骨骺生长板损伤的临床分类系统,由W.罗伯特·哈里斯(1922—2005)与罗伯特·布鲁斯·索尔特(1924—2010)于1963年共同提出。哈里斯在命名时表现出他的谦逊与宽容精神,他认为他所负责的项目(基础研究)比索尔特的项目(临床研究)要小,坚持将他的名字排在第二位。

该分型从损伤机制、骺板受损情况及其可能对以后生长的影响,基于X线片将骨骺损伤分为五型:Ⅰ型为单纯骨骺分离;Ⅱ型为骨骺分离伴干骺端三角形小骨折;Ⅲ型为骨骺骨折;Ⅳ型骨折线贯通骨骺和干骺端;Ⅴ型为骺板挤压性损伤。[184]

人物

罗伯特·布鲁斯·索尔特

(Robert Bruce Salter, 1924—2010)

1924年12月15日索尔特出生于加拿大安大略省的斯特拉特福,1947年毕业于多伦多大学,1955年任多伦多儿童医院骨科医生,后来成为多伦多研究所的外科教授、高级骨科医生和高级科学家,还担任加拿大皇家内科和外科学院院士,后来成为主席。索尔特于2010年退休,同年5月10日去世。以他名字命名的除了Salter-Harris分型,还有Salter截骨手术(先天性髋关节脱位的骨盆截骨术)。

W.罗伯特·哈里斯

(W. Robert Harris, 1922—2005)

哈里斯出生于加拿大,在多伦多接受了小学、中学和高等教育,1945年医学院毕业,并加入了加拿大皇家海军志愿预备役,在那里他担任了一年的中尉外科医生。

1947年他跟随阿瑟·沃斯·哈姆(1902—1992)教授(不仅是多伦多大学解剖学教授,还是加拿大网球国家队运动员)学习组织学,并在哈姆主编的经典教科书《组织学》中撰写关于骨折愈合的章节。随后他参加了3年外科研究生培训,赴波士顿的麻省总医院做了1年的骨科住院医生,并在住院医生期间获得了里夫斯奖(Reeves Prize)。1952年,他获得了R. S. McLaughlin旅行奖学金,这使他能够在英国、意大利和法国等国继续骨科学习。作为一名训练有素的骨科医生,哈里斯于1953年被任命为多伦多大学骨科医生,1968年被选为加拿大骨科基金会主席,1975年和1976年任加拿大骨科协会主席。

Tillaux骨折

Tillaux骨折是指胫腓前韧带在胫前结节附着处发生的撕脱性骨折。

1822年A.P.库珀对该类型骨折已有报告,保罗·朱尔·蒂洛并未在临床上描述这种骨折,而是在A.P.库珀临床观察的基础上,通过精细的解剖学研究,详细描述了不同实验性踝关节损伤所产生的各种结果。1872年蒂洛在尸体实验中发现,对胫腓前韧带的应力可能会导致胫骨前外侧的撕脱骨折;在青春期胫骨远端骨骺未闭合时,当足部强力外旋或脚固定时小腿强力内旋所致,在旋转应力作用下更容易导致胫腓前韧带附着点的撕脱骨折,即胫骨远端前外侧骺板撕脱性骨折;其骨折线经过骺板,贯穿骨骺并向远端进入关节面,被认为是"Salter-Harris Ⅲ型骨折",也被称作"未成熟的Tillaux骨折"(juvenile Tillaux fracture),在骨骺闭合后则称之为"Tillaux骨折";相较于胫腓前韧带断裂,成人Tillaux骨折更少见。

1907年亨利·沙皮(1857—1919)在其论文《踝关节背侧骨折及职业性损伤》(*Les fractures malléolaires du cou-de-pied et les accidents du travail*)中首次展示胫骨背侧骨折的X线图像,认为这是踝骨骨折的常见并发症。因此这种胫骨前结节的撕脱性骨折也被称为"Tillaux-Chaput骨折"。[185-186]

人物

保罗·朱尔·蒂洛

(Paul Jules Tillaux,1834—1904)

蒂洛是19世纪后半叶的法国外科医生和解剖学家。他出生于卡尔瓦多斯,1862年获巴黎大学医学院博士学位,此后在多家医院任外科和解剖学教授,1900年成为英国皇家外科学院荣誉院士,1904年任法国医学会主席。他描述了许多常见的疾病,包括"Tillaux's disease"(结节性乳腺炎),"Tillaux-Phocas disease"(一种发生在绝经期或围绝经期妇女乳腺的双侧多灶性大的、蓝色或棕色囊肿性疾病),"Tillaux manoeuvre(Manœuvre de Tillaux)"(一种乳房肿瘤的临床检查方法,用于检测乳房肿瘤与胸大肌的粘连度),"Tillaux painful crepitus sign(Aïe crépitant de Tillaux)"(蒂洛于1893年描述的一种发生于拇指内收肌和短伸肌的肌腱滑膜炎,即腱鞘炎),"Tillaux apparatus(Appareil de Tillaux)"(一种用于复位和维持股骨骨干骨折的持续稳定牵引)等。[187]

Wagstaffe-Le Fort骨折

Wagstaffe-Le Fort骨折是指位于胫腓前韧带附着部位腓骨远端前内侧结节(Wagstaffe结节)的垂直骨折,伴有胫腓前韧带撕裂。

1875年,威廉·沃里克·瓦格斯塔夫(1843—1910)爵士回顾了1866—1868年治疗的62例踝关节骨折,其中记录了2例不同寻常的损伤病例。他在文中写到:

我在任何著作中都没有发现我所提到的这种骨折,这两个案例的特征都是腓骨下端存在一个垂直的骨折碎片,骨折碎片的位移方式是围绕长轴转动。

后来,莱昂·克莱芒特·勒福尔(1829—1893)于1886年继续描述了这种骨折,表明其位置发生在胫腓前韧带附着部位。[188-189]

人物

莱昂·克莱芒特·勒福尔
(Léon Clément Le Fort,1829—1893)

勒福尔是一位著名的法国外科医生,1829年12月5日出生于法国里尔。他最初在其父亲的服装公司工作,后在普法战争期间加入陆军卫生队,在里尔野战医院边工作边学习,1850年野战医院关闭后,他到巴黎跟随约瑟夫·弗朗索瓦·马尔盖涅学习,并成为马尔盖涅的女婿。1858年他完成论文《人类肺脏的解剖学研究》,发现了支气管血管和肺血管之间的直接联系而闻名,并获医学博士。勒福尔1870年赴梅斯法国军队一家野战医院任院长,1873年任巴黎主宫医院外科手术教授,1892年任巴黎主宫医院首席医生,1893年任国家医学会主席。勒福尔在外科临床中发表了关于膝关节和髋关节手术方法的论文,在科学细菌学发展之前,他是无菌原则的主要倡导者。以他名字命名的医学术语除了 Wagstaffe-Le Fort 骨折,子宫脱垂 Le-Fort 手术、Le Fort 截肢、Le-Fort 颌面骨折分型等也均载入医学史册。

Volkmann 三角/骨折

Volkmann 三角/骨折现在通常是指胫腓后韧带在胫骨远端止点处(Volkmann 结节)发生的撕脱骨折,多为外旋损伤所致,骨折线涉及或不涉及后踝关节面。但这一说法是后来不断演绎变化的结果,因为在 1875 年里夏德·福尔克曼(1830—1889)的原始文章中,他描述的是胫骨远端前外侧在矢状面上的撕脱性骨折。这篇论文是 1873 年福尔克曼在德国哈雷大学医院的一次学术活动中的报告,内容涉及胫骨远端内踝骨折时胫骨远端外侧的不同形式的撕脱骨折。因为福尔克曼的论文是以德文发表的缘故,这种骨折块较多引用或描述为"Volkmann-Dreieck"(Volkmann 三角),卡尔·卢洛夫(1864—1945)和弗里茨·费尔森莱希是较早引用这一概念的学者。关于福尔克曼描述的胫骨远端前外侧在矢状面上的撕脱性骨折是如何演变为现代概念上的"Volkmann 骨折",其过程缺乏文献上的考证。可以确定的是,文献中并未看到福尔克曼发表的关于胫骨后缘骨折的研究。所以,现在的"Volkmann 三角/骨折",是一个习以成俗的概念。[190]

实际上,对胫骨远端后侧撕脱骨折的描述,是由英国的亨利·厄尔在 1829 年首次提出。厄尔在一篇文章记录了一名 53 岁男子右脚踝严重受伤的诊疗,其中首次描述了胫骨远端后缘撕裂骨折:

我发现其胫骨向前脱位,腓骨粉碎性骨折,肢体肌肉呈严重痉挛状态。在其胫骨的脱位得到复位后,我将他的小腿用夹板固定,并在局部用 12 条水蛭放血,再辅以局部冷敷……胫骨向前移位,但其后缘的一小片骨折尚留在原位——这是一个全新的概念。[191]

关于下胫腓联合周围的撕脱骨折，在不同历史时期的文献所描述的概念是不一样的。在解剖学上，下胫腓联合由骨间韧带、胫腓前韧带、胫腓后韧带和胫腓横韧带组成，腓骨远端通过下胫腓联合牢固固定于胫骨下端外侧的腓骨切迹上（图5-3-3）。当踝关节受到外伤，尤其是遭受外展或外旋暴力时，下胫腓联合的前侧损伤可以表现为胫腓前韧带撕裂。撕裂可以发生在韧带的胫骨附着点，即Tillaux-Chaput骨折；撕裂也可以发生在韧带的腓骨附着点，即Wagstaffe-Le Fort骨折；如果是下胫腓联合的后侧结构发生损伤，表现为韧带在胫骨附着点的撕脱骨折，即Volkmann骨折，而表现为下胫腓后韧带撕裂或者在腓骨附着点的撕脱骨折，未见相关专题讨论。

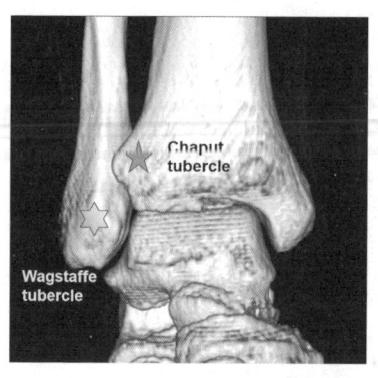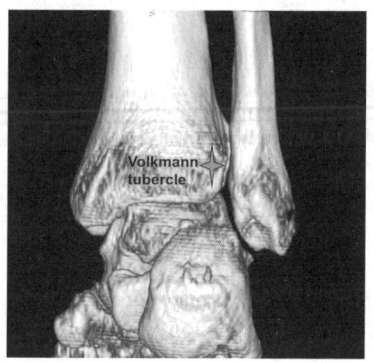

图5-3-3 下胫腓联合周围的撕脱骨折鉴别

关于Volkmann骨折，有的文献将整个胫骨远端后缘均称为Volkmann结节，也就是说，包括胫骨远端腓切迹后侧、后结节，甚至内踝后丘等结构在内的骨折均在其中，但更普遍的概念还是指胫腓后韧带在胫骨后外侧止点处发生的撕脱性骨折。单纯的Volkmann骨折临床上极为罕见，多合并有踝部其他部位的损伤，损伤通常复杂而严重。按照Lauge-Hansen分型，旋前-外旋型、旋前-外展型、旋后-外旋型的踝关节骨折中均可合并发生Volkmann骨折。

Pott骨折

Pott骨折是一个古老的术语，现在通常是指各种双踝骨折，然而波特最初描述的这种踝关节骨折是指腓骨中下1/3骨折伴三角韧带撕裂,距骨向外侧移位,但下胫腓联合保持完好(图5-3-4)。这也是他自己亲历过的骨折。1756年,他在去洛克医院时从马车上摔下来,踝关节发生了开放性骨折。当时处理这种骨折最常见的方法是截肢,他的老师诺斯对骨折进行了治疗并取得成功。1768年,波特描述了这一骨折:腓骨远端骨折发生在踝关节近侧2—3英寸,外踝向外向上移位;三角韧带断裂但下胫腓联合完整,导致距骨向外侧移位;

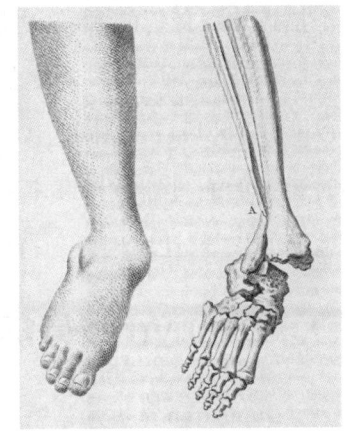

图5-3-4　Pott骨折

胫骨远端失去外踝的维持而滑向距骨内侧,造成踝关节部分脱位;骨折有时会造成皮肤裂口;由于通过胫骨和腓骨下方或附着在胫骨和腓骨末端的肌腱其原来的方向都发生了改变,所以远端的足会发生向外和向上旋转的扭曲。波特认为这种类型的骨折很难治疗,需要高超的技巧才能避免骨折并发症。同时,他强调了在治疗中腓骨支撑和卧床时保持膝关节适度屈曲的重要性,让小腿和踝关节的肌肉和韧带都处于放松和无阻力的状态,可以获得满意的效果。

Pott骨折被收入波特编写的《骨折与脱位概述》中,后来Pott骨折发展成为一

人物

珀西瓦尔·波特

（Percivall Pott, 1713—1788）

伦敦最顶尖的外科医生波特出生于伦敦,1729年师从圣巴塞洛缪医院的外科医生爱德华·诺斯做学徒,1736年获理发师公会（the Barbers' Company）颁发的执业特许状,1745—1787年任圣巴塞洛缪医院的助理外科医生和外科医生,1753年任外科医生大厅的解剖老师,1764年成为英国皇家学会会员,1786年获爱丁堡皇家外科学院荣誉状。1788年12月22日波特去世。

个描述双踝骨折的术语,这是有悖于波特的早期描述的。[14]

波特是英国骨科的奠基人之一,以他名字命名的医学术语众多,如 Pott 骨折、Pott 头皮肿块、Pott 肿瘤、Pott 病(脊柱结核)等,足以显现他的医学成就。他反对当时流行的通过器械持续牵引的治疗方法,认为对于骨折患者,应当将肢体摆放在适当的位置,让肌肉处于持续放松的状态,即有着深远影响的"Pott 体位"。

Dupuytren 骨折

Dupuytren 骨折是指特殊类型的踝关节损伤,其内侧损伤可以是内踝骨折或三角韧带的撕裂,外踝骨折发生在踝关节以上,伴有下胫腓联合撕裂和距骨外侧移位(图 5-3-5)。1819 年迪皮特朗对踝关节骨折进行了系统的研究,在大量的尸体上进行了踝关节实验性骨折的观察,对踝关节骨折的损伤机制进行了详细的阐述。Dupuytren 骨折分为两种亚型:①由外旋骨折或屈曲-外旋造成的高位 Dupuytren 骨折,腓骨骨折发生在下胫腓联合上方 2—3 英寸处;②由外展暴力为主引起的低位 Dupuytren 骨折,腓骨骨折发生在下胫腓联合上约 1 英寸以内。迪皮特朗基于 207 例患者的治疗经验,提出了治疗该骨折的方法——同样以他名字命名——Dupuytren 夹板。不过,无论是 Dupuytren 骨折还是 Dupuytren 夹板,在英语国家都使用得并不广泛。

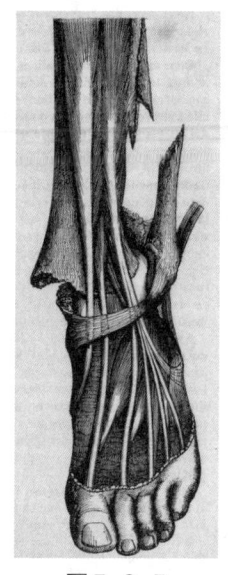

图 5-3-5 Dupuytren 骨折

Dupuytren 骨折的提出时间比 Pott 骨折晚了 50 年左右,两者在概念上是有些重复的。相同之处在于外踝骨折的发生部位都在踝关节水平的近端,内侧结构的稳定均受到损伤;不同之处在于 Pott 骨折强调的是单纯的三角韧带撕裂,而 Dupuytren 骨折可以是三角韧带的撕裂也可以是内踝骨折;Pott 骨折的下胫腓联合是完整的,而 Dupuytren 骨折的下胫腓联合则发生了撕裂。这些概念在后来不同学者的描述中发生了变化,现在的 Pott 骨折也用来描述下胫腓联合完整的双踝骨折,Dupuytren 骨折则指伴有下胫腓联合撕裂的双踝骨折,甚至包括后踝骨折在内,三角韧带的撕裂被描述为内踝骨折的一种变化。

Dupuytren骨折在影像学上和现在的劈木机损伤(logsplitter injury)非常相似,但劈木机损伤在机制的解释要明确许多,毕竟劈木机损伤的概念是在21世纪提出的。2014年,杰西·E.拜布尔等首次使用"logsplitter injury"来描述这种类型的踝关节骨折。这个生动形象的命名立即成为一个时尚术语在骨科界传播。劈木机损伤的损伤机制类似于劈木机的工作原理,距骨好似劈柴的楔子,将下胫腓联合像木材一样劈开并嵌入其中,造成下胫腓联合分离,踝关节脱位,可伴有腓骨骨折、内踝骨折或三角韧带断裂(图5-3-6)。一般认为,劈木机损伤是垂直高能量暴力,而Dupuytren骨折则是以旋转暴力为主。[192-193]

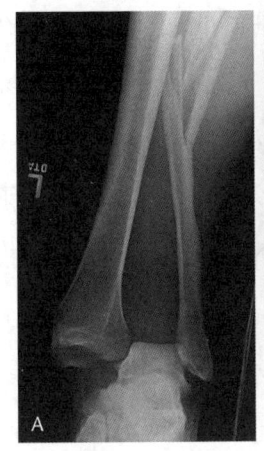
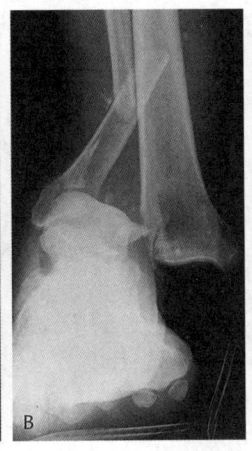
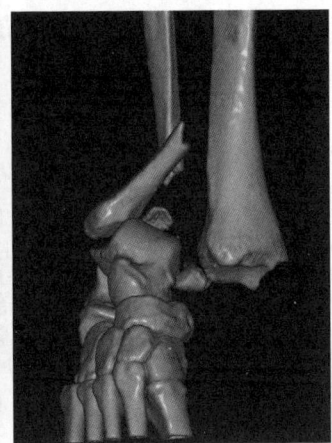

图5-3-6 劈木机损伤

人物

巴伦·吉约姆·迪皮特朗

(Baron Guillaume Dupuytren,1777—1835)

迪皮特朗男爵是19世纪法国最伟大的外科医生,他的名字与多种疾病或手术有关。除了Dupuytren骨折,Dupuytren挛缩症、Dupuytren肠刀、Dupuytren烧伤分级、Dupuytren脓肿、Dupuytren截肢等也都在医学中产生了重要影响。在骨折愈合的研究方面,他首次提出临时性和永久性骨痂这两个概念,并将骨折愈合过程归纳为五个阶段。

作为巴黎主宫医院的首席外科医生，迪皮特朗以绝对的权威统领医院外科20余年，被誉为是自帕雷以来最伟大的法国外科医生。在其医生生涯中，他坚持每天晚上都去看望新收治患者和刚手术完的患者。他的手术成功率超过60%，这在没有麻醉和抗菌药物的时代堪称奇迹。他出生在一个贫寒之家，据说贫困到用供解剖教育的尸体的脂肪做灯油。

他个性傲慢而古怪，不易相处，在手术室外，他就像"上帝光临人间"一样大步穿过走廊，对周围的人不理不睬；在手术室内也常对同事、工作人员甚至本就为数不多的几个朋友缺乏尊重。他总是以自己的绝对存在来强化自己的绝对权威，因此被人称为"主宫恶霸""外科巨匠，世间小人""最伟大的外科医生和最卑鄙的人"。除了和自己学生不和，他与老师亚历克西斯·布瓦耶的关系也势如冰火，原因在于迪皮特朗与布瓦耶的女儿已订婚多年，可就在即将结婚的前一天，迪皮特朗居然单方面取消了婚约，这使得布瓦耶成为了他终生的敌人。后来布瓦耶的女儿嫁给了迪皮特朗的对手M.鲁医生，鲁最终取代迪皮特朗成为医院首席外科医生。

在迪皮特朗的鼎盛时期，他每年接诊上万名患者。他用数百万法郎资助王室，去世时还给医学院留下了20万法郎，医院用这些钱建造了Dupuytren博物馆，现已于2016年永久关闭，其藏品均被转移至他处妥善保存与展示。[194]

Cotton骨折

Cotton骨折是指外踝、内踝和胫骨后突骨折（即三踝骨折）。1915年，弗雷德里克·杰伊·科顿描述了53例双踝骨折伴踝关节后脱位，合并胫骨远端后突骨折（图5-3-7），并讨论了损伤机制、复位方法和手术治疗。科顿说道：

多年来，我一直反复谈及这类损伤。长此以往，我们城市医院的一些实习医生感觉麻烦，就将这类损伤称为"Cotton骨折"。

第五章 骨折冠名术语的时代解读

这种骨折的特征点是踝关节后脱位,胫骨远端关节面的后缘有一个或大或小的楔形骨折——一个随着足部向后脱位而向后移位的楔形骨块。该楔形骨块附着距腓后韧带;足与胫骨骨折碎片一起向后上移位……虽然该骨折与内外踝骨折有关,但胫骨后方的碎骨片是独立的。[195]

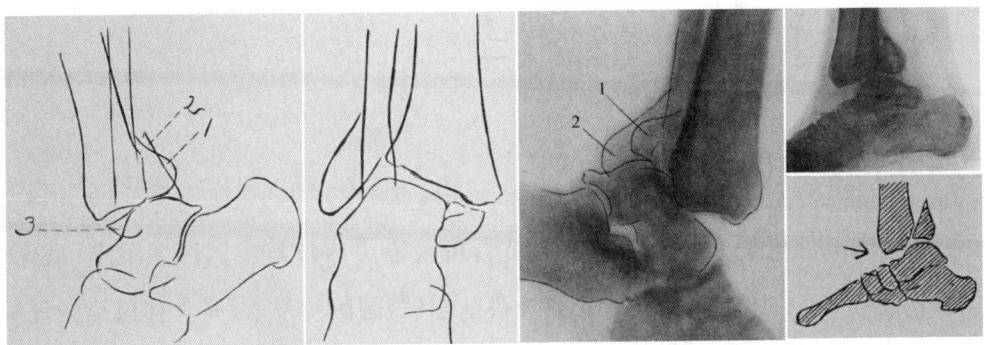

图5-3-7　Cotton骨折

人物

弗雷德里克·杰伊·科顿

(Frederic Jay Cotton,1869—1939)

科顿1890年毕业于哈佛大学,1894年获哈佛医学院医学博士学位。1894—1897年他先在纽约研究细菌学,然后在奥地利维也纳学习25年外科。

1898年,他作为外科医生参与了美西战争,1917年参加第一次世界大战,任里德陆军医院的外科主任、美国陆军少校。战后,科顿担任波士顿塔夫茨大学医学院外科教授。

科顿对创伤骨科作出了重要贡献。先后出版了多部对骨科医学发展影响较大的著作,如与爱德华·H.布拉德福德(1848—1926)和罗伯特·W.洛维特(1859—1924)合著的《骨科专著》(*Treatise on Orthopedic Surgery*)、与查尔斯·洛克·斯卡德合作的《骨折治疗》(*The Treatment of Fractures*),以及1910年科顿编写并亲自配画的《脱位与骨折》(*Dislocations and Joint-Fractures*)。他提倡在股骨颈骨折的治疗中无论是采用手术治疗还是非手术治疗,都应使骨折端维持嵌插状态。

1934年,即他去世前4年,他发表了关于应用阔筋膜重建膝关节韧带受伤的论文,充分显示了他对自己专业的热爱。以其名字命名的术语,除了Cotton骨折,还有在桡骨远端骨折闭合复位中的"Cotton-loader"位,即手掌极度屈曲和尺骨偏位进行复位和固定。[196]

Bosworth骨折

Bosworth骨折是一种少见的踝关节骨折脱位。1947年美国医生戴维·马什·博斯沃思(1897—1979)在《骨与关节外科杂志(美国版)》发表《腓骨移位至胫骨后嵴处的踝关节骨折脱位》一文,指出在外旋暴力下可导致腓骨远端骨折,骨折近端移位到胫骨后嵴处并发生交锁(图5-3-8),造成交锁的原因是骨折端受到骨间膜、韧带及腓骨肌腱的牵拉。这类骨折的闭合手法复位往往比较困难,常需要手术切开复位。[197]

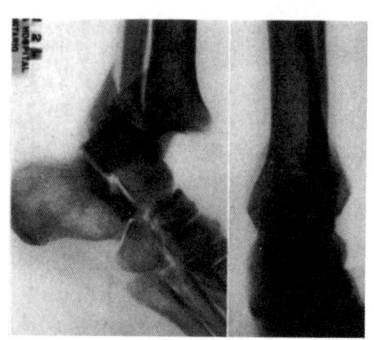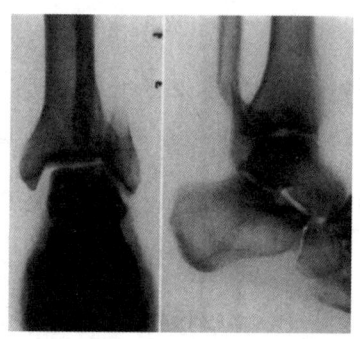

图5-3-8　Bosworth骨折

人物

戴维·马什·博斯沃思

(David Marsh Bosworth,1897—1979)

博斯沃思于1897年1月23日出生于纽约市,1918年他以优异成绩毕业于美国佛蒙特大学,1921年从佛蒙特大学医学院毕业。1926年,他在罗素·A.希布斯(1869—1932)医生的指导下成为纽约骨科医院的骨科住院医生。他先后担任美国纽约市圣卢克医院、纽约综合医院、圣文森特医院、海景医院、圣吉尔斯病残院和里士满市医院的助理外科医生、主治外科医生和骨科主任,还是纽约及周边地区22家医院的顾问。他是纽约医学院研究员,1943年当选为纽约州医学会骨科分会主席以及美国外科医生学会终身会员,1957年当选为美国骨科协会主席。博斯沃思是一位多产的作者,还是《骨与关节外科杂志》编委,还担任过一段时间的助理编辑。

他还是一名出色的飞行员,很早就拥有自己的私人飞机。其工作节奏非常快,在纽约市工作一周,然后在周末飞往佛蒙特州教学和做手术,周一凌晨回家又重新开始一周的工作。他的工作日程只为睡觉而停止。晚上和周日,在医院查房后,他将时间都留给了摄影或写作。在往返于多家医院之间时,他总是不愿意浪费任何时间,常常在途中阅读期刊或更正论文。博斯沃思最为人所知的成就是他在骨和关节结核外科治疗方面的工作,他最早将链霉素引入治疗骨和关节结核,他也为髋关节和脊柱外科的发展作出了巨大贡献。[198]

Maisonneuve骨折

Maisonneuve骨折是腓骨上1/3的螺旋状骨折,伴有内踝骨折或三角韧带深层断裂以及下胫腓联合的撕裂(图5-3-9)。1840年,法国医生雅克·吉勒·迈松纳夫(1809—1897)通过尸体研究,描述了在足部施加向外旋转的暴力是可以导致腓骨近端1/3骨折的:

我把(大体老师的)小腿水平放在桌子边缘,或者采用钳夹固定,然后用整个手抓握住脚的末端,用力外展……当踝关节的阻力高于前者时,必然会发生下胫腓联合断裂。所以将脚向外偏移首先是造成胫腓关节的分离,即两骨之间的间隙增宽;如果暴力继续,腓骨随后就会发生骨折。我们发现骨折发生的部位不是在下 1/3，而是在上 1/3。[199]

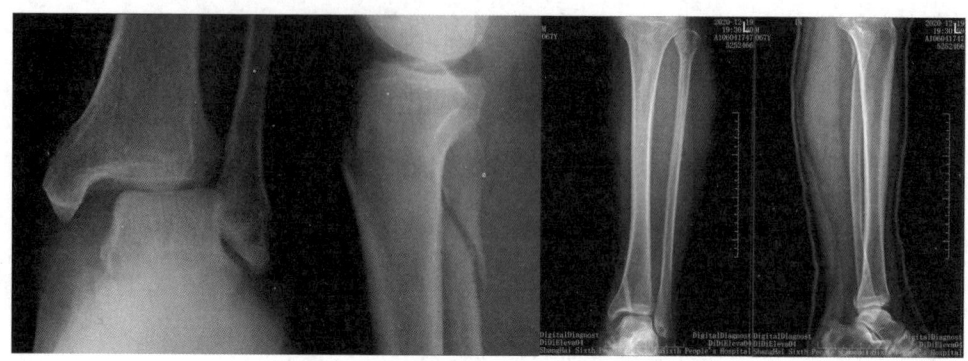

图 5-3-9　Maisonneuve 骨折

人物

雅克·吉勒·迈松纳夫

（Jacques Gilles Maisonneuve，1809—1897）

迈松纳夫于 1809 年 11 月 19 日出生于法国南特，1829 年开始跟随迪皮特朗学习。和他的老师一样，他口才极佳，擅长辩论。1840 年，他首先提出外旋暴力是产生踝关节骨折的机制之一。1842 年起，他先后在巴黎比塞特尔医院、科尚医院和皮提耶-萨尔佩特里尔医院任外科医生，作出了许多原创性贡献；1862 年他受聘于主宫医院任外科医生。

Gosselin 骨折

Gosselin 骨折是指胫骨下 1/3 的 V 形骨折，骨折线延伸至胫骨远端关节面，将关节面分为前、后 2 部分（图 5-3-10）。莱昂·阿塔纳斯·戈瑟兰（1815—1887）对该骨折的描述 1855 年首次发表在《巴黎外科学会学报》上。1873 年又在他的《慈善医院外科临床》（*Clinique chirurgicale de l'hôpital de la Charité*）一书中配合插图对该骨折做了进一步延伸讨论[200-201]：

间接暴力引起的小腿下 1/3 骨折通常表现为主骨折线呈不规则的 V 形,次骨折线呈较长的裂纹形,延伸至踝关节内。因此小腿下 1/3 骨折有 3 种主要解剖学变化:齿状形骨折(横行骨折)、斜行骨折和 V 形骨折。

这是关于胫骨中下段螺旋形骨折中,常常伴随有在胫骨远端关节面的冠状面方向骨折线的最早描述。

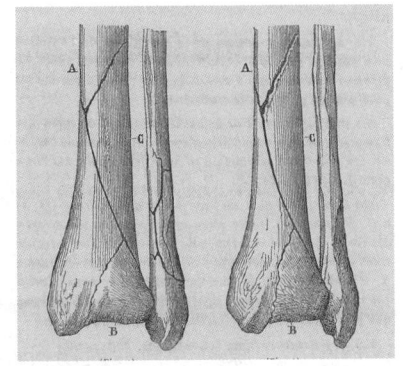

图 5-3-10　Gosselin 骨折

1864 年,洛朗·让·贝朗热-费罗写了《V 形骨折的严重性及其治疗》(*Des fractures en V au point de vue de leur gravité et de leur traitement*)一书,讨论戈瑟兰提出的这类特殊类型骨折[202]。在后来很多关于胫腓骨中下 1/3 骨折的研究中,关于后踝骨折的并发情况常有提及。特别是 1948 年后,劳厄-汉森发表了一系列踝关节损伤机制的研究成果,相关论文就更多了。

人物

莱昂·阿塔纳斯·戈瑟兰

(Léon Athanase Gosselin,1815—1887)

戈瑟兰是法国 19 世纪著名外科医生,巴黎皇家医院的外科主任。早年他在巴黎学医,1842 年成为巴黎医学院解剖员,1843 年以《关节间纤维软骨之研究》(*Etudes sur les fibro-cartilages inter-articulaires*)论文通过答辩获得博士学位。1858—1866 年他出任巴黎医学院外科病理学首席教授,1867 年任仁爱医院临床外科第四任主任医生,1867—1884 年任慈善医院临床外科第三任主任医生,同时还担任巴黎高等药学院教授。在其职业生涯中,戈瑟兰擅长骨科、解剖学、生理学和泌尿外科,尤其以对睾丸、精索和阴囊疾病及其对生育和性能力影响的研究为后人所铭记,因此被公认为男科医学的先驱。

Segond 骨折

Segond 骨折是指胫骨平台下方前外侧的一个垂直向的小骨折。该骨折与前交叉韧带和半月板损伤有高度的相关性（图 5-3-11）。1845 年，法国医生阿梅代·博内（1809—1858）首次发表关于膝盖韧带损伤机制的尸体研究，分析了韧带撕裂与撕脱性骨折的特点。1879 年保罗·费迪南·塞贡（1851—1912）为了证实博内 1845 年关于膝关节韧带损伤机制的尸体研究，重复了博内的实验，证明了"膝关节轻度屈曲时胫骨内旋会导致胫骨外侧撕脱骨折，并与前交叉韧带损伤有关。"[203]

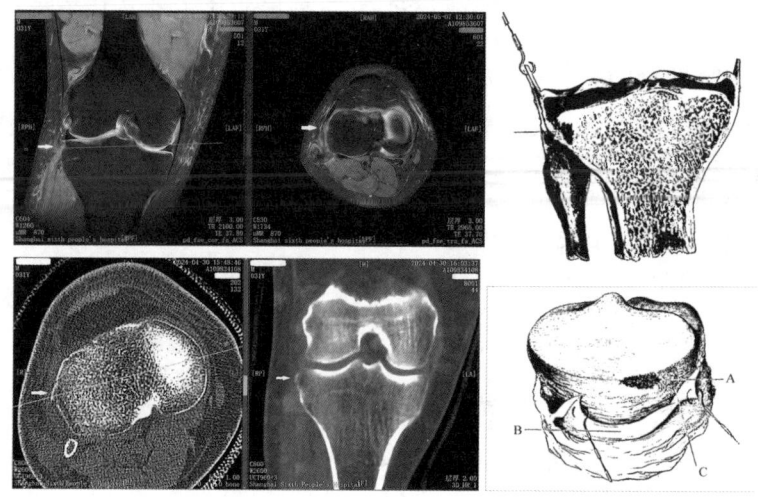

图 5-3-11　Segond 骨折（左上 CT，左下 MRI）

虽然塞贡是 19 世纪法国最重要的"膝关节专家"之一，但可能是因为他在妇科手术方面的贡献尤为突出，以至于他在膝关节损伤方面的贡献被低估。

1936 年美国医生亨利·米尔奇（1895—1964）首次报道了 3 例该类骨折患者的急性膝关节损伤的 X 线片表现及其损伤机制：

这种撕脱骨折是由于髂胫束附着在 Gerdy 结节后面区域的张力引起。其通常是在膝关节处于半屈曲位置时受伤，但如果在小腿内旋过程中脚跟位于股骨轴的内侧，则在膝关节完全弯曲位置也可发生。[204]

第五章 骨折冠名术语的时代解读

人物

保罗·费迪南·塞贡
(Paul Ferdinand Segond, 1851—1912)

塞贡出生于法国巴黎,其父路易-奥古斯特·塞贡(1819—1908)是一位著名的解剖学家。1875年,他在巴黎学习医学,成为一名实习生,并在《妇科年鉴》上发表了一篇关于新生儿体重的论文。1878年,他成为巴黎大学医学院的解剖示教员。1880年获医学博士学位,其关于前列腺及其周围热脓肿的论文获得了法国医学会和法国科学院的嘉奖。1883年,他成为外科副教授,同年,他与于利斯·特雷拉(1795—1879)一起被任命为皮提耶-萨尔佩特里尔医院的临床主任。1905年,他接蒂洛担任巴黎大学医学院首席外科主任,同年当选法国国家医学院院士。

脊柱与骨盆常用冠名骨折

Jefferson骨折

Jefferson骨折是寰椎(第一颈椎)前后弓的复杂爆裂骨折(图5-4-1)。由于头

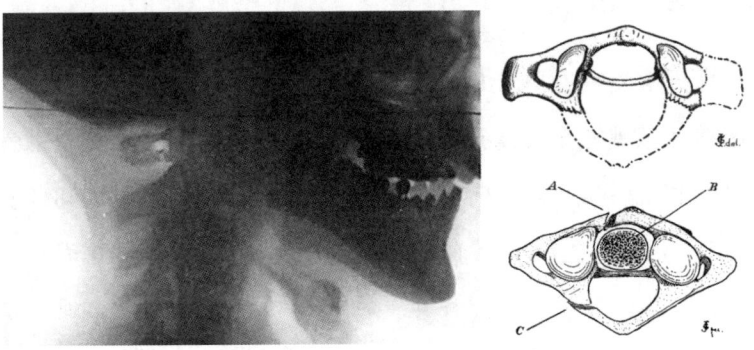

图5-4-1　Jefferson骨折

229

部受垂直暴力致使枕骨髁撞击寰椎引起寰椎侧块与前后弓交界处发生骨折，骨折块向四周扩散移位，一般不压迫颈髓。该骨折由杰弗里·杰弗森（1886—1961）爵士于1919年首次报告。[205]

人物

杰弗里·杰弗森

（Geoffrey Jefferson，1886—1961）

杰弗森是英国曼彻斯特一位杰出的神经外科医生。1909年获曼彻斯特大学医学学士学位，1913年获外科硕士学位。第一次世界大战中，分别在俄国彼得格勒的英俄医院和法国的皇家陆军医疗队负责治疗头部枪伤。战后，他在英国皇家外科学院研究战伤救治。他对神经系统解剖学、神经系统损伤及手术方案进行了系统研究，发表了10余篇神经学论文，很快享誉国际。他负责创建了英国神经外科医生协会并担任主席。1926年杰弗森任曼彻斯特皇家医院神经外科医生，1939年任曼彻斯特大学神经外科主任。他获得了很多荣誉学位，并成为许多外国医学会的荣誉研究员。1947年他成为英国皇家学会会员，1950年被封为爵士，1951年成为医学研究委员会的会员，出任该委员会临床研究委员会的首任主席。

Chance骨折

Chance骨折常发生在胸腰椎交界处，其骨折线横向贯通棘突、椎弓根、椎体，通常与受伤乘客佩戴安全带遭遇机动车碰撞有关，也被称为"安全带骨折"，因爱尔兰放射学医生乔治·昆廷·钱斯（1904—？）首先报告而得名。1948年，钱斯在《英国放射学杂志》上发表论文《一种脊柱屈曲型骨折》，共报告3例患者：

我所展示的这种骨折是一种真正的屈曲型骨折，是一种罕见的类型。骨折包括棘突和椎弓的水平分裂，骨折线在神经孔前到达椎体上缘表面。在我的3例患者中,几乎没有发生椎体压缩、骨关节脱位或脊髓损伤。[206]

"Chance骨折"这个名词并不是钱斯本人提出的,而是在1949年由英国曼斯菲尔德总医院的E. A.尼科尔(1902—1993)医生在《骨与关节外科杂志(英国版)》发表的文章《腰椎骨折》中首次提出：

> Chance骨折的骨折线通过棘突、椎板和椎体。钱斯最近描述了一种特殊类型的分层状骨折。在这种骨折中,骨折线是水平的,向前延伸到椎体,向后延伸到棘突。椎体可能有轻微的楔形变,由于骨折线一直在骨中穿行,没有小关节脱位或后侧韧带断裂,复位后可获得稳定的骨愈合。正如钱斯所说,若不了解这些情况,可能会导致不必要的植骨手术。[207]

人物

乔治·昆廷·钱斯

(George Quentin Chance, 1904—?)

钱斯于1904年9月20日出生于爱尔兰都柏林,1928年毕业于都柏林圣三一学院。1938年获剑桥大学医学放射学文凭后,他任职于德比郡皇家医院放射诊断科,9年后任该科室主任。他还是英国放射与骨折放射学家学会会员、曼彻斯特市立医院放射科顾问医生、爱尔兰皇家外科学院荣誉研究员。

Duverney骨折

Duverney骨折是指不涉及骨盆其他部位的单纯髂翼骨折。

法国著名解剖学家和外科医生约瑟夫·吉夏尔·迪韦尔内(1648—1730)撰写的《论骨骼疾病》(*Traité des maladies des os*)一书中描述了"Duverney骨折"的解剖学研究描述。该书在其去世后于1751年才出版,其中还有对软骨病总体病理特征的详细描述,是对骨质疏松症最早的描述之一。[208]

人物

约瑟夫·吉夏尔·迪韦尔内

(Joseph Guichard Duverney,1648—1730)

迪韦尔内集教师、研究者和外科医生于一身,是现代意义上第一个真正的学术型医生。他还是17世纪法国第一位耳科学家,也是欧洲最早的耳科学家之一,于1683年出版了第一部完整的耳科学专著,首次对耳朵解剖结构进行准确描述,讨论了耳朵的生理和疾病。

Malgaigne骨折

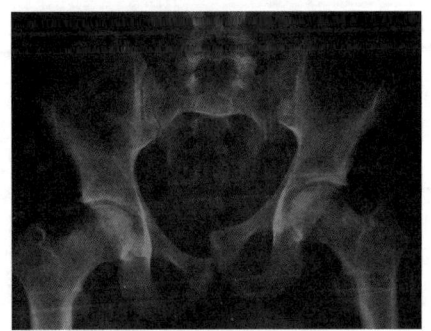

图5-4-2　Malgaigne骨折

Malgaigne骨折由约瑟夫·弗朗索瓦·马尔盖涅于1847年提出,通常是指由垂直剪切力引起的同侧骨盆环的两处骨折,是一种不稳定骨折(图5-4-2)。骨折可以是同一侧骨盆的髂骨和耻骨支骨折,或者骶髂关节和耻骨联合的骨折脱位,或这两者的任何组合;骨折碎片也可以涉及髋臼。

人物

约瑟夫·弗朗索瓦·马尔盖涅

(Joseph François Malgaigne,1806—1865)

马尔盖涅是法国最著名的外科医生和医学历史学家,出生在法国摩泽尔山谷的摩泽尔河畔,他的父亲是当地的卫生官员,一名退役老军医。他15岁时在法国南锡开始学医。他曾跟随历史学家曼宁·德·维尔纳夫(1894—1980)从事过专业医学史研究,熟悉拉丁语和希腊语。19岁时,他获得卫生官员资格。1826年,马尔盖涅离开南锡前往巴黎深造,并在后来获得博士学位。1830年秋,波兰人反抗俄国的统治,并向法国新政府请求帮助。马尔格涅组织了一个由9名外科医生和其他人员组成的志愿医院部队,并领导该部队采取行动支持波兰军队。他在几次交战中都表现出色。

马尔盖涅以其对骨折和脱位的研究而闻名,专门从事膝关节、髋关节和肩部的骨科手术。他强调以病理解剖为基础,特别善于把繁琐的临床细节整理成简洁而合乎逻辑的模式。马尔盖涅首次描述了因为敷料绑得太紧而致前臂缺血性挛缩的患者,比福尔克曼早了34年。1832年他在《巴黎医学报》(Gazette Médicale de Paris)上就描述过Hill-Sachs损伤。1834年,他出版了《医学手术手册》(Manuel de Médecine Operatoire),这是一部很有影响力的关于外科技术的著作。这本书后来被翻译成了好几种语言。马尔盖涅在波兰短期服役后定居巴黎,1835年成为中央情报局的外科医生。1840年,他创办了《外科杂志》(Journal de Chirurgie),并于1846年成为了医学学会会员。1847年,他成为《巴黎内外科学报》的主编。正是作为一名编辑,马尔盖涅在他的时代有较大影响,并对希波克拉底的著作和帕雷的著作进行了编辑整理。

1854年马尔盖涅在《巴黎医学-脊柱外科杂志》(Revue médico-chirurgicale de Paris)上报道5例尺骨干骨折合并桡骨头脱位(Monteggia骨折),他关于Monteggia骨折的描述很能体现他的临床思维:

并不是说这两处损伤的诊断有多困难,而是因为一个损伤的存在往往会让我们忘记另一个损伤。以下是我给年轻外科医生的建议:尺骨骨折时,一定要警惕桡骨头脱位;通俗地说,当前臂发生骨折,如果肿胀扩散到肘部,请记住,简单的骨折很少伴有如此严重的肿胀,这时必须仔细检查关节。[209]

除了发明治疗髌骨骨折的Malgaigne髌骨钩,他对Malgaigne骨折的总结也是载入骨科史册的工作。

以讹传讹的冠名术语

有一些人名术语是明显的以讹传讹,但长时间的反复引用已使其变成了习以成俗的用法与概念,再要"正本清源"反而会引起概念上的混乱,前面提到的"Volkmann 三角/骨折"就是一个例子,现在已经说不清这个概念是如何演变成现在意义上的"Volkmann 三角/骨折"。但从另一个谬种流传却流行当下的术语——"Hoffa 骨折"的演变中可以看到,教科书在"三人成虎"中起着巨大作用。

关于"Hoffa 骨折",大量的文献都会引用是阿尔贝特·霍法于 1904 年首次描述的股骨外侧髁冠状面骨折。然而,扬·巴尔托尼切克在 2015 年发表的论文中指出,霍法虽然描述过这种骨折,但只是引用了他人的文献,而且是霍法在其 1888 年的著作中引用的,并不是在 1904 年。因此,他既不是第一个描述这种骨折类型的人,也不是第一个发表这类骨折论文的人。这是一个双重错误。

首次报告这种骨折的是弗里德里希·布施(1844—1916),时间是 1869 年。布施在柏林的一个外科学系解剖收藏中发现了一个膝关节标本,他在标本的股骨远端后方的外侧髁观察到这种特殊类型的骨折,发表于《几例罕见的骨损伤》(*Mehrere Fälle seltener Knochenverletzungen*)的论文中。1888 年,霍法在《供医生和学生用的骨折脱位教材》(*Lehrbuch der Frakturen und Luxationen für Ärzte und Studierende*)一书中提到了这种骨折,并使用了布施的插图,但没有说明内容来源。在 1889 年德国外科学会年会上,路德维希·威廉·卡尔·雷恩(1849—1930)介绍了一例 45 岁男子的尸检观察,该患者在去世前 16 年有膝盖受伤病史,解剖发现显示股骨外侧髁冠状面骨折,一块带有骨关节炎改变的碎骨片向后侧和近端移位;其交叉韧带完整,但外侧半月板严重受损,胫骨外侧髁也有严重损伤。克里斯蒂安·海因里希·布劳恩(1847—1911)曾在论文中提到解剖过一个类似于雷恩所报道损伤的标本,一位 48 岁男子在采石场左膝关节外伤后因感染而截肢,对截肢标本的解剖显示,其股骨外侧髁存在骨折,但后关节囊和交叉韧带完整。1891 年他发表相应的论文《罕见的股骨骨折》(*Seltenere Fracture des Oberschenkels*),并描述了患者受伤的细节以及对截肢标本的解剖观察。在随后的几十年中，许多专著和论文都提到过股骨外侧髁的冠状骨折，但并未将该骨折与霍法的名字联系在一起。

"Hoffa骨折"一词的流行始于1970年代初，主要出现在德文和法文文献中。其中影响最大的是J.莱特纳等人于1978年发表的论文《Hoffa骨折的20例病例观察》，报告了20例此类骨折并提出预后分析。1979年出版的《AO内固定手册》(*AO Manual of Internal Fixation*)第二版中，Hoffa骨折被写入其中。1989年，S. L.刘易斯等在《骨与关节外科杂志（英国版）》中发表《股骨外侧髁冠状骨折》(*Coronal Fractures of the Lateral Femoral Condyle*)一文，介绍了莱特纳的分类法。1990年，"Hoffa骨折"一词被写入AO骨折分类的英文版《长骨骨折的综合分类》(*The Comprehensive Classification of Fractures of Long Bones*)。由于AO教材在骨科医生中的普及程度极高，客观上它也成了这一错误信息的最大传播源。此后，几乎所有出版物均将1904年霍法的第四版著作作为最早描述股骨外侧髁骨折的源头。直到1994年，U. A.霍伊辰等人在《双侧Hoffa骨折——罕见病例》一文中首次指出，是布施于1869年率先描述了这种骨折，2015年苏米·库马尔·贾殷等在《Hoffa骨折——半月板阻碍骨折复位——病例报告》一文中也提到1869年布施的观察，但关于霍法描述该骨折的时间，他们还是错误地沿用了"1904年"的说法。[210-213]

有的冠名骨折术语基本只存在于一些文献回顾中，临床医生已极少使用。比如，发生于肘关节的Posadas骨折，描述的是青少年的肱骨远端内、外髁T形骨折脱位，特征是肱骨远端的骨骺部分向前下脱位到肘前方，使尺桡骨近端与肱骨干骨折端在肘关节后方形成一个假关节，本质上是一种屈曲型肱骨髁上骨折。该骨折名称源自阿根廷医生亚历山大·波萨达斯，1904年他首次描述了1899—1904年所治疗的361例儿童骨折患者，在160例肘部骨折中，包括了5例这样的骨折。

还有一些冠以人名的骨折，虽然文献中也常在使用，但其内涵有所重复且分类不明，比如Hahn-Steinthal骨折、Kocher-Lorenz骨折以及Broberg-Morrey骨折等，均是描述的肱骨小头骨折，却是代表着不同时期对不同形态的肱骨小头骨折的描述。早在1841年，A. P.库珀爵士就报告了2例肱骨小头骨折病例，但在后来文献的引用并不多;12年后,1853年,N. F.哈恩首次在骨骼标本中发现肱骨小头骨折;而再后来,1898年,D.施泰因塔尔描述了肱骨小头骨折,以整个肱骨小头的骨折为特点,在现在的肱骨小头骨折的临床分型中,包括了大部分肱骨小头及小部分滑车或不包括滑车,二人描述的"Hahn-Steinthal骨折"即Ⅰ型骨折;1896年,科赫尔和1905年,汉斯·洛伦茨在此基础上进行了一系列临床观察,描述了一种只涉及肱骨小头关节软骨外壳,或以涉及关节软骨为主包含有少量软骨下骨质的肱骨小头骨折,称为"Kocher-Lorenz骨折"即Ⅱ型骨折;1898年,M. A.穆谢也报告过类似骨折,亦有人称之为"Mouchet骨折";1981年,S. A.格兰瑟姆描述了肱骨小头粉碎性骨折,即Ⅲ型骨折(亦称"Broberg-Morrey骨折")。1996年,米歇尔·D.麦基在前面3型骨折的基础上又补充描述了肱骨小头冠状面剪切骨折合并滑车大部骨折,即Ⅳ型骨折。以上描述又包含在R.塞缪尔·布莱恩和伯纳德·F.莫里的分类中。在这四类肱骨小头骨折中,Ⅰ型和Ⅳ型骨折较为多见,Ⅱ型和Ⅲ型骨折甚为少见。因此,在肱骨小头骨折中单独使用冠名术语的文献现在已越来越少。[214-217]

关于用人名冠名的骨科术语很多,即使是限于骨折的冠名,也难以一一述及。上面的描述也仅限于一些常见的、较为普遍使用的一些人名术语,尚有没有介绍的骨折分型诸如临床常用的股骨颈骨折的Garden分型、Pauwels分型,肩锁关节损伤的Rockwood分型和肱骨近端骨折的Neer分型,以及胫骨平台骨折的Schatzker分型等。还有很多冠以人名的骨折治疗疗效标准,也没有在本章节中叙述。毕竟本书的目标并不是面面俱到的工具书。

第六章

影像诊断技术革命

X线带来的狂欢与伤害

有人曾如此评说骨折治疗史,在骨折治疗历史上有两件事让骨科医生饱尝挫败感。一是汉米尔顿的《骨折表》,让一个时代的外科医生感到沮丧,外科医生付出无数努力,最后的总体疗效却是如此不堪。而且在很多情况下,这种结果之差远远超出了医生的预期。另一件事是在汉米尔顿之后半个世纪,伦琴发现的X线摄片。1895年12月28日,德国物理学教授威廉·康拉德·伦琴在《维尔茨堡物理学医学学会会刊》发表了关于他发现X射线的第一篇论文《一种新型射线》,这一发现对骨折的治疗产生了直接而深远的影响。

伦琴发现X射线的实验经过,相信很多人都学习过,至少听说过。

伦琴这一生最大的贡献在于发现X射线,这不仅是物理学界的成就,还对后来放射性元素和放射性医疗的研究产生了重要影响,并将物理学引向原子领域。他因此获得很多重要国际奖项:1896年获得英国皇家学会授予的拉姆福德奖章、意大利科学学会授予的马泰乌奇奖章;1897年获美国富兰克林学院最高奖——艾略特·克雷森奖章;1901年获第一届诺贝尔物理学奖;在第一次世界大战中,X射线(医学上常简称为X线)被应用于伤员救护,伦琴也因此获得了表彰。

站在荣誉的巅峰,伦琴淡定地面对巨大的名誉与财富诱惑。他在收到诺贝尔物理学奖奖金的当晚就写下遗嘱,将所有奖金赠送给维尔茨堡大学,并希望将这笔钱用于学术研究;伦琴拒绝了巴伐利亚王室授予的贵族爵位,仅接受了家乡莱纳普给予他的荣誉公民称号。他不仅坚决反对将"X射线"命名为"伦琴射线",还毅然放弃了专利权,将X射线的使用权开放给全人类。他担心专利授权一旦被垄断,就会限制X射线设备的研制,而开发设备产生的巨额费用就可能会转嫁给患者。他说道:

> 根据德国大学教授的优良传统,我认为他们的发明和发现都属于所有人类,这些发明和发现绝不应受专利、特许权、合同等的阻碍,也不应受到任何

人物

威廉·康拉德·伦琴
(Wilhelm Conrad Röntgen,1845—1923)

伦琴在1845年3月27日出生于德国北莱茵-威斯特法伦州,3岁随父母迁居荷兰。17岁时,他因一件"莫须有"的、对老师不恭的小事而被学校开除学籍。因为没有中学毕业证书,不能在荷兰上大学,于是他只得进入瑞士苏黎世工业大学学习机械工程。1869年,伦琴获苏黎世大学哲学博士学位。毕业后,伦琴留在苏黎世大学给实验物理学教授奥古斯特·孔特(1839—1894)当助手。1870年,他随孔特教授一起先后在德国维尔茨堡大学、斯特拉斯堡大学工作,1875年,伦琴被聘为霍恩海姆大学教授。1879年,伦琴担任吉森大学物理研究所所长。从1888年到1894年,伦琴发表了17篇论文,并当选为维尔茨堡大学校长。而就在伦琴成为校长的第二年,他发现了X射线。

第一次世界大战结束后,德国作为战败国背负了巨额战争赔款,魏玛政府向市场大量投放货币造成严重通货膨胀。1921年,也就是一战结束后不过两三年的时间,德国马克对美元的汇率贬值了660亿倍。晚年的伦琴几乎一无所有,只得到距离慕尼黑不远的乡下度过最后的时光。

集团的控制。[218-220]

正是因为伦琴放弃了对X射线的垄断授权,X线技术从发现到骨科临床应用才会如此迅速(图6-1-1)。在他发表论文后仅3个月,英国医生R.琼斯和奥利弗·洛奇(1851—1940)在X线下给一个12岁男孩取出了腕关节内的子弹,并将相关论文发表在1896年2月的《柳叶刀》杂志上。同样在1896年2月,苏格兰医生约翰·麦金太尔(1857—1928)在格拉斯哥皇家医院设立了世界上第一个放射科。

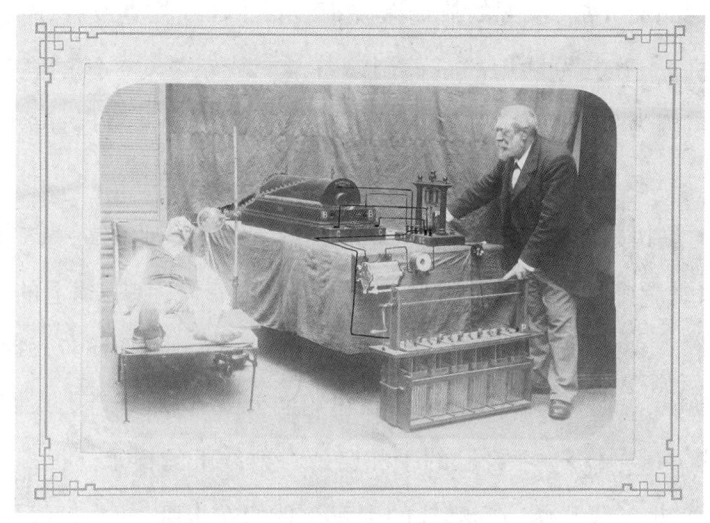

图6-1-1　早期的(约1898年)X线机

伦琴发现X射线的消息,成为1896年初轰动世界的重大新闻并迅速传遍世界各国。其论文在3个月之内就印刷了5次,并立即被译成英、法、意、俄等国文字,其中英文翻译版被发表在《自然》(Nature)杂志上。仅1896年一年,世界各国发表的有关X线的论文就有千余篇。1896年3月,中国上海广学会的机关报《万国公报》就以《光学新奇》为题报道了发现X射线的消息。李鸿章是第一个照X线的中国人,但他并没有把这项先进的技术引入中国。1896年6月,李鸿章访问德国期间,受邀接受了世界上第一台X线机的检测。李鸿章亲眼在X线片上看到了自己左颧骨内的子弹。1897年12月下旬,上海《点石斋画报》以"宝镜新奇"为题,图文并茂地报道了苏州博习医院从美国引进X线诊断机的消息:

苏垣天赐庄博习医院西医生柏乐文，闻美国新出一种宝镜，可以照人脏腑，因不惜千金购运至苏。其镜长尺许，形式长圆，一经鉴照，无论何人，心腹肾肠昭然若揭。苏人少见多怪，趋而往观者甚众。该医生自得此镜，视人疾病即知患之所在，以药投之，无不沉疴立起。[221]

X线彻底改变了骨折和火器伤治疗的格局，特别是对体内金属异物及骨折的位置、碎骨块的数量、移位程度等都可以很好地显示。1897年，希腊与奥斯曼帝国为争夺克里特岛而开战，双方的战地医院都装备了X线检查设备，希腊军队用的是英制X线机，土耳其军队用的是德制设备。交战双方对X线的意义都不乏赞誉。1898年美国为争夺西班牙的殖民地发动美西战争，美军在后方医院装备了17台X线设备，为X线在医疗救护中的应用积累了经验。

对X线的热情也迅速感染医学之外的领域。各行各业围绕着X线研制了多种商业产品，摄影师拍摄的各种类型X线影像在电影院上映，街上的鞋店用X线测量脚的尺码。1896年5月，精明的发明家托马斯·爱迪生（1847—1931）开发了一种X线透视机，命名为"fluoroscopy"，在纽约向公众开放，好奇的人们排队买票，都想到X线机前亲眼看一下自己的手和胳膊在射线下的样子。很多社会上的机构和个人，也都把X线看作一门赚钱的生意。他们在报纸、街头打起了广告，开办X线照相馆，当时的时尚人士都以拍摄X线艺术照片为荣。德皇威廉二世、沙皇尼古拉伉俪、葡萄牙皇后阿米莉亚都在第一时间留下了X线艺术照，甚至连伦琴本人都是X线照相的爱好者。而很多X线照相馆的从业者甚至完全不懂基本的医学知识或机器知识，也缺少操作规范，拍出来的照片良莠不齐，有的甚至完全扭曲变形。

在医院，几乎所有患者都会向医生要求做X线检查。受大众热情的裹挟，当时欧美各国的每一家医院、每一个诊所都被迫去购置X线机设备。X线固有的成像质量问题也显现出来，这从早期的专著中可以看到，基本只是可以观察外形轮廓，细节常常是看不到的。

1900年美国医生卡尔·贝克（1856—1911）出版了《骨折：附X线实际应用》

(*Fractures：With an Appendix on the Practical Use of the Röntgen Rays*)一书,这是医学史上第一部将X线作为常规检查技术来论述骨折诊疗的著作。在书的扉页,贝克特别写道:

> 献给威廉·康拉德·伦琴,如果没有他的发现,此书的很多内容将难以写成。[222]

贝克在书中非常详细地介绍了X线摄片的技术细节,描述了如何利用X线获得正确的诊断,如何鉴别那些不显著的骨折线、骨骼影像等。

1907年A.朗博特著《新鲜骨折与陈旧骨折的手术干预》(*L'intervention opératoire dans les fractures récentes et anciennes*),其中也展示了不少骨折与骨折固定的X线照片。

X线带来全民狂欢的同时,其副作用也随着时间的推移而显现出来。

1899年,罗伯特·基恩博克(1871—1953)在维也纳建立了一个X线研究所。

人物

罗伯特·基恩博克

(Robert Kienböck,1871—1953)

基恩博克1871年1月11日出生于奥地利维也纳,1895年获得了医学学位后前往伦敦和巴黎学习放射学知识。1897年X线被发现2年后,基恩博克开始将X射线用于医学,成为维也纳第一个应用X射线诊断和治疗的人。1905年他发明了量化器(浸有溴化银的纸条)来量化X线辐射暴露的程度。他发表了大量放射学诊断的论文,研究范围包括骨急性/慢性萎缩、骨质疏松症、风湿性和结核性关节炎、软骨瘤病、骨囊肿等,还于1910年详细归纳报告了病因不明的月骨无菌性坏死病,该病被命名为"Kienböck病"。1917年基恩博克成为教授,1926年被评为该专业的杰出教授,1934年任奥地利放射医生协会主席。

作为维也纳大学放射学的早期教师之一，他研究并证明了X线的过度暴露可造成皮肤损伤。基恩博克观察到快速分裂的细胞群对辐射特别敏感，证明皮肤损伤程度与吸收的辐射剂量成正比。[223]

1896年1月末，美国科学家埃米尔·赫尔曼·格鲁贝（1875—1960）在制造X射线管和进行X射线实验时，受到射线伤害，最终手指和部分手掌被切除；1896年3月，爱迪生在制作X射线透视装置时，逐渐感到左眼失焦和肠胃不适，其助手克拉伦斯·麦迪逊·达利（1865—1904）接手大量的工作。很快达利的手部和脸部就出现了问题，1902年先后截去了右手4个指头和整个左手，再后来截掉了双手。达利于1904年10月去世，年仅39岁，他是美国第一位X线罹难者。[224]

圣乔治医院放射科的创始人海因里希·阿尔贝斯-舍恩贝格（1865—1921）也经历了截指、截肢到死亡的悲惨过程。一些接受过度X线检查的患者出现了皱纹、色斑、感染和溃烂，有的甚至诱发了皮肤癌、白血病、骨肿瘤、肝癌等恶性肿瘤。[225]

事实上，X射线的发现者伦琴，同样也是X射线的受害者。由于其多年暴露在X射线下，他最终因多发性内脏癌症逝世。

法国最著名的X射线设备制造商和经销商阿蒂尔·奥诺雷·拉迪盖（1850—1905），他拍摄了数百张包括人手、珠宝和小型爬行动物等的X射线照片（图6-1-2），以纸质印刷品或玻璃透明胶片的形式发表，被称为"放射摄影博物馆"。1905年，拉迪盖为X射线摄影付出了生命的代价，于56岁死于癌症。

虽然早在1896年2月22日《英国医学杂志》上，就有人对这种来历不明的新射

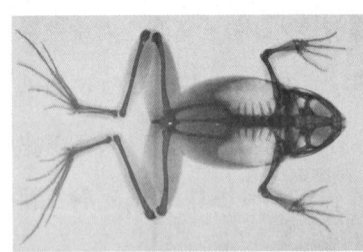 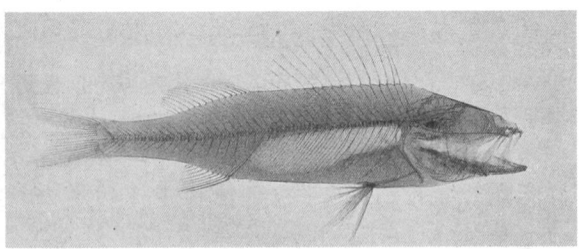

图6-1-2　青蛙和鱼的X线照片

线提出了安全质疑[226]，部分医务人员也对当时社会上的X线狂欢表示担忧，认为过度的X线检查有可能给患者健康的伤害。但这些声音在一片狂欢喧嚣声中显得格外弱小。

直到1925年，第一届国际放射学大会在伦敦召开，才首次提出X射线的防护问题。1928年斯德哥尔摩召开的第二届大会上成立了防护委员会，并制定出最早的X射线操作规范。1936年4月4日德国伦琴射线学会在德国汉堡圣乔治医院的花园里，建立了一座X射线殉难者纪念碑，以纪念那些在医学上因使用放射性技术，特别是X射线而献身的先驱者（图6-1-3）。

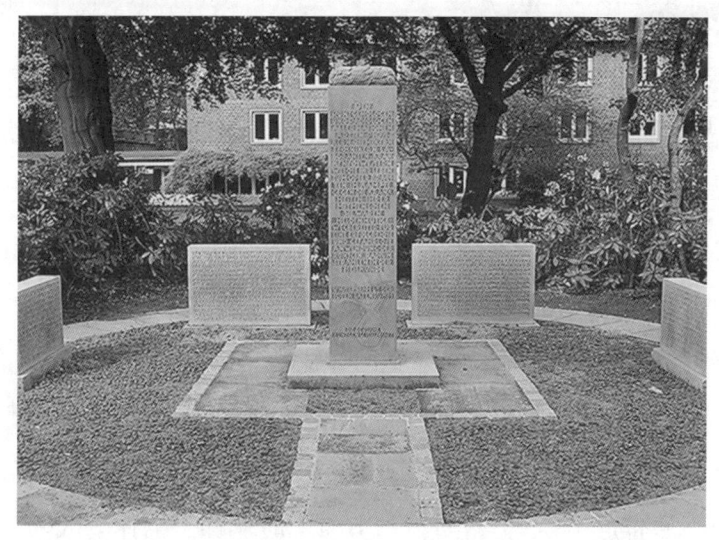

图6-1-3　X线殉难者纪念碑

于是，克服X线缺陷的相关技术成为研究的重点之一。早期极为笨重的X线设备，也开始逐渐走向轻量化、小型化、床旁化。1913年X线真空球管问世，实现了稳定而持续的射线照射，基本具备了今天X线球管的雏形（图6-1-4）。1929年5月15日，美国克利夫兰医院地下室储藏室的硝酸纤维素X射线胶片起火，造成医院123人死亡。这次事件促进了醋酸基赛璐珞"安全胶片"的成功研制。1932年，克莱顿·R.约翰逊与"Leonard-George方法"（Leonard-George method）的开发者们几乎同时开展骨骼的侧位摄片技术。1934年影像增强器研发成功，大大缩短射线照射时间。

X线的发现，伴随着全社会的普遍热情，也带来了医疗诉讼案件的剧增。在不到半年的时间内，由X线引发的诉讼量就跃进到医疗诉讼案件的前列，患者或起诉医生在骨折诊疗过程中未使用X线造成了骨折或关节脱位的漏诊或误诊，或起诉X线检查到治疗后的骨折对位并不理想等，放射学证据逐渐成为医生处置不当的呈堂证供。[227-228]

1896年3月20日，在《英国摄影杂志》刊登了《法庭上的新摄影技术》（*The New Photography in Court*）一文，文章记录了一个有趣

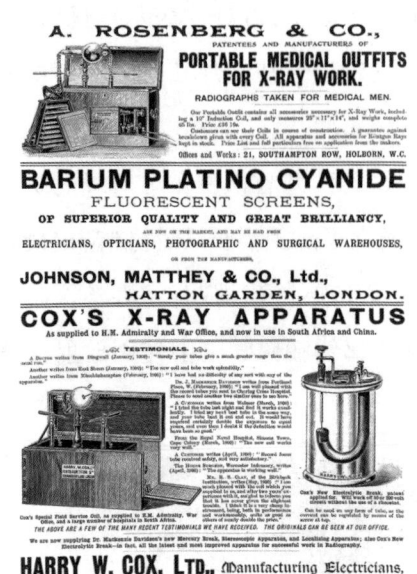

图6-1-4　更新换代的X线设备广告

而新颖的案件，X线检查在其中起了决定性作用。说的是1895年9月初，喜剧演员弗利奥特小姐在诺丁汉剧院演出时跌倒伤了脚，在床上躺了将近一个月仍然不能重返舞台。后来她去医院拍摄了双足的X线片，才发现左足的骰骨有明显的错位，弗利奥特小姐因此指控首诊医生疏忽大意造成漏诊。

无独有偶，1896年4月14日，在美国科罗拉多州丹佛地区法院审理了一场医疗纠纷诉讼。原告詹姆斯·史密斯在修剪树木时从梯子上摔下致伤，伤后一段时间恢复不理想而求诊医生。医生诊断为软组织挫伤，让患者回家多做运动。在提起诉讼后，律师建议患者拍一张臀部的X线片，但法官拒绝接受X线片作为证据，他说：

这样的证据就像是提供了一张幽灵的照片。但问题关键是，还需要有证据证明这个幽灵确实存在。

最后，患者的左股骨X线片显示在股骨大转子和股骨干区域出现类似骨折的异常，股骨大转子处存在碎骨片。经过漫长的辩论，法官和陪审团终于接受这种新的图像证据。

第六章　影像诊断技术革命

欧文·埃德加·勒费弗尔(1848—1921)法官感叹道：

以前人们认为，不是用人的双眼看到的东西，便不能成为证据。现在，这条规则需要改改了。

1896年7月18日，《美国医学会杂志》(Journal of the American Medical Association, JAMA)报道，在法国南锡的另一起案件中使用X线片作为法庭证据：

我们注意到，在法国南锡的医疗损害赔偿诉讼审判中，负责受伤原告诊疗的外科医生被指控将关节脱位误诊为骨折，造成了损害。法庭出示了一张X线照片，清楚地显示了脱臼的骨头没有骨折，从而维持了这一指控。

医生因此输掉了官司。

X线让骨折部位展露无遗。追求骨折的良好对位既是医生声誉的需要，也是规避医疗损害赔偿诉讼的需要。但医生却必须要面对这样一个现实：没有一个医生能够做到对所有的骨折都实现完美的复位。好在在发现X线之时，麻醉技术和无菌手术技术已经出现，这对治疗骨折的切开复位内固定手术发展起到了重要的推动作用。直到今天，X线结果也是诊断骨折与评价其治疗疗效的重要指标之一。

现在的X线机可以实现稳定的辐射输出，直流分量高，成像时间短，曝光精度高，成像重复性好，可以以最小的剂量获得清晰的临床图像和丰富的诊断信息。在有效降低辐射伤害方面，通过计算机自动化控制，使得操作更方便，系统扩展升级能力更强，无效射线更少。而且，现在先进的CT和MRI成像技术，使得医学临床影像学技术更加精确和便捷。

更快、更清晰的CT成像技术

X线的成像原理是将图像以投影和模拟成像的方式记录在胶片上，其图像分辨率及重影问题一直难以克服。1931年，虽然取得了X线几何断层成像技术的进步，但由于获取图像的记录载体依然是胶片，一次曝光只能获得一个断层，所以断层图像的效率也不高。

1955年，美国物理学家艾伦·麦克劳德·科马克(1924—1998)在开普敦大学任教时，受聘兼职其附属医院的同位素放射治疗监督工作。当时的同位素放射治疗在规划放疗剂量时，需要在治疗前把等剂量图迭加起来，画出剂量等高线，然后让医生检查调整这些图线，反复修改直到找出一个满意的剂量分布为止。科马克认为这种剂量图只适用于均匀物质，而人体的结构是不均匀的，这种不均质性会导致结果失真。这使他想到怎样用X射线透射信息精确确定人体内部结构的数学问题。1956年，科马克获得第一个学术休假年，他选择跟随妻子来到美国，在哈佛大学做回旋加速器实验。他做了一个中心为铝制圆柱，外围用铝合金橡木包裹的模型，测出了不同构建物的射线吸收系数。

1963年，他用铝和有机玻璃制备了一个形状不对称的模型，用铝环模拟外层的头盖骨，用有机玻璃模拟软组织，两个铝圆盘模拟肿瘤。当时的一位大学生为了学习FORTRAN语言和计算机应用，协助科马克处理实验数据。1963年夏，他们用了两天多时间测出了最后的数据完成了计算，测出了铝和有机玻璃的吸收系数。但科马克的论文发表后并没有引起什么反响，只有瑞士雪崩研究中心对它有兴趣并提出要复印本，他们想应用该技术探测山上积雪的厚度。科马克的研究没有能够引起人们的关注，可能与当时的计算机普及程度低和计算机运算速度低有关。但这项研究提出不同组织对X线透过率差异的理论，为后来CT技术的发展奠定了理论基础。

人物

艾伦·麦克劳德·科马克

(Allan Macleod Cormack, 1924—1998)

科马克于1924年2月23日出生于南非约翰内斯堡，在第一次世界大战前不久，他的父母从苏格兰北部移民到南非。他的父亲是一位工程师，母亲是一位教师。由于父亲工作的性质，科马克经常随着家庭在国内迁徙；1936年父亲去世，母亲带着3个孩子(艾伦是最小的)在南非开普敦定居。科马克进入中学后最喜欢的科目是天文学,考虑到天文学家不易就业,他选择到开普敦大学学习电力工程,两年后改学物理并在开普敦大学获学士学位(1944年)和硕士学位(1945年)。

1947年,科马克来到英国剑桥大学的卡文迪什实验室做研究生。在一次听著名物理学家狄拉克关于量子力学的讲座时,他邂逅美国姑娘巴巴拉·西维并相恋。一年半后,两人准备结婚。于是,科马克中断了在卡文迪什实验室的研究工作,带着未婚妻回到了南非开普敦大学物理系任讲师。此后,科马克便潜心利用X线研究不同结构物质的射线吸收系数问题。1957年,科马克受聘于美国马萨诸塞州塔夫茨大学任助理教授。

1964年科马克任塔夫茨大学教授。1966年加入美国籍,1968—1976年科马克任塔夫茨大学物理系主任。尽管没有博士学位,但他的晋升和最终担任该系主任证明了他非凡的研究成果。1978年,他获得塔夫茨大学颁发的何西阿-巴卢杰出服务奖章和开普敦大学颁发的金质功绩奖章。他是美国国家科学院院士、美国物理学会会员和美国艺术与科学院院士。1980年退休后,塔夫茨大学授予他荣誉博士学位,并授予他最高专业级别的大学教授。

1990年,美国总统乔治·布什授予他物理科学国家科学奖章,"以表彰他在计算机辅助断层扫描等科学领域的工作;以及作为学者和教师,尤其是本科生的教学"。他在新罕布什尔州温彻斯特镇度过了退休生活,最终因癌症去世,享年74岁。他被追授南非最高荣誉马蓬古布韦勋章。

CT是computed tomography的缩写,即计算机断层成像,它使用X射线束对人体进行层析扫描,并借助计算机处理并生成身体内部结构的详细图像。显然,CT是计算机技术发展的产物,其快速、清晰的成像能力为各种疾病的诊断产生了革命性的影响。

20世纪60年代,计算机制造业受到了巨大冲击。戈弗雷·纽博尔德·洪斯菲尔德(1919—2004)被调到电力和音乐仪器有限公司(EMI)中心研究实验室,开始了图像重建的研究。他将这一研究归纳为一个数学问题,即射线通过物体后得到的原始数据矩阵与反复变换角度投影得到的数据矩阵相匹配,如果两者不相符合,则矩阵中的数据需要进行调整,直到完全符合。计算机可以以相当快的速度完成这一计算。洪斯菲尔德找到一个废弃的车床,他们使用从车床上回收的扫描机械零件和最初的镅-241(^{241}Am)低能γ射线源建造了简易扫描仪。由于所用的射线强度太低,完成扫描需要9天时间,计算机处理数据需要耗时2.5小时左右。他们原来的设计是在尸体标本上进行测试,但由于尸体存在分解问题,洪斯菲尔德重新设计了一个边长25厘米方形充满水的塑料盒,盒里放入不同形状的金属块和有机玻璃,模拟软组织、器官和骨骼。后来又改用X射线代替γ射线,结果X射线管将扫描时间缩短到9小时。

1969年,在进行动物实验后,洪斯菲尔德在伦敦一家癌症专科医院找到了一个保存完好的人体脑瘤标本进行实验,图像显示了蝶鞍(suprasellar)上的肿瘤,与标本的解剖学观察完全一致。此后他又进行了人体其他部位标本的实验。

为了能够用于临床应用,必须制造一台计算速度更快的检查机器。他们将图像重建工作转移到ICL1905主机上,经过优化,该主机能够在大约20分钟内重建80×80张图像。

和当初伦琴放弃专利申请不同,EMI公司为了行业竞争而采用了严格的技术保密,他们选择在阿特金森-莫利医院进行实验,该医院规模较小,位于伦敦市中心,并且距离EMI公司很近。1971年10月1日,星期五,他们使用当时组装成的CT机对一位41岁的妇女进行了检查,她是詹姆斯·安布罗斯(1923—2006)医生的一位患者,被怀疑其左额叶有肿瘤,经过漫长的计算机处理重建,显示屏幕上出现了一幅划时代的图像,图像清楚地显示出患者左前额叶的肿瘤。该CT图像呈现出的许多病变细节超出了安布罗斯医生的预期。肿瘤被成功切除后经病理确诊为囊性星形胶质细胞瘤(cystic astrocytoma)。

由此,他们正式在几何断层成像基础上开发出模拟型断层图像融合(analog tomosynthesis)技术,一次曝光可以重建多个断层,实现了几何断层三维成像。

在1972年4月20日的英国放射学学会会议上，EMI公布了他们的第一个CT扫描器（即CT机）以及70余例患者的扫描结果，引起轰动。《泰晤士报》发表了一篇报道，其中包括第一次患者扫描的图像和机器的照片（图6-2-1）。患者仰卧在检查台上，膝盖抬高，在助手的帮助下，将头部以一定角度放入一只厚橡胶套槽内，使切面平行于眶下线；然后用水充满套槽空间，该"水袋"可减小X线信号的变化范围，为CT数字精度提供参考。

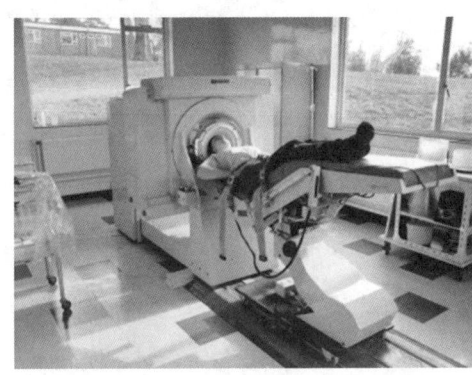
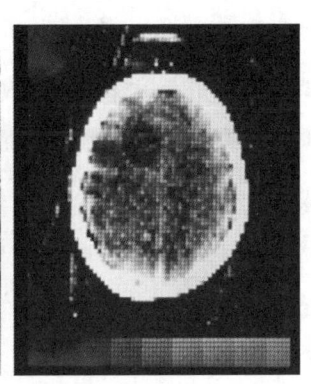

图6-2-1　首台CT机的运用

1972年5月15日，洪斯菲尔德研究团队在纽约举行的一次演讲引起了美国顶尖神经放射科医生的注意，因此受邀在美国多地进行了演讲并访问了美国的多家医院。EMI在即将于1972年12月举行的北美放射学会（RSNA）年会上预订展位，以展示其CT机。在RSNA会议上，洪斯菲尔德和安布罗斯被邀请在总统发表演讲后的首场演讲，主题是"放射学的新技术——计算机轴向断层扫描"（New Techniques in Radiology—Computerized Axial Tomography）。演讲再次引起轰动。会后EMI收到了多个订单，每个订单都需要支付100 000美元的不退款订金。从此，CT机进入了临床诊断中。

CT研发过程中的两个重要人物科马克和洪斯菲尔德于1979年共同获得了诺贝尔生理学或医学奖。[229-232]

CT的发明开启了成像技术的数字化时代。当时的CT扫描仪配备有计算机、磁盘存储设备和打印机。虽然该计算机仅有32千字节内存和2.5兆字节的硬盘驱

人物

戈弗雷·纽博尔德·洪斯菲尔德

(Godfrey Newbold Hounsfield, 1919—2004)

洪斯菲尔德出生于英国诺丁汉郡内瓦克。其父亲曾在钢铁厂任工程师，第一次世界大战后改行务农。洪斯菲尔德是5个孩子中最小的，上中学时主要对物理和数学感兴趣，中学毕业后到当地一家建筑商那里当制图员，后来进入伦敦的城市与行会学院，1938年在那里获得无线电通信资格证书。

第二次世界大战开始后，他应征皇家空军(RAF)预备役，任皇家科学学院的雷达机械教员，后来到克兰维尔雷达学校，参加了大屏幕示波器和用于辅助教学的演示装置的制作。战后，他进入伦敦法拉第家用电气工程学院电力和机械工程专业学习，1951年毕业后进入电力和音乐仪器有限公司(EMI)参加工作。EMI公司的主要产品是唱片，也生产少量的无线电、电视接收机以及阴极射线管等。他在公司接受了改进第一台英国商用计算机的任务，洪斯菲尔德用小磁芯和晶体三极管交替作用，比全用晶体管的机器快了很多。

随着计算机制造业的冲击，洪斯菲尔德被调到EMI中心研究实验室，开始了图像识别的研究。洪斯菲尔德研究团队经过多重优化，完成了历史上第一台CT机的研发，并申请专利，在临床投入使用。

洪斯菲尔德因此获得了许多奖励和荣誉博士学位。1975年洪斯菲尔德被选为皇家学会会员，1981年被封为爵士。2004年8月12日洪斯菲尔德在英国一家医院逝世，享年84岁。

动器，但却十分昂贵。所以开始时CT扫描仪获取的原始图像数据是通过磁带手工转录到远程计算机上进行重建的，需要等到第二天才能获得照片。这在较大程度上限制了CT扫描的效率和使用推广。配置结构更紧凑、成本更低的计算机成为CT扫描仪的特别需要。因此，在CT机不断进步的同时，计算机技术也在持续发展。1965年,数字设备公司(Digital Equipment Corporation,DEC)生产的小型计算机PDP-8终于将售价控制在2万美元以下(图6-2-2);1968年美国数据通用公司(Data General Corporation)推出了16位Nova计算机,售价仅3999美元,随后又有更新产品不断推出,包括1974年的Eclipse。

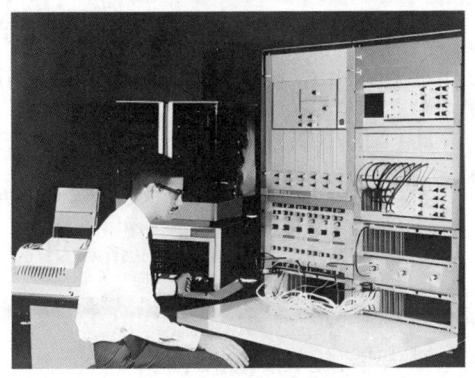

图6-2-2　PDP-8计算机

从CT开始进入临床到1972年RSNA,在阿特金森-莫利医院之外的其他医院,共安装了5台CT扫描仪,其中3台在英国(曼彻斯特、伦敦女王广场和格拉斯哥),2台在美国。美国梅奥诊所EMI Mark-I系统于1973年初交付,1973年6月18日,这台CT为英国境外的第一位患者进行了检查。1975年,EMI推出了CT-1010头部扫描仪,用碳制前置衰减器取代了水袋,使用了8个跨度为3°的探测器,允许3°的旋转增量,将扫描时间减少到1分钟。这种设计后来被称为第二代CT。

市场需求也给EMI带来了竞争。1974年,西门子和日立推出了第一代平移旋转头扫描仪。同时期的加州制药公司Syntex、通用电气的Neuroscan、法国CGR公司均先后推出了头部扫描仪。

美国乔治敦大学的牙医罗伯特·莱德利(1926—2012)在前往英国研究购买EMI扫描仪后,回到乔治敦后便立即成立了数字信息科学公司(Digital Information Science Corporation,DISCO),研发了第一代扫描时间为5分钟的人体CT系统,该系统于1974年安装在乔治敦。由于购买者少,他将设计被卖给了辉瑞公司。[233]

其实在莱德利访问英国时,EMI已经在开发第二代人体CT扫描仪,即EMI CT 5000系列,扫描时间减少到20秒,可以通过患者屏息的方法来减少运动对成像的影响。1974年12月,EMI CT 5000扫描仪安装在英国米德尔塞克斯郡诺思威克公园医院。美国的前两台EMI CT 5005扫描仪于1975年10月安装。

后来被称为第三代CT的扫描仪,是指不需要平移身体即可完成CT扫描的仪器。美国斯坦福大学的道格拉斯·博伊德、洪斯菲尔德、麻省总医院的大卫·A.切斯勒都相继构思了不同的设想。1974年末,美国国立卫生研究院/国立癌症研究所(NIH/NCI)发布了一份建议邀请书,以推动高速全身CT扫描仪的发展,加快了整个行业CT的发展步伐。到20世纪70年代后半叶,第三代设计成为最流行的快速身体扫描策略,其中包括通用电气、西门子、瓦里安、Searle、CGR、Artronix、爱尔森、飞利浦、东芝、日立和岛津的产品。首台第三代扫描仪于1976年末安装在斯坦福大学,旋转扫描时间由6秒降到3秒,并实现了双能量成像的开创性工作。西门子于1977年推出一台全身CT,使用脉冲X射线源,最短旋转扫描时间为4秒;此外它还使用了由Analogic公司开发的专用阵列处理器,实现了"瞬时图像重建"。

第四代CT的设计特点是使每个探测器都可以在导管旋转时收集连续的反向数据。每个探测器都可以在每个反向扇形视图的开始和/或结束时进行校准,完全避免了环形伪影,优化了高空间分辨率。

1976年3月,美国科学工程公司推出了拥有600个锗酸铋(BGO)-PMT探测器,能达到5秒扫描、亚毫米平面内分辨率、512×512图像矩阵和薄至2毫米的切片厚度。这项技术在近10年内处于领先地位。

随着磁共振成像(magnetic resonance imaging,MRI)技术的问世,基于X线的CT发展势头迅猛。因此有人一语双关地说道:"伦琴不再!"(No More Roentgen!)在此期间,虽然也有许多探索性的研究,特别是在多源成像方面,如1980年美国的妙佑医疗国际(Mayo Clinic)研发的动态空间重建器(Dynamic Spatial Reconstructor,DSR),利用28个X线球管、28组视频照相机,可在10毫秒内获得240个平行断层(层厚1毫米),并在一次心跳期内获得舒张阶段心脏的静止图像,但由于检测器灵敏度低且造价昂贵,只造了一台,未能普及,最终在15年后废弃。此外,1983年问世的电子束CT(EBCT),是利用阴极的电子枪发射电子束流,对在210°弧面上分布的阳极靶面扫描,轰击这些靶面依序发射旋转X线束,扫描速度可达每秒24层,可对心脏进行动态检查。其缺点是源平面与检测器平面不重合,图像质量欠佳,体积大且成本高。全球范围内总共生产了120台,其中在我国装机7台,均已废弃不用。

1989年螺旋CT问世，紧接着1993年研发了多层螺旋CT扫描仪。到1998年，差不多每隔3年，CT的螺旋层数多出4倍。2004年，东芝推出256排螺旋CT扫描仪，3年后又研制成功了320排螺旋CT扫描仪"Acquilion ONE"。如此的发展速度至今并未放缓。

和CT发展相一致的是，伴随着X线平板检测器的发展，1995年数字化放射摄影（Digital Radiography，DR）和1997年数字化断层合成（Digital Tomosynthesis，DT）技术相继问世，标志着医学影像学的数字化时代全面开启。

诺贝尔奖"宠儿"——MRI技术

严格意义上的核磁共振研究应当从奥托·斯特恩（1888—1969）的分子束实验算起。

1912年，斯特恩从德国的弗罗茨瓦夫大学获得物理化学博士学位后，即跟随爱因斯坦先后到捷克布拉格查理大学和瑞士苏黎世大学任教。1914年，他开始在德国法兰克福大学工作。1919年，斯特恩服兵役归来后继续在法兰克福大学和马克斯·玻恩（1882—1970）一起工作，开始了原子或分子束粒子流的研究。1919年，斯特恩首次应用银原子束检验1859年J. C.麦克斯韦提出的气体分子速率分布规律的理论计算结果，证明了在外加非均匀磁场的作用下，原子的空间取向是量子化的，并测量出了质子的磁矩。斯特恩也因此获得了1943年的诺贝尔物理学奖。他自己并没有，当然也不可能预见到他基于对物质世界好奇探索进行的一系列实验对于后来人类生产和生活以及核磁共振的发展会产生如此巨大的影响。

1927年6月，美国学生伊西多·艾萨克·拉比（1898—1988）申请到斯特恩教授的分子束实验室学习。在斯特恩的支持下，拉比完成了他的第一个均匀磁场分子束实验。1929年，拉比回到美国哥伦比亚大学，在哈罗德·尤里（1893—1981）的帮助下创建了分子束实验室。1930年，拉比发现在磁场中的原子核会沿磁场方向呈正向或反向的有序平行排列,而施加无线电波之后,原子核的自旋方向发生翻转。这是人类关于原子核与磁场以及外加射频场相互作用的最早认识。1936年,他提出拉比模型,描述了原子与光的基本相互作用。1938年,他描述了核磁共振现象,并开发了一种测量原子核磁特性的技术。该技术不仅是物理和化学领域的一个重要突破,更为后来医学MRI的发展奠定了基础。1944年,拉比获得了诺贝尔物理学奖,被誉为"核磁共振之父"。

后来,对核磁共振研究的理论和实验作出卓越贡献的物理学家还有费利克斯·布洛赫(1905—1983)和爱德华·米尔斯·珀塞尔(1912—1997)。

1942—1944年,美国政府向麻省理工学院的辐射实验室(图6-3-1)注入资金,聚集了一大批包括拉比、布洛赫和珀塞尔在内的物理学家从事军事研发的工作。该实验室对美国战后物理学的研究和发展产生了重大的影响。1945年二战刚结束,布洛赫回到斯坦福进行核磁共振的研究,珀塞尔则回到了哈佛的实验室。他们各自用新的方法精确测定物质的核磁属性。

珀塞尔等人利用石蜡样品观测到了静磁场中的核磁共振信号,并将"处于低能级的粒子吸收射频电磁场能量而跃迁到高能级,同时处于高能级的粒子又可把能量交给晶格而回到低能级"的现象称为"核磁共振吸收"。1949年,珀塞尔成为哈佛大学物理学教授。

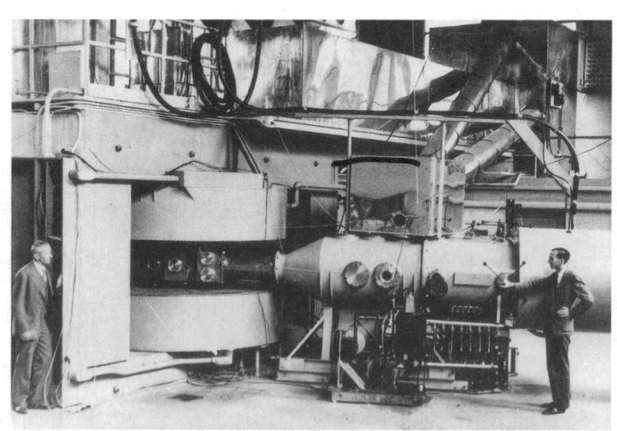

图6-3-1　麻省理工学院的辐射实验室

人物

爱德华·米尔斯·珀塞尔
(Edward Mills Purcell, 1912—1997)

珀塞尔出生于美国依利诺伊州的特落威尔城。1929年进入印第安纳州的普渡大学电力工程系学习。1934年珀塞尔作为交换生到德国卡尔斯鲁厄理工学院学习一年后回国,进入哈佛大学攻读博士学位。获得博士学位两年之后,珀塞尔成为哈佛大学讲师。第二次世界大战期间,他来到麻省理工大学放射研究所进行微波雷达开发研究,这段经历不仅让他结识了许多著名科学家,也为他以后的研究奠定了基础。战争结束后,他回到哈佛大学,开始了他对核磁共振的研究和教学工作,直至1997年去世。

布洛赫等人则利用水样品观测到了核磁共振信号。相比于珀塞尔基于量子力学的吸收理论,布洛赫则用了质子群磁化矢量进动模型,将纵向/横向弛豫时间引入了磁化矢量动力学方程中,构成了Bloch方程。其核磁共振研究并没有政府资助,所需的研究经费以自筹为主。

这两位物理学家各自独立观察到液体和固体中的核磁共振(Nuclear Magnetic Resonance, NMR)现象,奠定了MRI的物理基础,并使他们共同"因对核磁精密测量新方法的发展及与之有关的发现"获得1952年诺贝尔物理学奖。[234-236]

1946年,帮助军方研究微波雷达的拉塞尔·瓦里安(1898—1959)也回到了美国斯坦福,作为物理学教授威廉·W.汉森(1909—1949)的实验助手,他敏锐地意识到核磁共振技术在化学分析领域的广泛应用前景,R.瓦里安促使布洛赫和汉森在1948年共同取得了这一技术的专利权。同年4月,他与其飞行员兄弟西古德·瓦里安共同创建了以核磁共振技术应用为目的的瓦里安公司。1952年,瓦里安公司研制出了世界上第一台商用核磁共振波谱测定仪(Varian HR-30)。同年9月,这台仪器在美国得克萨斯州贝敦市的亨伯尔石油公司投入使用。

人物

费利克斯·布洛赫
(Felix Bloch, 1905—1983)

布洛赫出生于瑞士苏黎世,父亲是粮食批发商。1924年进入苏黎世联邦工学院,最初学习工程学,一年后改学物理,跟随埃尔温·薛定谔(1887—1961)从事物理学研究,开始了量子力学新领域的学习。1928年布洛赫在德国莱比锡大学获博士学位,是沃纳·海森堡(1901—1976)指导的第一位研究生。他的学位论文用量子力学理论研究了晶体中的电子,发展了金属导电理论。此后,又先后随海森堡、尼尔斯·玻尔、恩利克·费米、沃尔夫冈·泡利一起工作,对理论物理作出了重要贡献。

因为是犹太人,他于1934年移居美国,成为斯坦福大学的物理学副教授。他和同为犹太裔的罗伯特·奥本海默(1904—1967)共同在斯坦福、伯克利等地轮流举办理论物理研讨会。1936年他成为正教授,1971年成为斯坦福大学荣誉教授。1983年9月10日布洛赫在苏黎世逝世。

20世纪50年代,核磁共振在理论上也不断取得突破和创新,比如在分析和解释弛豫现象方面,在布洛赫提出Bloch方程后还有Solomon方程(1955)和Redfield理论(1957)等。从第一台商用核磁共振波谱测定仪诞生,核磁共振技术就不断在应用技术领域取得突破,而这些进展几乎都和一些科技公司技术创新的需求相联系,不再像早期以基础科学研究为目的。1962年,瓦里安公司研发出世界上第一台超导磁体的核磁共振波谱测定仪。1965年,瓦里安公司的理查德·R.恩斯特(1933—2021)提出了利用核磁共振技术来测定物质结构的新方法,将傅立叶变换方法真正引入到了核磁共振技术中,这一创新在测定物质结构的敏感度方面,彻底颠覆了传统的光谱学方法。1968年,恩斯特团队改进激发脉冲序列和分析算法,大大提高信号的灵敏度以及成像速度后,核磁共振技术才逐步成熟。恩斯特本人也因此荣获1991年的诺贝尔化学奖。1970年,世界上第一台用于商业化目的的超导磁体傅立叶变换核磁共振波谱测定仪在德国的布鲁克公司正式生产。

人们习惯上把美国科学家拉比誉为"核磁共振(NMR)之父",而将另一位美国科学家雷蒙德·达马迪安(1936—2022)誉为"核磁共振成像(MRI)之父"。因为后者研发了世界上第一台MRI扫描仪。

1969年,达马迪安在医学院研究人体内钾离子和钠离子的电压问题时,将其培养的细菌放入核磁共振机中,检测钾的衰变率,并由此产生了建造一个核磁共振扫描仪的设想,用核磁共振区分健康细胞和肿瘤细胞以用于人体癌症诊断。1971年,他在《科学》(Science)杂志上发表题为《利用核磁共振检测肿瘤》(Tumor Detection by Nuclear Magnetic Resonance)的论文,发现了小鼠体内肿瘤组织和正常组织之间核磁共振信号有明显的差别。1973年,他获得了第一张显示小鼠胸部肿瘤的MRI图像,这是核磁共振信号在肿瘤诊断上的突破,因此获得了美国国家癌症研究所的资助,开始了人体MRI扫描仪的研制,即"Indomitable"。历经7年的努力,达马迪安及其团队终于建成了世界上第一台全身MRI扫描仪,并在1977年7月3日用"Indomitable"获取了第一幅人体横断面质子密度图像(图6-3-2)。1978年他创立了业界第一家MRI公司"FONAR",并于1980年出售了第一台MRI扫描仪。此后40多年,他一直全心身投入自己的公司直到去世。

1973年,保罗·C.劳特伯和彼得·曼斯菲尔德应用线性梯度场来获取核磁共振

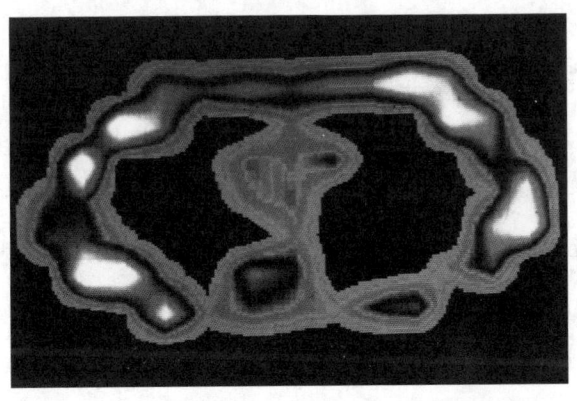

图6-3-2 达马迪安团队获得的胸部MRI横断面图像

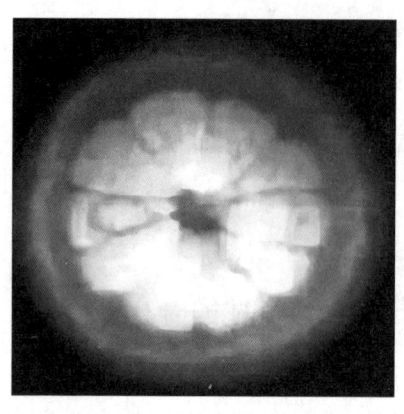

图6-3-3 核磁共振图像"诺丁汉的橙子"

的空间分辨率,即使用磁场梯度来定位NMR信号,这为核磁共振成像奠定了坚实的理论基础。同年,世界上第一幅二维核磁共振图像产生,即著名的核磁共振图像"诺丁汉的橙子"(图6-3-3)。

1980年12月3日,该团队研制出了0.15T核磁共振系统,得到了第一幅人类头部核磁共振图像和第一幅二维傅里叶变换后的图像。从此,MRI向医学临床应用和其他更广泛的领域迅速扩展,引发了众多学科的基础研究和技术发展和应用的深刻变革。劳特伯和曼斯菲尔德也因此获得了2003年的诺贝尔生理学或医学奖。

该奖项将达马迪安排除在外存在一些争议。人类的第一张核磁共振图像是达马迪安于1977年获取的胸部MRI横断面图像(图6-3-2);而同年曼斯菲尔德等在《英国放射学杂志》(*British Journal of Radiology*)上发表的是人类手指的MRI横断面图像。

此后,对人体各部位的MRI扫描技术不断进步。牛津仪器公司(一家从牛津大学分拆出来的英国公司)和达马迪安博士创立的美国FONAR公司都声称在1980年生产了第一台商用全身MRI扫描仪。通用电气和西门子不久后进入市场,并于1983年生产了他们的第一台商用扫描仪。

1983年末,美苏核竞赛愈演愈烈。在这历史背景下,美国放射学会推荐将核磁共振(NMR)改为磁共振(MR)以缓解公众特别是患者对于核医学的担心,磁共振成像的术语也沿用至今。

从核磁发现到磁共振成像,其相关研究曾获得了6次诺贝尔科学奖,其中包括1943年、1944年、1952年的物理学奖(2003年物理学奖也间接与此相关),1991年和2002年化学奖以及2003年的生理学或医学奖,这足以说明该科学研究领域及其衍生技术的重要性。[237-239]

在磁共振成像领域,有一个简单的公式:场强与信噪比(SNR)和光谱分辨率成正比。即场强提高一倍,信噪比与光谱分辨率也将提高一倍。根据这一公式,更高场强的磁共振成像意味着更好的影像质量(图6-3-4)。但低场系统较高场(1.5T和3.0T)系统具有初始和运行成本较低以及场地要求较少的优势,科学家开展的主磁场μT量级的超低场磁共振设备研究工作,以满足牙齿种植或装有心脏起搏器等特殊患者的检查需求。在设备的体积方面,目前基于Halbach磁体的小型磁共振检测设备已经把体积缩小到桌面大小,重量控制在40千克以内。临床主流的高场1.5T和3.0T磁共振系统的体积和重量均已明显减小。此外,更超高场强(7.0T及以上)的磁共振成像也已进入临床,但其对人体的潜在危害或影响仍需要进一步研究。

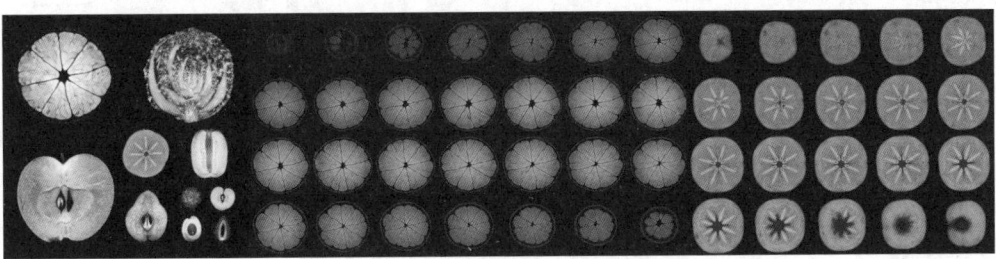

图6-3-4　靓丽的果蔬切片MRI图像(按对比度还原其自然本色)

第七章
循证医学与加速康复外科

超越历史的传奇手术

文献中曾经出现过很多传奇的外科手术,常常会带给读者一种虚假的信息——似乎医学曾经有过很发达的时代。

西顿的梅格斯(公元前10—公元30)是一位伟大的外科医生,他在古罗马行医并教授塞尔苏斯。另外两个人物,阿奇格尼斯(约48—117)和利奥尼达斯(约1世纪—202)所用的截肢方法和我们现在几乎一样。赫利奥多罗斯使用了一种皮瓣截肢,和他的学生安泰勒斯(约1世纪—2世纪)一起,做过疝气、瘘管和骨切除手术。他们用松解挛缩束带的方法来矫正关节屈曲畸形,甚至还做过胸乳突肌腱切除术。200年后,奥里巴修斯说,他切除过整个肱骨和部分肩胛骨,还认为切除下颌骨是一个简单的手术,并声称自己就是这个时代最好的外科医生。

埃伊纳的保罗也做过一些传奇手术。他曾在亚历山大工作了一段时间,前面介绍过他编写的《医学大全(全七卷)》中的第六本书讲的是骨折和脱位的治疗。书中写道"脊椎骨折所导致的截瘫可以通过切除压迫脊髓的骨块来缓解",而且,他还设计了椎板切除术的剪刀。从文字上看,他似乎确实可以完成这样的手术:

在切割或锯切骨骼时,如果其下有一些重要结构,如胸膜、脊髓或类似组织,我们必须使用一种"膜保护膜"来保护它们。

埃伊纳的保罗还描述了对骨折畸形愈合采取手法折骨手术的治疗的看法：

> 骨折畸形愈合时，可造成患者较为严重的跛行……重新打断造成新的骨折的方法是不可接受的，这可能会产生危险。但如果骨痂组织是新形成的，我们必须求助于溶解骨痂组织的药物，也可以通过手法按摩来折弯矫正。如果骨痂像石头一样坚硬，就必须用凿子把骨折愈合处分开。[240]

以现在的科技来看，这些手术绝对算不上容易。现代外科手术的基石是麻醉技术和外科无菌技术，而在此之前的任何骨折手术都不可避免地存在"蛮干"和侥幸的心态。虽然古代的外科手术至今已大多不用（不能确保疗效是主要因素），但是这些故事不禁发人深思——在没有麻醉和抗菌术的年代，这些医生又是依靠什么来保障这些并不简单手术的成功，又是如何定义这一种成功的。

我们必须对那些医学史书中记载的堪称传说、难以考证的传奇手术保持谨慎。在罗马帝国戴克里先时代（the reign of Diocletian），双胞胎兄弟科斯莫和达米恩（？—287）奇迹般地进行了第一次（也是唯一一次）肢体移植手术，他们切除了患者膝盖以下的坏疽腿，换上了从死亡患者身上取下的腿；由于后者是个黑人，所以该患者在痊愈后，双腿有两种颜色。许多艺术家都描绘了这一点（图7-1-1）。

我国也有类似的传奇记录。在《列子·汤问》里记载了春秋战国时期，扁鹊做过的换心手术：

> 鲁公扈、赵齐婴二人有疾，同请扁鹊求治，扁鹊谓公扈曰："汝志强而气弱，故足于谋而寡于断，齐婴志弱而气强，故少于虑而伤于专。若换汝之心，则均于善矣。"扁鹊遂饮二人毒酒，迷死三日，剖胸探心，易而置之，投以神药，既悟，如初，二人辞归。[241]

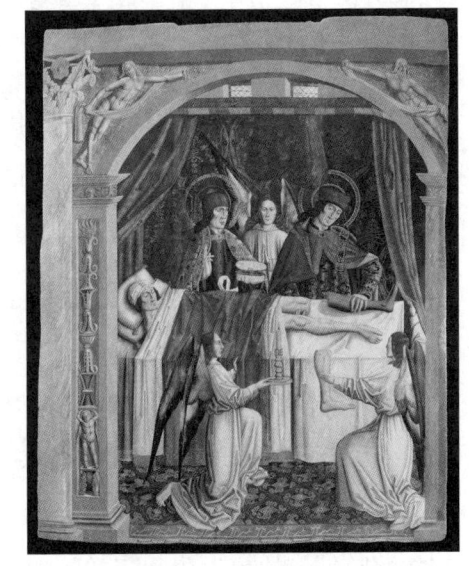

图7-1-1　圣人科斯莫和达米恩进行小腿移植治疗（油画）

再举例一篇文章,说的是明末清初一个医生的故事。医生名祝尧民,字巢夫,洛阳人,明末为诸生,明朝亡国后他不愿为清廷服务,遂弃举业而行医,自号薜衣道人。在民国三十五年编的《洛阳县志·人物》中说:

> 祝尧民,字巢夫,明末举人,伤明亡而弃举业医,号薜衣道人。得仙传,……或有断胫折臂者,延治,无不效,世人比之华佗。

书中还记载了他曾为一个刀伤致头身分离的患者进行了头身缝合手术,患者"七日而创合,半月而如故",整个诊疗过程被描写得相当生动。遗憾的是,薜衣道人和神医扁鹊、华佗的医疗神技一样——"其术不传"。原文是这样:

> 里有被贼断头者,头已殊,其子知其神,谓家人曰:"祝巢夫,仙人也,速为我请来。"家人曰:"郎君何妄也!颈不连项矣,彼即有返魂丹,乌能合既离之形骸哉?"其子固强之而后行。既至,尧民抚其胸曰:"头虽断,身尚有暖气。暖气者,生气也。有生气,则尚可以治。"急以银针纫其头于项,既合,涂以末药一刀圭,熨以炭火。少顷,煎人参汤,杂他药,启其齿灌之。须臾,则鼻微有息矣。复以热酒灌之,逾一昼夜,则出声矣。又一昼夜,则呼其子而语矣。乃进以糜粥,又一昼夜,则可举手足矣。七日而创合,半月而如故。举家拜谢,愿以产之半酬之。尧民不受。后入终南山修道,不知所终。无子,其术不传。[242]

常有人用文献中的描述作为古代的外科手术曾经达到某种高度的证据,甚至用"今不如昔"的感慨来高估"曾经的辉煌",这是有悖于科学发展规律的。

粗疏的传统疗效标准

医疗实践中对于疗效的真实记录和总结是极为重要的。通过对治疗结果的反馈,有助于对治疗方法的优化提供有价值的参考。

现知最早的对预后的评价出现在古埃及的莎草纸文中,如第一章里介绍的,它将颅脑创伤的预后分为三类:一是"可以治疗的疾病",即预后良好;二是"需要努力治疗的疾病",即预后不确定;三是"无法治疗的疾病",即预后很差。

随着文明发展，医生对治疗效果的描述，基本都是简略地用"有效"或"无效"来评定。在希波克拉底、盖伦等医家著作的叙述中，对于骨折和关节脱位，相比于疗效，他们更愿意描述各自复位和固定的方法。

囿于科学技术的发展，早期一些治疗结果的描述必然存在认知上的盲区。比如对髋关节脱位的描述，希波克拉底的论述就存在一定的问题，这在前面对髋部骨折脱位的问题中已经进行了讨论，可以肯定的是在帕雷之前，有相当部分的髋部骨折被当成髋关节脱位了，而且无论是骨折还是脱位，治疗的结果都并不理想。

从早期的文献中我们还可以看到，很多医生都会在他们的著作中提到，之所以要改进治疗方法，是因为对骨折脱位的治疗现状不满意。波特就说过，在英国，许多大腿和小腿骨折的患者在治疗后经常出现畸形、弯曲和缩短，这是一件很不光彩的事。但波特提出的休息体位疗法（Pott疗法）显然也无法解除他的忧虑。直到波特的外孙亨利·厄尔在其《外科实践观察》一书中，依旧表达了对社会上众多瘸腿者的怜悯。

和汉密尔顿几乎同时代的H. O.托马斯，设计了很多支具和夹板来治疗肢体骨折、脱位或畸形，不断更新的原因同样是对当前的治疗方法不满意。他所设计的Thomas支架虽然被多数医生接受，但其治疗下肢骨折的效果也不可能如当初报告的那么好。汉密尔顿举了一个例子，说是某外科医生报告了他最近治疗的19例骨折，包括1例下颌骨骨折，3例锁骨骨折，7例股骨骨折（包括1例开放性骨折、1例粉碎性骨折），8例胫腓骨骨折（包括2例粉碎性骨折）。这19例患者中除1例死亡外，其他每个病例都取得了完美的结果。汉密尔顿说，这种报告在美国很普遍，其中的记录与总结几乎都不适用于除报告者之外的其他外科医生。

这就又要提到汉密尔顿在1849年3月出版的著名的《骨折表》（*Fracture Tables*）一书。其第一版包括了对136例各种骨折治疗的最终结果的评估。《骨折表》的发表受到了医生的广泛欢迎，发行量很广，后又经多次再版，最终使所包含的病例也逐渐扩大到579例骨折。汉密尔顿将收集的这些关于骨折和脱位治疗的材料编辑成书，为骨折与脱位治疗的研究提供了详实的材料。书中指出了在此之前对骨折脱位的疗效标准太过于"粗线条",医生或其所在医院没有对治疗结果进行详细的记录,甚至大多数医生完全没有记录。在医院的记录中,骨折患者要么是"死亡",要么是"治愈",极少数会提到下肢功能好,也看不到有多少下肢骨折发生了缩短、弯曲或者其他形式的致残和变形。[243]

古代中国医书对临床疗效的记载,大多是用"愈""已""解"等词表示痊愈,用"不解""不效""不差"等词表示无效,用"不可治""必死""死不旋踵"等词表示预后差。西周时期,每年都会由医官评价医生的治病水平,根据临床疗效的百分比来评价医生的能力并相应分配俸禄,至于医治了哪些疾病并不是考核内容。《周礼·天官》记载:

> 医师掌医之政令,聚毒药以共医事,凡邦之有疾病者,疕疡者造焉,则使医分而治之。岁终则稽其医事以制其食。十全为上,十失一次之,十失二次之,十失三次之,十失四为下。
>
> 凡民之有疾病者,分而治之,死终则各书其所以,而入于医师。
>
> 死则计其数以进退之。[244]

这些为政府工作的医生,历朝历代皆有严格的考核、管理制度,一般多以临床治疗效果作为主要评定标准。如《宋史》记载:"太医局,有丞,有教授,有九科医生,额三百人。岁终则会其全失而定其赏罚。"《明史·职官》记载:"岁终,会察其功过而殿最之,以凭黜陟。"而对于个体行医者,则更在于民众的口碑和自己的宣传。[245-246]

在中国古代的骨伤科著作中,对疗效的记录也普遍是采用结论性描述,如《仙授理伤续断秘方》中:

> 凡胯骨从臀上出者,可用三两人,挺定腿拔抻,乃用脚捺入。如胯骨从裆内出,不可整矣。
>
> 凡手脚骨,皆有两胫,若一胫断,则可治。两胫俱断,决不可治矣。凡手脚骨伤甚者,不可治。[5]

再对照古埃及莎草纸文和希波克拉底的描述,可见中外古代文献之相似,对于文献中所介绍的治疗方法,往往只说了其成功的一面,其不成功的另一面基本都不会提及。这些"可"与"不可",可以理解为肢体的功能,也可理解为患者的生命。文献中共同的特点是对这些"可"与"不可"的病例缺少原因说明,也缺少相应的尝试与探索,以及对最终的生命或肢体功能结局的叙述。

这是一张拍摄于1864年或1865年的照片,展现了使用Smith前夹板成功治疗股骨干复合粉碎性骨折的病例。之所以会留下照片,还专门用一面镜子来显示患肢的后面观,是因为主治医生对该患者的治疗结果非常满意,因此在照片的文字说明中也特别用了"成功"一词。从照片中我们可以明显看到,患者的右下肢存在明显的短缩,站立的患者在右足底垫有2块木板说明了短缩的高度,边上还放着一只高跟皮靴,应该是患者平常行走时用于矫正跛行的。该照片从另一个侧面说明了曾经的"成功"离现在的标准还是存在较大的差距(图7-2-1)。

姑且不论更久远的历史,就是近在100多年前,比利时医生A.朗博特在《新鲜与陈旧骨折的手术干预》一书中记载了一个关于"股骨头切除术"的成功病例:

患者名为多姆,36岁,是一位很健壮的木匠。1901年12月,他因髋部外

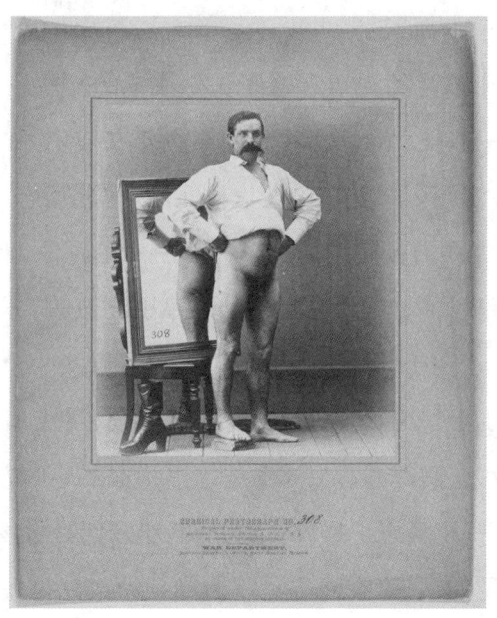

图7-2-1　应用Smith前夹板成功治疗股骨干复合粉碎性骨折(银版照片)

伤进入斯泰文伯格医院,自述伤后髋部剧烈疼痛。因为X线片没有发现异常,所以我考虑是单纯的髋关节扭伤。几天后,患者要求出院。此后5个月我没有见到他。1902年5月,他在一个非常严重的情况下再次来到诊室。此次外伤发生后,由于髋部剧烈疼痛,他一直无法下床。在前几周,他出现了发热症状。我注意到他的髋部炎性肿胀,大腿缩短,患肢向外旋转,功能丧失,每天发热38—40℃。这次X线片清楚显示了股骨颈囊内骨折。1902年6月4日我们为他施行手术,切开关节即见脓液,同时见股骨颈上移,我用一个大钢勺将股骨头取出,并通过臀后部开口做关节引流,将肢体置外展位牵引。患者得以快速治愈。一年后我又看到他,结果是显著的,几乎没有跛行和疼痛。不幸的是,我当时没有拍到X线片,我想其股骨颈应该在髋臼中形成了一个新的关节。[86]

从这个病例可以看到,A.朗博特对手术后的疗效仅描述为"几乎没有跛行和疼痛"。事实上,关于"股骨头切除术"的结果无论是在文献中还是临床中,没有疼痛或许可以实现,"几乎没有跛行"却存在较大的解读空间,从临床观察看,这类患者都不可避免地存在明显的跛行。

所以,从一个临床医生的视角看这些骨科技术的发展,有的手术的确有夸大疗效之嫌,当然也有一些技术传承了数千年至今仍在应用,如颞颌关节脱位、肩关节脱位的闭合复位方法等。在此以希波克拉底的肩关节脱位复位方法为例,其复位方法很多,有我们现在仍在使用的经典方法——足蹬法,西方文献中常提到的肩顶法,还有将腋窝跨过横杠或木梯子横档的牵引方法等,方法虽多,希波克拉底却没有说明何种方法适用于何种类型的脱位。也可以换一个角度看,或许是对一些容易观察和处理的损伤,复位和固定都比较容易获得成功,所以才会在东西方相距万里的不同地域,人们都心有灵犀般地想出相似的应对方法。

就像对生活中一些小病患一样,简单的一些小窍门是可以跨越时空的。

比如,古人对呃逆的认识,在西方可以追溯到希波克拉底时代,希波克拉底和后来的塞尔苏斯认为呃逆与肝脏炎症和其他会导致呕吐的疾病有关(塞尔苏斯的

观点可能来自希波克拉底),盖伦认为呃逆是由于不良情绪引起。在柏拉图的《会饮篇》中提到这样一件有趣的事:

> 医生埃里克西马霍斯在晚餐时对患有呃逆的阿里斯托芬说,我建议你屏住呼吸;如果呼吸不畅,那就用一点水漱口;如果呃逆仍然存在,就用一个东西挠你的鼻子,刺激打喷嚏;如果你打一两次喷嚏,即使是最严重的呃逆也肯定会消失。[247]

对照一下《黄帝内经》中《灵枢·杂病》对呃逆的描述:

> 哕,以草刺鼻,嚏,嚏而已;无息而疾迎引之,立已;大惊之,亦可已。[248]

其中,用草刺激鼻腔以打喷嚏以及屏住呼吸的方法,和古希腊的方法完全一样。相信世界上同时期的其他地方也会有完全相同的方法。而且对疗效的描述,无论是柏拉图的《会饮篇》还是《黄帝内经》中都说得非常肯定。然而事实上,即使是今天对呃逆的相关研究已经非常深入,"顽固性呃逆"也依旧在临床中存在。

这个道理也可以推及古代骨折的治疗。直到20世纪初,关于骨折治疗的疗效,基本都是以临床病例介绍为主。以股骨颈骨折的内固定手术疗效为例,可以明显地看出在不同的研究中,对同一方法的疗效记录大相径庭。

1931年,史密斯-彼得森等报告通过三翼钉内固定手术治疗股骨颈骨折的骨折愈合率为75%;而在2022年《骨科创伤杂志》(*Journal of Orthopaedic Trauma*)发表的一项大型多中心研究显示,在有移位的青壮年股骨颈骨折中,其内固定失败率高达51.7%。单从数据上看,股骨颈骨折内固定手术经过近100年的发展,反而是退步了。但实际上,这两组资料并没有可比性,史密斯-彼得森报告的病例几乎都是老年人,而且那时的关节置换还不是治疗股骨颈骨折的选项。到2022年,预后不良的老年股骨颈骨折患者大多选择关节置换,内固定手术一般只用于年轻的患者。如此高的失败率说明了作者所描述的,未必就是疗效的真相。就股骨颈骨折而言,如果通过观察骨折复位来判断内固定的疗效,那么所有的研究论文都会认为良好的复位便意味着良好的结果,这一观点从股骨颈骨折的认识之初到现在,从未有过改变。

但对决定疗效的其他因素,如复位骨折的手法细节往往在论文中被忽略。1974年苏格兰骨科医生罗伯特·西蒙·加登(1910—1982)在《北美骨科诊所》(Orthopedic Clinics of North America)杂志发表的论文《股骨头下骨折的复位与固定术》中就特别指出,在关于股骨颈骨折内固定的诸多论文中,对骨折闭合复位的描述总是用一种公式化的文字轻描淡写,有的说得很笼统,比如"按常规方法复位"或"正侧位影像确认骨折复位"或"骨折得以复位"等;有的则直接写道"轻松获得完美复位"[249]。各种叙述中,几乎没有告诉读者关于骨折复位过程或结果的任何信息。1931年,史密斯-彼得森的论文中使用的是切开复位的方法,从所展示的X线图像看,骨折的复位质量不存在问题。论文的问题在于病例数少,没有现在研究论文所要求的患者纳入或排除标准,也没有随访率和疗效指标的记录。事实上,临床医生都知道,股骨颈骨折的复位,无论是闭合复位还是切开复位,对部分患者而言都是不那么容易的。极端的负面复位结果也有文献报告。1954年,M 克利夫兰和J.威廉·菲尔丁在《骨与关节外科杂志(美国版)》的论文《股骨颈囊内骨折的持续性终期研究》中报告,在他们所治疗的335例股骨颈骨折的系列观察中,"从未有过完美的骨折复位"。作者没有详细地描述什么样的复位才是他们眼中的"完美复位"标准,但他们的研究结果足以说明股骨颈骨折的闭合复位也并不像一些作者所说的那样容易,不尽人意的复位结果还是并不少见的。所以加登指出,股骨颈骨折的复位结果,似乎就是一个"偶然事件"(hit-or-miss affair),在他们的患者中,相同的复位方法,大约只有50%的骨折能在首次复位中达到复位要求,有的需要多次复位才能成功,少数骨折闭合复位完全不能成功;即使是对相同类型的骨折,相同的复位方法只对一些患者管用,对另一些患者则无用,要找出其中的原因是一个巨大的挑战。[250]

骨科特色的循证医学

对于手术的疗效判定,大多数随着循证医学的出现而发生了转变。但在骨折治疗的临床疗效观察方面,医生关注的焦点不同可能会影响对疗效的判断。循证医学是面向个体患者的,要求医生在对患者的医疗和护理做出决策时,明确而明智地使用当前最佳证据,批判性地接受专业文献上的知识,结合自身的临床经验,与患者一起做出决定。但所需要的最佳证据是什么以及如何获得最佳证据,则由于前述的那些不够详尽的文献描述,使证据选择成为骨科医生较为困惑的问题。

循证医学的发展要从"安慰剂"(placebo)概念的出现说起。

伊莱沙·珀金斯(1741—1799)于1741年出生在英国北美康乃狄克殖民地。他从小跟随父亲学医,1796年申请了一种被称为"Perkins牵引器"的专利(图7-3-1)。珀金斯声称该治疗仪由特殊合金制成,可治疗头部和脸部的炎症以及风湿和疼痛。康

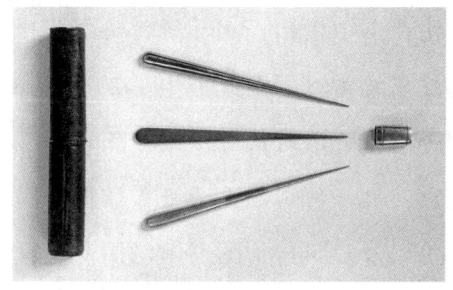

图7-3-1 伊莱沙·珀金斯的金属牵引器

乃狄克医学协会认为Perkins牵引器是骗术,把珀金斯开除了。但珀金斯争取到美国3家医学机构和丹麦皇家弗雷德里希医院12名外科医生的支持,还争取到很多名人包括乔治·华盛顿的支持。珀金斯声称其牵引器治好了5000人,并在欧洲受到热烈追捧。1799年纽约黄热病流行时,珀金斯在试验自己的新药中去世。[251]

同年,英国医生约翰·海加斯(1740—1827)用木头做成的牵引器取代珀金斯的金属制品,他比较二者治疗风湿病的效果,得到的效果是一样的。海加斯认为,根本就用不着使用昂贵的金属来制作,并由此发现了"安慰剂效应"。

1955年,亨利·K.比切尔(1904—1976)总结了自己和其他研究人员多年来进行的15项关于安慰剂的研究,在JAMA发表了论文《强大的安慰剂》,论文共涉及1082名受试患者,指出在患者不知情时,以安慰剂治疗多种病症(包括疼痛、恶心、咳嗽、焦虑、感冒等)的平均有效率达到35.2%。安慰剂对如此广泛的病症都有效,表明所有这些病症可能具有某种共同的基础机制,而安慰剂或许就是针对这种共同机制发挥作用的。文中还强调了进行此类研究时采用双盲法,对受试对象随机进行分组,以同一患者交替试验安慰剂和药物,以及用数学方法对观测结果进行

分析的重要性。[252]

到20世纪60年代,安慰剂效应被广泛接受。科学家对新的药物和疗法的验证,开始使用随机双盲对照设计,而且要大样本,目的就在于排除安慰剂效应。

1972年,著名的英国流行病学家、内科医生阿奇·科克伦(A.科克伦;1909—1988)出版了其代表作《疗效与效益:关于医疗保健的随想》,引起全世界广泛讨论。它先后被翻译为8种语言,成为临床流行病学发展史上的经典巨著。A.科克伦在书中指出:"由于资源终将有限,因此应该使用已被证明的、有明显效果的医疗保健措施。"由此催生了20世纪末最伟大的医学理论——循证医学。书中明确提出:"应用随机对照试验(randomized controlled trial,RCT)之所以重要,是因为它比其他任何证据更为可靠。"循证医学中著名的Cochrane协作网、Cochrane系统评价以及Cochrane图书馆均用这位循证医学的奠基者之姓来命名。1976年先后出现了基于RCT的荟萃分析(meta-analysis)与系统评价(systematic review,SR)概念,对循证医学的发展发挥了重要的作用,被认为是临床医学研究史上又一个重要里程碑。[253]

人物

阿奇·科克伦

(Archie Cochrane,1909—1988)

1909年1月,A.科克伦出生于苏格兰边区的加拉希尔斯小镇,父亲沃尔特·科克伦是一位纺织生产者,其家庭在当时的社会体系中算是殷实的中上等阶层。1917年,在A.科克伦9岁的时候,他的父亲在攻占巴勒斯坦地区的加沙战役中阵亡。1927年开始,A.科克伦在英国剑桥大学国王学院学习。6年后,他在德国柏林维也纳大学跟随弗洛伊德的学生西奥多·赖克(1888—1969)研究医学和心理分析,然后回到伦敦大学医学院开始学习医学,学习期间他参加了西班牙内战,在西班牙医学援助委员会野战救护队工作。1937年8月,A.科克伦回到英国继续学医,并于1938年3月获得了医师资格证。1939年,他在西伦敦医院做了1年住院医生。1940年，A.科克伦再次参加战争，成为了英国皇家陆军医疗队队长，随军驻守希腊克利特岛，次年5月在德军发动的克里特岛空降战役中被俘，先后在希腊和德国作为战俘营的医生度过了4年战俘生活。1945年战争结束，他因在战俘营中"勇敢而杰出"的表现获得了英国国王颁发的帝国勋章，以表彰他在战俘营中的医疗服务。1946年A.科克伦获得了洛克菲勒奖学金，并去伦敦的热带病研究所完成了公共卫生学位的学习，1947年他前往美国研修流行病学和结核病。然后回到英国开始了10年的尘肺病研究。1960—1969年，A.科克伦于威尔士国立医学院从事结核和肺部疾病研究，其主要研究方向为RCT的应用与推广。

A.科克伦的理论大大影响了后世的流行病学家，对循证医学的发展起到了重要引导作用。

1969年，加拿大麦克马斯特大学的大卫·萨基特（1934—2015）发表了一篇题为《临床流行病学》的综述，系统介绍了临床流行病学的学科范畴、任务、发展方向和可能遇到的困难。萨基特在临床开展RCT系统研究，并广泛开展RCT的教学。大量学者与萨基特一起普及了医学文献严格评价（critical appraisal）的原理，促使研究者们将对医学文献的严格评价结果应用于具体患者的治疗中。1992年，基于长期的临床流行病学实践基础，萨基特首次提出循证医学的基本概念，并在 *JAMA* 等杂志上发表一系列循证医学论文，受到了广泛关注。[254-257]

1997年，萨基特出版了《循证医学：如何实践与和宣教》一书，主张基于基础证据及临床研究数据进行诊疗，强调研究方法的可靠性与医学诊疗模式规范性。书中明确指出循证医学是最佳证据、临床经验和患者价值观三者的最佳结合，这三者即循证医学的三要素，为实践循证医学建立了重要的理论体系和方法学。[258]

回到骨折问题上来。循证医学将医生的临床专业知识与最佳的外部临床证据以及患者的获益这三方面结合起来。确定最佳证据是循证实践中最具争议性的问题。医生可能会面对相互矛盾的研究结果，所以必须对研究设计进行评估，

人物

大卫·萨基特

(David Sackett, 1934—2015)

萨基特于1934年出生于美国芝加哥的一个中产阶级家庭。12岁的他因患脊髓灰质炎造成双下肢的轻微残疾。高中毕业后他先后在美国威斯康星州的劳伦斯学院和伊利诺伊州立大学医学院学习,毕业后任伊利诺伊大学研究和教学医院的内科住院医生。临床工作经历让萨基特感觉到,临床上许多通行的做法其实并无科学依据,有的可能给患者造成伤害。

1962年10月,古巴导弹危机使美苏两国剑拔弩张。萨基特在美军紧急动员中应征入伍,来到位于美国布法罗的美军慢性疾病研究所,开始了他的流行病学研究,逐渐萌生了应用流行病学理论和方法改变临床实践的念头。

1966年,他担任加拿大麦克马斯特大学临床流行病学和生物统计学系首任系主任,并建立了批判性阅读医学文献的教学方法,在BMJ、JAMA、《临床流行病学杂志》等杂志发表了大量论文。1983年,49岁的萨基特主动要求"回炉",再做了2年的住院医生,重新学习当今临床技能。1994年,他担任牛津大学循证医学中心主任和Cochrane协作网主席,1999年从牛津大学退休回加拿大建立多伦多研究教育中心,继续开展循证医学教学和研究。2015年5月13日他因胆管癌去世。他在患病期间拒绝了化疗,理由是没有足够的证据支持化疗对于胆管癌有效。

以确定什么样的研究结果可提供最佳答案。骨科医生获取证据的重要来源是专业文献。而评价专业文献的标准之一是研究设计是否存在偏差,包括样本量和统计分析是否合理以及研究的随机化水平是否到位,是否进行了正确的随访或统计,而且研究最好是双盲的,即患者、评估者以及医生和分析人员对所接受的治疗均不知晓。但这在骨折治疗的研究中很难实现,在方法学上严格的随机对照也一样如此。因此对骨折而言,对照研究方法是最常见的,是要求最低的"最佳证据",而非对照研究或临床病例报告则很少能明确回答临床问题,除非是显而易见的如当初"断肢再植"那样的治疗技术。

2009年,詹姆斯·赖特在其主编的《循证骨科学》一书中介绍了包括脊柱、创伤、关节置换及运动医学等内容的骨科手术及其相关临床问题的循证医学的总结,为大多数骨科临床问题的决策提供了有价值的参考。现在,发表在很多专业期刊的各种骨科问题的临床指南或荟萃分析、系统评价也很多,还在定期或不定期地更新,这些论文都是我们有效获取治疗建议的快速方法。[259]

为了让研究结果更加可信,研究的设计十分重要。在循证医学中,证据水平和推荐等级只是评价和衡量研究质量的一种简单化的方法。证据水平通常分为五级。鉴于骨科临床的特殊性,2007年《骨与关节外科杂志(美国版)》发布《证据级别分布实用指南》,将骨科的证据水平分为四级,A级水平定义为良好证据(good evidence,对应Ⅰ级证据),B级水平定义为一般证据(fair evidence,对应Ⅱ级和Ⅲ级证据),C级水平定义为微弱证据(poor-quality evidence,对应Ⅳ级和Ⅴ级证据),此外还设立了Ⅰ级证据(insufficient evidence)表示"不充足的证据"[260]。这种证据等级方法同样基于一般原则,即对照研究通常比非对照研究要好,前瞻性研究通常比回顾性研究要好,随机性研究通常比非随机性研究要好。当然,要完整评估一项研究,需要进行充分的严格评价。在方法学上,循证医学往往完全依赖于严格的随机试验。但在骨科的临床实践中,往往很难实现在循证医学意义上的随机试验。尽管随机试验或荟萃分析通常具有最好的证据水平,但是一项完成良好的前瞻性Ⅱ级研究,其质量完全可以等同一项执行欠佳的随机对照研究,甚至可能更好。同样,一项完成很好的非随机试验研究也可能提供相同的证据,有时甚至是更好的证据。可以肯定的是,没有一项研究能明确回答所有的临床问题。但无论如何,对于临床研究而言,对照研究应该是提供临床证据的最低要求,而非对照研究或临床病例报告对于临床实践的指导作用则十分有限。这是骨科医生在临床研究中以及在临床实践中需要做出选择时需要重视的问题。

运动系统中的加速康复外科理念

加速康复外科(enhanced recovery after surgery,ERAS)是以循证医学证据为基础,以减少手术患者的生理及心理的创伤应激反应为目的的新理念,它通过外科、麻醉、护理、营养等多学科协作,对围手术期处理的临床路径予以优化,从而减少围手术期应激反应及术后并发症,缩短住院时间,促进患者康复。

1995年,丹麦哥本哈根大学的外科医生亨里克·克莱特(1942—)教授在《柳叶刀》上发表了一篇突破性的论文,描述了8名年老体弱的癌症患者在接受选择性结肠切除手术后,感觉良好,并在术后第二天出院。而在当时的许多国家,这类患者的住院时间一般为12—15天。克莱特将这种进步归结为多学科合作的快速通道外科(fast-track surgery),这是ERAS理念的起始。[261]

2001年,为进一步发展克莱特教授多模式外科护理的概念,由英国爱丁堡大学的肯·费伦(1960—2016)教授和瑞典卡罗林斯卡学院的奥勒·永奎斯特教授,还有挪威特罗姆瑟大学的亚瑟·雷夫于格教授、荷兰马斯特里赫特大学的马丁·范·梅延费尔特教授和科内柳斯·德容教授共同创建了ERAS®研究小组,开展了一系列学术推广活动。2005年欧洲临床营养和代谢委员会(ESPEN)提出围手术期整体管理方案,奠定了ERAS的基础。2010年在瑞典斯德哥尔摩,ERAS®协会正式注册为非营利性医学协会。2012—2014年,ERAS®协会发布了关于结肠切除术、直肠/盆腔切除术、胰腺十二指肠切除术、膀胱癌根治术和胃切除术的5个指南。随着大量的随机临床试验和meta分析,反复证明了ERAS的优势,该理念后来逐步从结直肠外科拓展至骨科、心胸外科、妇产科、泌尿外科、普通外科等领域,发展成为现在的ERAS。

2007年原南京军区南京总医院普通外科研究所最早将ERAS概念引入中国,并在ERAS方面做了引领性的研究工作,随后全国多医院外科领域相继开展ERAS。在中华医学会外科学分会、中华医学会麻醉学分会共同完成的《加速康复外科中国专家共识及路径管理指南(2018版)》引领下,ERAS理念下的多种骨折诊

人物

亨里克·克莱特

（Henrik Kehlet,1942— ）

克莱特教授从求学到工作一直都在哥本哈根大学。他于1977年获医学博士学位,1991年担任哥本哈根大学维兹奥勒大学医院的外科主任和外科教授,2006年被任命为哥本哈根里格斯医院的围手术期治疗教授和外科病理生理学主任。克莱特是一位多产的作家,先后撰写了950多篇科学论文。

疗规范相继形成中国的专家共识。

ERAS这一优化模式贯穿于患者住院前、手术前、手术中、手术后及出院后的整个诊疗过程,其实施有赖于多学科医护人员的良好协作,团队应由有经验的外科医师、麻醉医师、护理团队、营养师及心理咨询医师等组成。ERAS模式实施的核心因素就是最大限度、多途径地减少应激,因为术后机体的康复快慢取决于应激的多少,具体包括:术前宣教,取得患者的理解与合作,最大限度减少焦虑和恐慌等心理应激;肠道准备不作为术前常规,而是有选择性应用;术前和术后缩短禁食禁饮时间,减少代谢应激;优化麻醉方案,应用局部麻醉与预防性止痛,尽量减少疼痛应激的传导;积极采用外科微创技术,减少手术创伤性应激;避免常规应用胃管、导尿管、引流管等,减少不必要医疗措施所产生的应激;避免术中低体温;使用限制性液体复苏;积极处理术后疼痛和恶心呕吐;鼓励患者术后尽早下床活动及经肠道进食等。

研究表明,ERAS应用于胃肠道手术中效果最为明显,现有的ERAS路径亦多来自于胃肠手术的经验,可能与ERAS对减轻中等手术应激最为有效的临床证据有关。临床实践表明,ERAS理念及相关路径的实施必须以循证医学及多学科合作为基础,既要体现以加速康复为主要目的的核心理念,也要兼顾患者基础疾病、手术类别、围手术期并发症等具体情况,更需要开展深入的临床研究以论证ERAS

相关路径的安全性、可行性及必要性,不同学科应该根据不同的疾病和手术特点,制定个体化的、有差异性的 ERAS 实施方案。

在 ERAS 发展过程中,ERAS 的实际应用效果一直是国内外比较关注的问题。对术后结局的评估是评价 ERAS 可行性及应用效果的重要途径。但是,在 ERAS 实施团队中的每一方侧重点也不同。外科医师关注患者临床指标及住院时间;麻醉医师可能关注麻醉效果及麻醉清醒后的反应;对患者来说,最关心的则是能够恢复正常生活,获得更高的生存质量。因此,为了客观评价 ERAS,需要从包括综合医师报告结果(doctor reported outcomes, DRO)指标及患者报告结果(patient reported outcomes, PRO)指标等多个角度对 ERAS 进行全方位评价。PRO 涵盖内容广泛,包括患者的症状、功能、生存质量和健康状况、患者满意度等;通过 PRO 等自评量表的形式,将患者那些不易观察或核查的行为或感觉进行评估,可改进 ERAS 应用效果的评估方案。[262]

基础与应用研究的多学科互联互通

20世纪末,美国国立卫生研究院(National Institutes of Health, NIH)每年的研究经费高达200多亿美元,但美国民众却在追问,花费这么多的钱,拥有这么多的新技术发明,发表了这么多的论文,为什么人们的健康状况并没有得到显著改善。与此同时,现代医学的发展表明,未来医学突破性的进展有赖于与其他学科的交叉与结合,21世纪的医学将更加重视"环境-社会-心理-工程-生物"医学模式,更加重视整体医学观和有关复杂系统的研究。转化医学就是在这样的背景下产生的,既有社会舆论的压力,也有医学研究的积累。1992年,美国华盛顿大学医学院神经科的丹尼斯·W.乔在《科学》杂志首次提出"从实验台到病床旁"(bench to bedside)理念,1994年开始出现"转化研究"一词,1996年,詹姆斯·杰拉蒂在《柳叶刀》上首次应用"转化医学"(translational medicine)这一新的术语。[263]

转化医学的提出,打破了基础医学与药物研发、临床及公共卫生之间的固有屏障,在其间建立起直接关联,实现多学科交叉融合;从实验室到病床,把基础研究获得的知识成果快速转化为临床和公共卫生方面的防治新方法。

转化医学的意义及其价值已引起欧美国家的高度重视并催生战略行动。美国已在近40所大学建立了转化医学中心,在2012年以前达到60个以上。政府对转化医学的重视程度日渐增高,企业也加强了在转化医学方面的投入。在我国,转化医学尚处于起步和探索阶段,但发展很快,全国一些院校和科研单位都成立了转化医学研究中心,对抗肿瘤治疗与药物应用开展大量研究,为我国转化医学的进一步发展打下了坚实的基础。

2015年,美国启动了"精准医疗计划"(precision medicine initiative),旨在通过整合基因组学、生物信息学、大数据分析等技术,为患者提供个性化的治疗方案。这也奠定了精准医疗与转化医学相互融合的必然。在过去的几十年里,精准医疗与转化医学取得了一系列重要的突破。首先是基因组学的发展以及人工智能和大数据分析的进步,从大量基因序列分析中,认识了许多疾病的发病基础和发展趋势,并为疾病的个性化治疗提供了新的选择;其次是在药物研发方面,靶向治疗药物的成功研发为肿瘤等重大疾病的治疗带来了新的目标选择。[264-265]

随着我国城市化进程的加快,老龄化社会的健康问题日渐明显,包括骨折在内的骨科疾病谱正在发生巨大变化,骨科医生面临前所未有的发展机遇与严峻挑战。

智能化、微创化、个体化、精准化的理念成为现代骨科努力发展的方向。包括深度学习在内的AI模型被视为加速精准医疗发展的工具,通过筛选大量复杂数据来精确识别基因、社会人口学或生物标志物,可预测适合特定人在正确时间的正确治疗方法。以骨折治疗为例,针对不同年龄、性别以及不同部位的骨折,根据患者全身健康状况和骨骼质量的个体差异,可以设计不同刚度不同类型的内固定材料,甚至植入患者所需的生物材料等;有限元分析技术和AI技术等方法能够分析患者的个体数据,并识别出最有效的特征组合来准确预测感兴趣的变量,如患者骨密度分析,骨折部位和形态,计算生物力学特征,设计个体化内固定装置。这些以发现和预测个体治疗反应的相关生物特征为目标的研究,已成为当今精准医疗研究的重要方向。

精准医疗还需考量医疗投入的社会效用,保证在有限医疗资源投入下群体健康效益的最大化。以老年骨折的治疗为例,骨质疏松症是主要病理基础,尤其在女性患者中,绝经后雌激素水平降低加速了骨量减少的过程;此外,老年人普遍存在平衡能力减弱、反应迟钝及肌肉力量不足的问题,也进一步增加了骨折风险;老年人的慢性疾病如帕金森病、阿尔茨海默病、视力障碍等因素也会增加跌倒风险,间接促使髋部骨折的发生。骨折后患者往往需要长时间卧床休养,这不仅会带来极大的疼痛和不适,还容易引发一系列并发症,包括但不限于肺部感染(坠积性肺炎)、尿路感染、褥疮以及深静脉血栓形成等严重情况。在个体情况十分复杂的情况下,骨折的复位不再是治疗的唯一追求,恢复患者生理、心理的完整性才能实现其最大化健康获益,精准医疗以传统经验医学的精髓为根基,配合了循证医学、基因组医学、数字医学、基于数据的医疗、整合式医疗、个体化医疗等诸多先进医学元素,显著提升了疾病预测、防控、诊断和治疗等医疗实践过程的确定性、预见性和可控性。这一策略对致病因素、病理过程、疾病后果三个层面进行有效干预,以达到阻止、终止、延缓或逆转疾病进程的目的。

精准医疗不能只是高新技术的集合应用,泛用高新技术手段可能会带来额外医源性损害和医疗资源浪费。同样,精准医疗也不能过度强调个体化医疗,而是标准化与个体化相统一的医疗模式。精准医疗一方面是通过甄别同种疾病中具有不同特质的小众疾病亚型,给予已知的、标准化的、被证明有效的干预治疗,并非同一疾病的每一个患者都需要独一无二的治疗方法;另一方面要针对特定的个体患者,在疾病分型论治的基础上结合患者独有的生理、病理、心理和社会特征,量身定制兼顾疾病共通性和患者异质性的、大同小异的诊疗方案。

转化医学和精准医疗都是相当宏大的工程,几乎涉及所有的科学研究进展。现阶段的进步只能看作一个宏大工程的起步或者是起步前的准备,我们还有很长的路要走。

第八章

骨科数字技术与手术机器人

数字技术是指利用计算机、互联网、移动通信等信息技术手段,对信息进行数字化处理、存储、传输和应用的技术。计算机硬件技术(包括服务器、个人计算机、智能手机等设备)以及计算机软件(包括操作系统、各种应用软件等)的快速发展,使得计算机的功能越来越强大,计算速度越来越快,存储容量越来越大;人工智能、大数据、计算机视觉等技术的发展,也为计算机技术的应用提供了更广阔的空间。没有计算机技术的进步,就不会有CT成像技术和MRI技术,也不会有现代的有限元分析和机器人手术等医学进步。互联网的普及使得计算机之间的连接更加紧密,信息的传播更加快捷,加上移动通信设备和数字图像技术的发展,使得人与计算机之间、医生之间、医生与患者之间的交流更为便捷。

数字技术在骨科临床中的应用正在深刻地改变着骨科传统的诊疗模式,AI算法分析X线、CT、MRI影像,可自动标记骨折与骨病变区域并估算骨密度值等临床数据,生成初步参考报告,辅助医生作出快速而精准的诊断。CT、MRI的三维成像技术可在术前全面评估复杂骨折(如骨盆、关节内骨折)、脊柱畸形和骨肿瘤的体内空间形态,并可通过三维血管成像技术(如CTA、MRA)同步评估周围血管损伤情况。以此为基础,医生还可模拟骨折复位、内固定材料放置(如钢板螺钉路径规划),提前预判手术难点,或通过3D打印技术实现个性化植入物定制,实现手术规划与导航从"经验"到"精准"的跨越,以及从治疗到康复的数字化全周期管理。相信在不久的将来,就会实现"全自动"AI+机器人手术以及网络技术支持下的机器人手术,甚至是3D打印含活细胞的骨组织工程支架,实现缺损骨骼的生物再生。

计算机赋能有限元分析

有限元分析(finite element analysis,FEA)的发展是工程需求、数学理论和计算机技术相互结合的产物。传统工程力学(如材料力学、弹性力学等)只能对形状和结构比较规则的物体进行应力分析,但如果研究对象的几何形状复杂如飞机机翼、汽车框架等,则难以精确求解。

1941年,英国哥伦比亚大学的俄裔加拿大籍结构工程师亚历山大·赫伦尼科夫(1896—1984)在数学研究中首次将求解域离散为晶格结构,成为有限元思想的开端。20世纪40—50年代,随着电子计算机的出现,有限单元法的实际应用逐步开始。1954年,斯图加特大学的约翰·H.阿吉里斯(1913—2004)提出了结构分析的能量原理,为后续有限单元法的研究奠定了重要基础。

1956年,美国工程专家M. J.特纳、L. J.托普与雷·W.克拉夫以及H. C.马丁在分析飞机结构时采用了离散杆单元、梁单元和三角形单元的刚度矩阵表达式,开创了利用电子计算机求解复杂弹性力学问题的新时代。克拉夫在进一步的平面弹性应力研究中,于1960年首次提出并使用"有限元法"(finite element method)这一术语。

有限元分析(FEA)的核心是将复杂连续体问题转化为离散化的数值求解问题,即将连续体复杂的无限自由度问题被转化为有限个单元节点的自由度问题,便于数学建模和数值计算。有限元分析通过"化整为零、以简驭繁"的思想,成为现代工程与科学研究中重要的数值模拟工具。有限元分析方法能对复杂结构、形态、载荷和材料力学性能进行应力分析,是骨科生物力学研究中的重要手段,目前已广泛应用于骨科内固定、矫形、修复等各个领域的研究。

1972年,埃德蒙·弗兰克·雷比茨基(1941—)等在《生物力学杂志》(*Journal of*

Biomechanics)发表《关于人体股骨应力的数学分析》;同年,W. A.布雷克尔曼等在《骨科学报》(*Acta orthopaedica*)发表《分析骨骼力学性能的新方法》的论文,这是有限元分析用于骨骼力学研究的开始。[266-267]

由于受到建模软件及技术的限制,目前主流的有限元建模方法普遍存在工作量大、耗时过长、建模质量差、仿真度低的问题,严重制约了有限元分析的可靠性。因此,快速建立高质量、高仿真的人体骨骼有限元模型是有限元分析未来的研究方向。根据现有建模软件各自不同的特点及优势,综合应用Mimics、Geomagic、Ansys软件,通过相互转换、优势互补,可能实现快速、高仿真的有限元建模。对于操作熟练者而言,运用快速建模方法,单个骨骼有限元建模只需要约半小时,而且一次成功率几乎可达100%。Geomagic能够在保证模型仿真度的前提下获得高质量的网格划分,并且在Mimics中进行模型体积恢复,使模型具有极高的仿真度,能有效地帮助临床医生了解植入器械的应力及生物力学性能。

在有限元建模过程中存在对关节周围各组织结构的简化、组织材料属性的均匀性、各向同性、线弹性单元的假设、有限元模型负荷加载差异及材料参数不能反映有限元研究个体的真实情况等缺陷,致使有限元法作为一种近似数值分析方法存在明显局限性。因此,有限元分析方法作为一种仿真方法,只是尽可能精确地模拟物体的各种物理特性,包括重量、刚度、脆性等,和真实的人体一定存在差异。现还可以通过有限元方法建立软组织模型、血液的流体力学模型,甚至细胞的模型,而不仅限于传统的刚性模型。此外,对复合材料的有限元研究,在获取材料性能参数的基础上,设置域、边界条件、载荷条件及约束条件等来进行应力与应变的仿真计算。通过对人体大、小关节的骨与软骨以及关节周围肌腱、韧带等软组织的相关生物力学研究,有限元模型在提高对关节疾病的发生、发展机制及手术治疗等方面的认识具有重要的参考价值。目前,流行的肌肉骨骼模型和迭代算法是预测和诊断早期病变的方法之一,比如,通过模仿时间依赖性软骨自适应变性因素,将胶原纤维设置为纤维增强多孔弹性材料模型来模拟结构变化,对不同机械调节参数下的胶原降解和蛋白多糖耗竭驱动机制进行探索。

3D打印及计算机导航技术

3D打印技术又称"快速成型技术"（rapid prototyping）或"增材制造技术"（additive manufacturing），是一种以数字模型文件为基础，应用粉末状金属或塑料等可黏合材料，通过"分层制造、逐层叠加"的方式来构造物体的技术。

从1986年查克·哈尔（1939—）发明立体光固化成型技术（stereolithography appearance，SLA）并生产了第一台3D打印机开始，各种技术也不断推陈出新，先后出现了选择性激光烧结技术（selective lasersintering，SLS）、熔融沉积成型技术（fused deposition modeling，FDM）、3D喷印技术（Three-Dimension Printing，3DP）、分层实体制造技术（laminated object manufacturing，LOM）等。

和传统的削材及铸造技术不同，3D打印技术基于CT和MRI扫描数据进行三维重建，并制作出不同比例缩放的实物模型，使医生能更加直观、准确地发现传统影像学资料隐藏的解剖信息，还可根据个性化需求，实现复杂结构的制造及其在形态上的高度匹配，因此3D打印技术在骨科领域得以广泛应用。对于复杂的骨盆骨折、脊柱损伤、骨肿瘤、骨缺损等，均可以通过3D打印技术打印出1∶1的实物模型。通过模型进行模拟手术操作，确定相关参数，预弯钢板、制作一些个体化的手术器械，在术前设计手术方案及预测手术效果，术中辅助复位和内固定物放置，从而进行个性化、精确化和微创化手术治疗。这对改善治疗效果有很大的帮助，可缩短手术所需的时间，减少医生和患者在放射线下的暴露时间。

3D打印技术可实现个性化导航模板的设计与打印，通过额外辅助设备来引导锁定螺钉的植入，通过确定锁定螺钉植入位置、方向来引导钢板的植入。导航模板由Mimics软件进行设计，由稳定元件和导向元件组成。稳定元件与骨面贴合，相当于钥匙与锁的关系，通过参照骨骼表面凸起或凹陷的骨性标志，使导板与骨面的特定位置契合，从而达到精确定位的目的。

3D打印技术在骨骼组织工程支架的构建中具有广阔前景。组织工程学的目的是在体内或体外生成可替代性的组织或器官，以修复受损害的组织、器官的功能。种子细胞、生物活性因子及支架材料是经典组织工程构建的三大要素。这要求支架材料应具有良好的生物相容性和个性化的生物降解性,在不同阶段具有不同的生物力学强度与可塑性。通过提供细胞生长分化所需的细胞因子,如血管内皮生长因子、骨形态发生蛋白等,实现诱导或引导组织再生的能力。相对于传统技术而言,3D打印技术无疑具有独特的优势。一些初步的工作如人工仿生神经导管、骨软骨双相支架、多孔钛/壳聚糖/羟基磷灰石(Ti/Ch/HA)复合结构支架等,在骨与软骨缺损修复替代物的研究中取得了可喜的成果。

而今,3D打印材料的研发依旧是其技术发展的核心问题。现阶段,骨科器械常用的钛合金以及其他的金属材料和高分子材料的打印技术仍存在不少技术难题,关于具有细胞活性的打印材料尚处于萌芽阶段,都还有很多基础工作尚待解决,如支架搭载药物微球以及活性细胞打印组织和器官的存活问题等。

计算机辅助骨科导航手术(computer assisted orthopedics surgery,CAOS)是采用患者CT和MRI等影像学数据,通过计算机进行处理,再结合空间定位的导航系统,对人体骨骼解剖结构及手术器械进行显示和定位,实现术中实时定位三维可视化的一项技术。CAOS可以减少放射线辐射,简化手术操作并提高其精确性、稳定性,缩短手术时间,使骨科手术更趋于精准和微创。

骨科计算机导航技术主要分为基于CT图像的导航、基于X线透视图像导航、三维X线透视导航与非图像依赖导航四大类。基于CT图像的导航是将患者术前数据导入计算机,术中通过定位观察手术器械与解剖结构之间的关系,图像配准后实时显示手术器械在仿真模型中的位置关系,以指导医生实施手术操作。基于X线透视图像导航(C形臂)是通过其C形机架的转动获得图像,优势是图像可实时更新,有利于复杂骨折的复位。三维X线透视导航是一种实现了实时高清晰的围绕骨骼旋转轨迹显像技术,它可以旋转190°,从而收集到高分解的三维图像数据。非图像依赖导航是术中通过那些解剖结构暴露比较充分手术区的解剖标记来达到导航作用,精准性相对较差。[268-269]

手术机器人的发展

将计算机成像设备系统及其立体定位系统,与机器人手臂整合,就构成了临床最基本的手术机器人。骨科手术机器人主要由影像系统、计算机系统、机械系统三个系统构成。影像系统可进行图像的采集、处理及分析,辅助制定手术策略;计算机系统通过测量仪器、传感器、定位仪等计算机软件对手术进行规划、导航和定位;机械系统的相关运行单元是手术的执行主体。这些手术机器人按智能程度划分,可分为主动型、半主动型和被动型:①主动型机器人可以独立自主完成手术,不需要外科医生的限制和干预;②半主动机器人配备触觉反馈系统,可以提高外科医生控制工具的能力,本质上依然需要医生操作;③被动型机器人仅参与外科手术过程中的某一部分,而且仍需在外科医生直接或间接控制下进行操作。

外科医生对机器人手术系统的研发始于20世纪80年代。1985年,加拿大医生郭奕山开展了世界上第一次机器人辅助下脑瘤活检[270](图8-3-1)。而机器人辅助开展的第一次骨科手术则是在1988年。1988年,美国加州大学和IBM公司联合研制出了一款用于人工髋关节置换手术的机器人。最早出现在商业应用中的是关节骨科手术机器人,其主要任务是完成对人体关节的置换任务。人体关节置换术中的主要考虑因素是人体关节假体的关节线重建及其位置的准确性,摆放位置往往由医生根据经验进行判断和决定。该机器人的优势在于可以通过操作器末端的压力传感器对骨骼的切割进行校准,并协助以视觉系统,从而提高手术的安全性与精确性。在这款机器人的基础上,1992年美国推出了一款主动型骨科手术机器人——RoboDoc,这也是全球第一台主动型骨科手术机器人,用于在关节置换手术中辅助骨骼定位和假体的置入,全球首

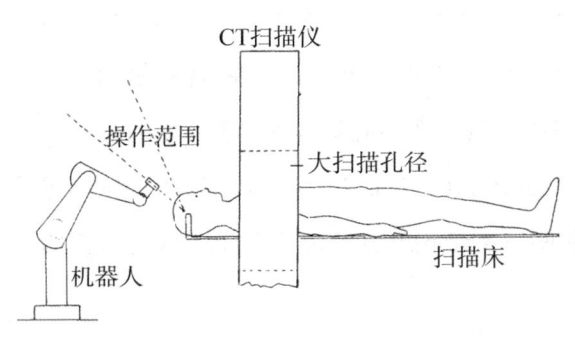

图8-3-1 机器人辅助下脑瘤活检

例手术机器人辅助的人工全髋关节置换术,就是这款机器人完成的(图8-3-2)。[271]

1997年,德国OrthoMaquet公司研制出了另一款机器人系统——CASPAR。这也是一种用于关节置换的机器人,在设计和应用上与RoboDoc系统类似。同年,英国帝国理工学院的布莱恩·L.戴维斯等首次提出了"主动约束"概念,研发了第一代Acrobot机器人系统,通过不断改进,2001年新一代的Acrobot机器人问世,进一步提高了机器人手术的安全性。此后,美国(MBARS系统)、韩国(ArthRobot系统)、德国(VectorBot系统)、以色列(MARS系统)等国相继开发出各自的骨科手术机器人。

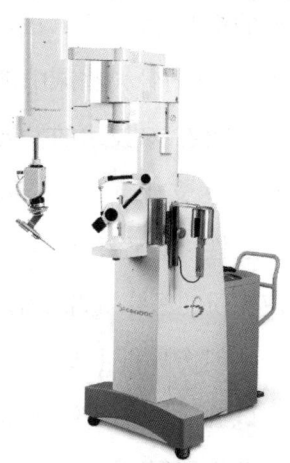

图8-3-2　RoboDoc手术机器人

2008年,美国研制出一款用于全膝、单膝及全髋关节置换手术的机器人(RIO)。和其他人工关节置换术的机器人系统的不同点在于,RIO系统配备了实时导航技术,允许外科医生在术中根据手术需要调整患者肢体。RIO系统需要术者和机械臂配合,共同操作手术器械进行手术操作,并允许操作者在术中实时进行精细调整。同时,其采用主动约束控制方式,通过多个动态虚拟边界对器械进行引导,系统精度可达到1毫米。临床发现,RIO系统辅助的关节置换手术的切口更小,恢复时间更短。2012年,美国蔚蓝纽带科技公司(Blue Belt Technologies)研制的NavioPFS机器人系统,与RIO系统的用途相同,PFS系统也应用于膝关节置换术中,并可在术中实时追踪并调整钻孔工具的位置。该机器人术后角度误差为1.46°,平移误差为0.61毫米。2020年,英国施乐辉公司(Smith & Nephew)研制出Cori机器人。2021年,美国食品药品管理局(Food and Drug Administration,FDA)批准了美国强生公司的VELYS机器人。我国的骨科手术机器人的研究起步较国外要晚,但进步很快。据不完全统计,仅2022年我国至少获批10款骨科手术机器人,涵盖了关节、脊柱、创伤等亚专科。目前北京天智航医疗的TiRobot(又名"天玑")骨科手术机器人(2016),杭州键嘉医疗的ARTHROBOT Hip髋关节置换机器人(2021),深圳元化智能科技有限公司的锟铻®骨科手术机器人(2022)、上海微创医疗的鸿鹄®骨科手术机器人(2022)等,在国内骨科临床中都有应用。

随着5G技术的发展,骨科手术机器人迎来一个新的发展方向——远程手术。5G技术支持下,远程手术延迟将会低于毫秒级,大大增加了远程手术的精确性和稳定性。远程手术的普及在技术上成为可能,为医生异地手术提供了技术支持,使优质的医疗资源能辐射至更广泛的区域。

创伤骨科主要以各种骨折治疗为主。创伤骨科手术机器人目前仍处于探索和试验阶段,距离临床的广泛使用还有很长的路需要走。1994年,H. S. 泰勒与J. C. 泰勒利用Stewart平台原理设计出了Taylor三维空间架,这可以理解为是一种有六个自由度的骨科矫正支具机器人。2013年,北京积水潭医院将Steward平台和牵引床相结合研制出一种骨折复位机器人,该机器人主要由2/3圆环动平台、圆环静平台和牵引床组成,其中动平台和静平台通过6个驱动器连接。2017年,穆罕默德·H. 阿贝丁纳萨布等研制并开发了长骨干骨折复位机器人。2021年,全球首个智能化骨折复位机器人由北京罗森博特科技公司推出,北京积水潭医院用其完成了世界上首个智能骨折复位机器人的临床试验。在22例临床试验中,盆骨闭合复位优良率高达95%,闭合复位成功率高达100%,优于骨科医生的常规操作。[272]

由于骨科手术机器人的发展时间并不长,目前的不足也显而易见,尚达不到胸、腹腔镜手术机器人的普及水平。除了成本昂贵、体积庞大,术前准备的调试和注册也比较麻烦,一款机器人只能用于几种特定类型的骨科手术。但其手术精确度和稳定性已经得到很好的体现,手术的创伤程度和并发症发生率也明显较传统骨科手术好。相信随着研究的深入,骨科手术机器人的前景一定会越来越广阔。

骨科临床中的人工智能研究

所谓人工智能(artificial intelligence,AI)是泛指应用计算机来"模拟"人类的思维。这个模拟包含两层含义,一是用计算机模拟人类的智能行为,追求的目标是机器行为与人类行为相似,即智能的外部表现;二是用计算机模拟人类大脑的工作原理,即类脑计算。因此,前者追求的是"智能的行为",与人类的智能只是行为上的相似而非内部工作原理的一致,被称为AI的"行为主义学派";后者被称为"内在主义学派",主张走向智能道路只能依靠人类大脑的工作原理。

人类对AI的探索始于1956年。来自数学、计算机科学、认知心理学、经济学和哲学等不同领域的专家在美国召开了一个研讨会,经过讨论定义了"人工智能"。当时科学家的目标是让机器像人类一样思考,包括推理、决策、诊断、设计、规划、创作、学习等,强调在某个领域应用丰富的知识和经验,推理出新的结论和新的知识。若要让计算机像医生一样为患者诊断,只需要把医生的知识和经验放到知识库里,将医生看病的推理过程放入推理机制之中,计算机就能为患者实施机器诊断。这种模型最大的缺点是缺乏自学能力,所有的知识都需要人类的输入,但其优势在于模拟人类的理性行为。与此同时,模拟人类感性行为的研究也在开展,主要是用人工神经网络进行模拟。因为所有的感性知识都在不断观察、不断倾听的过程中学习累积,而机器学习(machine learning)便是指针对某一具体任务(如图像识别或语音翻译),通过计算机充分挖掘数据进行自主学习,使机器学习系统在无需事先了解相关背景知识的前提下,即可发现数据中的关联。机器学习需要人类的监督,即专业人员用类别标记数据项,机器学习系统能够修改其内部参数,以选取输入的最佳数据组合。人工神经网络(artificial neural networks,ANN)是机器学习的典型算法,在1943年由美国心理学家沃伦·麦卡洛克和数学家瓦尔特·皮茨提出,模拟人类脑神经网络的工作原理。通过神经网络进行学习的过程被称为"深度学习",基于深度学习虽然能够达到分类、预测和生成等目的,但并不是真正意义上的认识物体。随着深度神经网络的迅猛发展,人工神经网络所能执行的任务也变得越来越强大。在骨科领域,AI已被应用到基于医学数字成像和通信(digital imaging and communications in medicine,DICOM)协议及影像归档和通信系统(picture archiving and communication system,PACS)的标准数字化医学影像大数据中。有研究报道,AI可能会改善对腕关节或髋关节可疑骨折的真实诊断，帮助识别可能影响预后和治疗的关键骨折特征，发现隐匿性骨折；AI在诸如严重创伤的医疗指南可以给医生提供最佳证据选择治疗方案，但实践中的可变性仍然存在；AI还可对不同手术方式的手术花费与并发症的大数据分析。随着医学的快速发展，目前所拥有的设备、技能难以适应信息的数量以及变化的步伐。AI能够帮助从术前基础数据（甚至可能是非医学的信息）到术后康复数据的不同类型的信息组合。与传统临床诊疗研究相比，AI在处理临床数据时，可能涵盖更广泛的问题，从而为手术方案提供更有价值的信息。一项随机临床试验结果显示，AI通过分析患者病史、偏好及预期，辅助临床决策，显著提高了骨关节炎患者的治疗满意度。相信在可预见的将来，创伤骨科医生也可以使用AI作为辅助工具，根据患者的年龄、性别、职业等人口学统计信息数据，为患者选择合适的治疗方案。对目前的AI技术而言，虽然在效率和质量以及信息化和智能化等方面都得到了大幅提高，但对其安全性、可信性和可扩展性等方面的要求，还存在很大的差距。

经过数十年的努力，文本的语意表达问题从用符号进展为语意向量表示，这意味着计算机已经可以把文本当成知识而不再是数据来处理。AI的自监督学习方法可以使文本不经过任何处理就可以被计算机学习。这意味着文本学习由原来的GB量级发展为TB量级，使AI工具能够通过其强大的语言生成能力和人类进行没有领域限制的对话，也可生成语意连贯的、类似人类语言的文本，这是AI的重大进步。虽然目前AI工具输出内容存在错误的状况并不少见，但其在人类帮助下纠正错误的速度和迭代速度都很快。现在已经可以用大模型生成图像、声音、视频、代码等各种模态的内容，有时甚至很难鉴别内容是由机器生成还是人工完成。不过，医学实践总是面向真实人体的，因此AI在医学中的具体应用永远需要人类的监督。

AI辅助导航手术机器人治疗骨折目前仍在实验摸索阶段。导航机器人的原理是以医学影像为基础，借助计算机处理后的图像供医生制定手术方案，最终通过机械臂完成可视化引导手术，在脊柱外科和关节外科已有应用。在导航手术机器人辅助下经皮通道螺钉治疗不稳定骨盆骨折的病例中，与传统手术组相比，机器人组的手术时间、透视频率、术中出血量、钻孔总数明显减少。未来AI的参与将赋予导航机器人模仿顶尖专家思维的能力,通过大数据的深度学习,可视化展现手术方案及具体步骤,术中图像识别的算法将更加智能,能实时追踪器械位置,使内固定操作精准度更高。在骨折复位方面,已有研究表明,AI辅助骨折复位导航系统可对下肢关节内骨折进行模拟复位,实验结果证实骨折复位精度为1.5°及1毫米,能满足股骨远端骨折复位的临床要求,实现精准复位,但该系统仍处于试验阶段,并且依赖医生对复位路径的设计。此外,AI能更好感知患者病情及术中环境,具有分析判断能力,对于解剖关系及力线恢复有更好的掌控能力。

除了参与治疗过程,AI辅助也是围手术期管理中具有广阔前景的研究方向。通过数据分析,目前已证明AI管理系统可以为麻醉患者提供支持,尤其是识别多发伤患者术中低血压的高危因素;还可预测诸如静脉血栓栓塞和伤口并发症等不良事件,并且比美国麻醉医师学会风险评估量表更可靠。

康复锻炼也是创伤骨科患者恢复功能的重要环节,特别是合并慢性疾病的老年骨折患者,但目前医疗资源极其有限,较多患者未能接受规范的康复指导。AI对于骨折患者术后康复同样具有较高的价值,它能够通过建立术后康复模型,学习数据库中随访资料相关数据,实现根据患者情况个性化定制术后康复方案、随访计划、抗骨质疏松及各类慢性疾病的治疗、健康宣教等,建立科学有效的康复机制,提高管理效率及临床疗效。

骨科数字教育的高效性已在现有的医学教学和继续教育中发挥了重要的作用。临床一线的骨科医生往往是刚参加工作不久的年轻医生,在更短的时间内积累更丰富的临床经验是医生和机构共同的愿望。AI能够根据用户的习惯和喜好为医生提供个性化数字学习内容,模拟实际临床场景,也已经在其他教学领域得到推广。同时,在临床培训网络中由AI支持的分析可以识别并指出每位用户的潜力,受训人员可以更好地记录知识和技能的增长。这将极大地缩短创伤骨科医生的成长周期,也有助于优化临床团队的技能组合与建设。尽管如此,由于AI超出了大多数医学院校课程的范围,许多医生都没有意识到其潜力和带来的挑战。AI

同样被用于开展医学学术研究,几乎在医疗的所有临床或辅助专科都已得到不同程度的应用,在帮助医生认识、诊断疾病以及规范诊疗流程等方面,都取得了前所未有的成绩。随着医学不同领域的共同深入拓展,研究方式不断成熟,AI将同样应用于骨折分型建立、骨质疏松等影响骨折预后疾病的基础研究、药物开发等场景中,在创伤骨科科研领域发挥积极作用。

与此同时,AI在医疗数据系统分析、优化卫生资源等方面具有巨大的潜力。随着骨折的AI分型系统的开发,使得精准的单病种诊疗数据的分析成为可能,可实现精准而高效的预测医疗机构创伤救治能力、骨折患者治疗费用、住院天数等卫生经济学指标,优化医疗资源的配置,AI介入的意义显然是重大而深远的。

虚拟现实(virtual reality,VR)技术自2000年以来在骨科得到广泛的研究和应用。AI扩展现实技术包括虚拟现实、增强现实、混合现实以及"元宇宙"等一系列技术,在骨科诊疗、术前规划、技能培训、医患沟通方面展现出良好的前景,可以将术前三维影像及手术规划融合显示在手术视野中,为骨科带来了颠覆性的改变。相信在很短的时间内,目前存在的一些不足,诸如设备笨重、显示视野狭窄、术前影像与术中局部解剖结构的配准易受干扰等问题,都会得到很好的解决。[273-276]

参考文献

序章　人类早期对骨折的认知

[1] Vargas A, López M, Lillo C, et al. El papiro de Edwin Smith y su trascendencia médica y odontológica [The Edwin Smith papyrus in the history of medicine] [J]. Rev Med Chil, 2012, 140(10): 1357-1362.

[2] Feldman RP, Goodrich JT. The Edwin Smith Surgical Papyrus [J]. Childs Nerv Syst, 1999, 15(6-7): 281-284.

[3] Duraiswami PK, Orth M, Tuli SM. 5000 years of orthopaedics in India [J]. Clin Orthop Relat Res, 1971, 75: 269-280.

[4] John Redman Coxe. The writings of Hippocrates and Galen. Epitomised from the original Latin translations [M]. Philadelphia: Lindsay and Blakiston, 1846.

[5] 蔺道人. 仙授理伤续断秘方 [M]. 北京: 人民卫生出版社, 2006.

[6] Brested JH. The Edwin Smith surgical papyrus: published in facsimile and hieroglyphic transliteration with translation and commentary in two volumes [M]. Chicago: The University of Chicago Press, 1930: 254-255&358.

[7] Ward FO. Outlines of human osteology [M]. London: H. Renshaw, 1838.

[8] March A. On intra-capsular fracture of cervix femoris with bony union, and an interesting case of urinary calculi [M]. Albany: Van Benthuysen, 1858.

[9] Barton JR. Views and Treatment of an Important Injury of the Wrist [J]. Med Exam (Phila), 1838, 1(23): 365-368.

[10] Sevitt S, Thompson RG. The distribution and anastomoses of arteries supplying the head and neck of the femur [J]. J Bone Joint Surg Br, 1965, 47: 560-573.

[11] Dupouy E. Medicine in the middle ages: extracts from "Le moyen-âge médical" [M]. Cincinnati: Cincinnati Lancet Press, 1889.

[12] Withington ET. Hippocrates, Volume III. [M]. Cambridge: Harvard University Press, 1928: 168-173.

[13] Paré A. The classic. Compound fracture of leg, Paré's personal care (VIII, 328) [J]. Clin Orthop Relat Res, 1983, (178): 3-6.

[14] Pott P. Some few general remarks on fractures and dislocations. 1758 [J]. Clin Orthop Relat Res, 2007, 458: 40-41.

[15] Serena K. How one reckless surgeon killed his patient—plus two bystanders [EB/OL]. (2017-10-05) [2025-3-13]. https://allthatsinteresting.com/robert-liston.

[16] 刘昂. 美国医疗过失诉讼法制的历史考

察——从典型判例分析展开[D].重庆:西南政法大学,2015.

[17] Smith H. Our orthopaedic personality: Harold B. Boyd, M. D.[J]. Clin Orthop Relat Res, 1982, (165): 10-13.

第一章 不同部位骨折的诊疗

[18] 孙思邈. 备急千金要方[M]. 北京: 中医古籍出版社, 1999.

[19] Bhishagratna KL. An English translation of the Sushruta Samhita based on original Sanskrit text [M]. 2nd ed. Varanasi: Chowkhamba Sanskrit Series Office, 1963.

[20] Withington ET. Hippocrates on joints[M]. 4th ed. Oxford: Heinemann, 1959: 200-397.

[21] Spink MS, Lewis GL. Albucasis on surgery and instruments: a definitive edition of the Arabic text with English translation and commentary [M]. London: The Welcome Institute of the History of Medicine, 1973.

[22] Hussein MK. Kocher's method is 3,000 years old[J]. J Bone Joint Surg Br, 1968, 50(3): 669-671.

[23] 胡廷光. 伤科汇纂[M]. 北京: 人民卫生出版社, 2023.

[24] Owen D, Nambiar M, Moore P, et al. Luxatio erecta humeri with neurovascular compromise: inferior glenohumeral dislocation illustrating associated injuries [J/OL]. BMJ Case Rep, 2016-10-08: bcr2016217120. [2025-01-03] doi: 10.1136/bcr-2016-217120.

[25] Mallon WJ, Bassett FH 3rd, Goldner RD. Luxatio erecta: the inferior glenohumeral dislocation [J]. J Orthop Trauma, 1990, 4(1): 19-24.

[26] Spencer WG. Celsus, De Medicina [M].

2nd ed. Cambridge, Massachusetts: Harvard University Press, 1971.

[27] Galenus. De ossibus ad tirones [M]. Romae: In aedibus Antonii Bladi, 1535.

[28] Smith EJ. Traumatic Anterior Dislocation of the Hip[J]. Proc R Soc Med, 1934, 27(5): 579-581.

[29] Paré A. Les oeuvres d'Ambroise Paré[M/OL]. Paris: Chez Gabriel Buon, 1585. [2024-05-05] http://resource.nlm.nih.gov/2274003R.

[30] Hayward OS. Nathan Smith's medical practice or dogmatism versus patient inquiry[J]. Bull Hist Med, 1962, 36: 260-267.

[31] Power D. The Scamnum Hippocratis [J]. Proc R Soc Med, 1925, 18(Sect Hist Med): 15-17.

[32] Thompson CJS. The Scamnum, as described by Guido Guidi, illustrated by an Actual Specimen of the Sixteenth Century [J]. Proc R Soc Med, 1925, 18(Sect Hist Med): 13-15.

[33] Bahşi İ. Life of Guido Guidi (Vidus Vidius), who named the Vidian canal [J]. Childs Nerv Syst, 2020, 36(5): 881-884.

第二章 夹板、支具与石膏

[34] Smith GE. The most ancient splints[J]. Br Med J, 1908, 1(2465): 732-736.

[35] Brorson S. Management of fractures of the humerus in Ancient Egypt, Greece, and Rome: an historical review[J]. Clin Orthop Relat Res, 2009, 467 (7): 1907-1914.

[36] Massie S. Orthopaedics: cast bracing of femoral shaft fractures-1. The method and its history [J]. Nurs Times, 1980, 76(15): 630-631.

[37] Sarmiento A. Fracture bracing[J]. Clin Orthop Relat Res, 1974, (102): 152-158.

[38] 王焘. 外台秘要[M]. 北京: 人民卫生出

版社, 2022.

[39] 孔博, 贾友冀, 薛彬, 等. 中医骨伤小夹板历史及现状初探[J]. 中国中医骨伤科杂志, 2017, 25(01): 80-82.

[40] 合信, 管茂材. 西医略论(卷中)[M]. 上海: 仁济医馆, 1857.

[41] Hippocrates. The genuine works of Hippocrates[M]. New York: William Wood and Company, 1886.

[42] Mathijsen A. New method for application of plaster-of-Paris bandage. 1852[J]. Clin Orthop Relat Res, 2007, 458(458): 59-62.

[43] Hernigou P. Plaster of Paris: the orthopaedic surgeon heritage[J]. Int Orthop, 2016, 40(8): 1767-1779.

[44] Szostakowski B, Smitham P, Khan WS. Plaster of Paris-Short History of Casting and Injured Limb Immobilzation[J]. Open Orthop J, 2017, 11: 291-296.

[45] Vitti P. Mortars and masonry—structural lime and gypsum mortars in Antiquity and Middle Ages[J]. Archaeological and Anthropological Sciences, 2021, 13(10): 164.

[46] 赵灵委, 陈海龙, 赵虹霞, 等. 庙底沟遗址出土仰韶文化彩陶的科学研究[J]. 光谱学与光谱分析, 2018, 38(05): 1420-1429.

[47] 陈文华. 豆腐起源于何时?[J]. 农业考古, 1991(01): 245-248.

[48] 吴施国, 秦竹. 生石膏功效历史沿革探析[J]. 江苏中医药, 2010, 42(06): 59-60.

[49] DeMaio M, McHale K, Lenhart M, et al. Plaster: our orthopaedic heritage: AAOS exhibit selection[J]. J Bone Joint Surg Am, 2012, 94(20): 152.

[50] Trueta J. The principles and practice of war surgery: Reduction and fixation of fractures[M]. London: Hamish Hamilton Medical Books, 1943: 236-242.

[51] Orr HW. Osteomyelitis and Compound Fractures and Other Infected Wounds Treatment by the Method of Drainage and Rest[M]. St. Louis: C.V. Mosby, 1929.

[52] Martin E. Essentials of surgery: together with a full description of the handkerchief and roller bandage[M]. Philadelphia: Saunders, 1897.

[53] Schlich T. The perfect machine: Lorenz Böhler's rationalized fracture treatment in World War I[J]. Isis, 2009, 100(4): 758-791.

[54] Berwin JT, Burton TM, Taylor J, et al. Plantar loading forces while walking in a below-knee cast with an attached loadbearing frame[J]. Foot Ankle Int, 2015, 36(6): 722-729.

[55] 佚名. 上海骨科医院参观记[J]. 广济医刊, 1932, 9(11): 13-15.

[56] Fess EE. A history of splinting: to understand the present, view the past[J]. J Hand Ther, 2002, 15(2): 97-132.

[57] Charles Bell. The anatomy and philosophy of expression as connected with the fine arts[M]. London: John Murray, Albemarle Street, 1844.

[58] Cooper AP. Surgical essays[M]. London: Longman, 1819: 50.

[59] Bulley FA. Description of an immovable apparatus for fractures[J]. Prov Med Surg J, 1841, 3(56): 68-70.

第三章　牵引技术与外固定支架

[60] Chauliac G. Chirurgia[M]. Venice: P. de Quarengiis and G.M. di Occimiano, 1493.

[61] Pott P. The chirurgical works of Percivall Pott[M]. London: T. Lowndes, 1779.

[62] Earle H. Practical observations in surgery [M]. London: T. & G. Underwood, 1823.

[63] Earle H. Medical and surgical intelligence [J]. The Lancet, 1823, 1(1): 14-20.

[64] Anon. Preface[J]. The Lancet, 1823, 1(1): 1-2.

[65] Anon. Mr. Earle[J]. The Lancet, 1828, 9 (229): 597-600.

[66] Smith N. Medical and surgical memoirs. Baltimore: W.A. Francis, 1831.

[67] Hamilton FH. Fracture tables[M]. Buffalo: Jewett, Thomas & Co., 1853.

[68] Kozol RA. Frank Hastings Hamilton: medical educator and surgeon to President Garfield [J]. Am J Surg, 1986, 151(6): 759-760.

[69] Baux GS, Fischer E, McCarthy JG. Frank Hastings Hamilton: a pioneer American plastic surgeon [J]. Plast Reconstr Surg, 2004, 114(5): 1240-1247.

[70] Hobart JHH. Observations on the treatment of fractures of the femur: with a new apparatus and report of seventeen cases [M]. Brooklyn: W. Wilton, 1859: 3-8.

[71] Sargent FW. On bandaging and other operations of minor surgery [M]. Philadelphia: Blanchard and Lea, 1861.

[72] Crosby J: The Application of Extension in Fractures by Means of Adhesive Plaster [J]. Buffalo Med J Mon Rev Med Surg Sci, 1850, 6(7): 430-431.

[73] Bryant T. A manual for the practice of surgery[M]. Philadelphia: Henry C. Lea, 1879: 717.

[74] Robbins GWF. The Anti-Vivisection Hospital[J]. Hospital (Lond 1886), 1909, 46(1207): 678.

[75] Lane WA. The operative treatment of fractures[M]. London: The Medical Publishing Company Limited, 1905.

[76] Steinmann F. Eine neue Extensionsmethode in der Frakturenbehandlung. Zentralbl [J]. Chir, 1907, 34: 938-942.

[77] Hernigou P, Dubory A, Roubineau F. History of traction for treatment of lower limb fractures [J]. Int Orthop, 2016, 40(12): 2635-2641.

[78] Romm S. Fritz Steinmann and the pin that bears his name[J]. Plast Reconstr Surg, 1984, 74(2): 306-310.

[79] Kirschner M. Ueber Nagelextension [J]. Beiträge zur Klinischen Chirurgie, 1909, 64: 266-279.

[80] Malgaigne JF. Operative surgery, based on normal and pathological anatomy [M]. Philadelphia: Blanchard and Lea, 1851.

[81] Lister J. An Address on the Treatment of Fracture of the Patella [J]. BMJ, 1883(1192): 855-860.

[82] Parkhill C. A new apparatus for the fixation of bones after resection and in fractures with a tendency to displacement, with report of cases, 1897 [J]. Clin Orthop Relat Res, 1983(180): 3-6.

[83] Parkhill C. Further Observations regarding the Use of the Bone-Clamp in Ununited Fractures[J]. Ann Surg, 1898, 27(5): 553-570.

[84] Freeman L. The Treatment of Oblique Fractures of the Tibia and other Bones by Means of External Clamps Inserted through Small Openings in the Skin[J]. Ann Surg, 1911, 54(3): 381-389.

[85] Lilienthal H. Safety in the Operative Fixation of Infected Fractures of Long Bones [J]. Ann Surg, 1912, 56(1): 185-191.

[86] Lambotte A. L'intervention opératoire dans les fractures récentes et anciennes [M]. Bruxelles: Henri Lamertin, 1907.

[87] Groves EWH. On modern methods of treating fractures[M]. Bristol: John Wright, 1916.

[88] Groves, E.W. Treatment of fractured neck of the femur with especial regard to the results[J]. J Bone Joint Surg Am, 1930, 12: 1-11.

[89] Judet R, Judet J, Letournel E. Fractures of the acetabulum: Classification and surgical approaches for open reduction[J]. J Bone Joint Surg Am, 1964, 46: 1615-1646.

[90] Laursen NP, Barfod B. Osteotaxis a. m. Hoffman. Ekstern fiksation af crusfrakturer uden anvendelse af gips [Hoffmann's osteotaxis. External fixation of leg fractures without use of plaster casts][J]. Nord Med, 1966, 76(30): 862-866. Danish.

[91] Binnie JF, Jopson JH. Treatment of fractures: reports of the committee on fractures of the American surgica association[M]. American Surgical Association, 1922.

[92] Adrey J. Le fixateur externe d'Hoffmann couplé en cadre, étude biomécanique dans les fractures de jambe[M]. Paris: Gead, 1970.

[93] Gubin AV, Borzunov DY, Malkova TA. The Ilizarov paradigm: thirty years with the Ilizarov method, current concerns and future research[J]. Int Orthop, 2013, 37(8): 1533-1539.

第四章　骨折内固定技术的发展

[94] Meekeren J. Heel-en geneeskonstige aenmerkingen [M]. Alphen aan den Rijn: Stafleu's Wetenschappelijke Uitgeversmaatschappij BV, 1979.

[95] Lexer E. Wiederherstellungschirurgie. 1. Abschnitt, Beseitigung von Gewerbsdefekten [M]. Leipzig: Johann Ambrosius Barth, 1919.

[96] Axhausen G. Die Chirurgie des Anfängers: Vorlesungen über chirurgische Propädeutik[M]. Berlin: Springer, 1923.

[97] Bartoníček J, Naňka O. Early history of the study of bone growth(1722-1875)[J]. Int Orthop, 2024, 48(7): 1915-1922.

[98] Di Matteo B, Tarabella V, Filardo G, et al. An orthopaedic conquest: the first inter-human tissue transplantation[J]. Knee Surg Sports Traumatol Arthrosc, 2014, 22(11): 2585-2590.

[99] Straub GF. Anatomical survival, growth and physiological function of an epiphyseal bone transplant[J]. Surg Gynecol Obstet, 1929, 48: 687-690.

[100] Albee FH. Bone-graft surgery[M]. Philadelphia: W. B. Saunders company, 1915.

[101] Zorzi AR. Bone Grafting[M]. England: IntechOpen, 2012: 11-37.

[102] Snow K. BYU Professor finds evidence of advanced surgery in ancient mummy [N/OL]. Brigham Young University, 1996. [2025-01-03]

[103] Hernigou P, Pariat J. History of internal fixation (part 1): early developments with wires and plates before World War II[J]. Int Orthop, 2017, 41(6): 1273-1283.

[104] Bartoníček J, Rammelt S. Early history of operative treatment of patellar fractures[J]. International Orthopaedics, 2015: 2303-2308.

[105] Beauregard. De la suture osseuse dans les fractures transversales de la rotule avec ecartement [J]. Bull Mem Soc Chir Paris, 1883(9): 804.

[106] Bushnan JS. New and successful operation for the cure of pseudoarthrosis or false joint by Professor Dieffenbach[J]. The Medical Times, 1846-1847(15).

[107] Trendelenburg F. Mittheilungen ausder chirurgischen Klinik zu Rostock[J]. Arch f.klin chir

[108] Groves EWH. Some contributions to the reconstructive surgery of the hip[J]. Br J Surg, 1927, XIV(55): 486-517.

[109] Szostakowski B, Jagiello J, Skinner JA. ArtiFacts: ivory hemiarthroplasty: the forgotten concept lives on[J]. Clin Orthop Relat Res, 2017, 475(12): 2850-2854.

[110] Lambotte A. Technique et indication des prothèses dans le traitement des fractures[J]. Presse Med, 1909, 17: 321.

[111] Baeyer H. Cellular reactions to implants[J]. Munchen med Wsch, 1909, 56: 2416.

[112] Leriche R, Policard A. Recherches biologiques sur l'ostéosynthèse à la plaque de Lambotte[J]. Bll Mem Soc Chir Paris, 1918, 44: 1145-1148.

[113] Zierold AA. Reaction of bone to various metals[J]. AMA Arch Surg, 1924, 9: 365-412.

[114] Holmes R. Humphry Davy and the Chemical Moment[J]. Clinical Chemistry, 2011, 57(11): 1625-1631.

[115] Venable CS. An impacting bone plate to attain closed cooptation[J]. Ann Surg, 1951, 133(6): 808-813.

[116] Brettle J. A survey of the literature on metallic surgical implants[J]. Injury, 1970, 2(1): 26-39.

[117] Menegaux PG, Odiette D. L'ostéosynthèse au point de vue biologique: influence de la nature du métal (étude expérimentale)[M]. Paris: Masson & Cie, 1936.

[118] Troitskii VV, Tsitrin DN. The resorbing metallic alloy "OSteosinthezit" as material for fastening broken bone[J]. Khirurgiia, 1944, 8: 41-44.

[119] Fischer LP, Planchamp W, Fischer B, et al. Les premières prothèses articulaires de la hanche chez l'homme (1960-1980)[M]. Histoire des sciences médicales, 2000, 34: 69.

[120] Tsiftsoglou AS. Erythropoietin (EPO) as a Key Regulator of Erythropoiesis, Bone Remodeling and Endothelial Transdifferentiation of Multipotent Mesenchymal Stem Cells (MSCs): Implications in Regenerative Medicine[J]. Cells, 2021, 10(8): 2140.

[121] Lemos DR, Eisner C, Hopkins CI, et al. Skeletal muscle-resident MSCs and bone formation[J]. Bone, 2015, 80: 19-23.

[122] Masquelet AC, Kishi T, Benko PE. Very long-term results of post-traumatic bone defect reconstruction by the induced membrane technique[J]. Orthop Traumatol Surg Res, 2019, 105(1): 159-166.

[123] Volkov M. Allotransplantation of joints[J]. J Bone Joint Surg Br, 1970, 52(1): 49-53.

[124] Berkes MB, Little MT, Schottel PC, et al. Outcomes of Schatzker II tibial plateau fracture open reduction internal fixation using structural bone allograft[J]. J Orthop Trauma, 2014, 28(2): 97-102.

[125] Hansmann. EineneueMethodeder Fixierungder Fragmente bei cornplicirten Fracturen[J]. Dtsch Ges Chir, 1886: 15134-15137.

[126] Senn N. A New Method of Direct Fixation of the Fragments in Compound and Ununited Fractures[J]. Ann Surg, 1893, 18(2): 125-151.

[127] Sherman WO. Vanadiumsteel bone plates and screws[J]. SGO, 1912, 14: 629-3440.

[128] Peterson LT, Reeder OS. Dual slotted plates in fixation of fractures of the femoral shaft[J]. J Bone Joint Surg Am, 1950, 32-A(3): 532-541.

[129] Gray RN. Disability and cost of industrial fractures[J]. J Bone Joint Surg, 1928, 10: 27-38.

[130] Key JA. Positive pressure in arthrodesis for tuberculosis of the knee joint. 1932[J]. Clin Or-

thop Relat Res, 2007, 461: 6-8.

[131] Danis R. Théorie et pratique de l'ostéosynthèse[M]. Paris: Masson, 1949.

[132] Friedenberg ZB, French G. The effects of known compression forces on fracture healing[J]. SGO, 1952, 94: 743-748.

[133] Bagby GW, Janes JMJ. An impacting bone plate[J]. Mayo Clin Proc, 1957, 32: 55-57.

[134] Bagby GW, Janes JM. The effect of compression on the rate of fracture healing using a special plate[J]. Am J Surg, 1958, 95: 761-771.

[135] Bagby GW. Compression bone-plating: historical considerations[J]. J Bone Joint Surg Am, 1977, 59(5): 625-631.

[136] Perren SM, Russenberger M, Steinemann S, et al. A dynamic compression plate[J]. Acta Orthop Scand Suppl, 1969, 125: 31-41.

[137] Russell TA. An Historical Perspective of the Development of Plate and Screw Fixation and Minimally Invasive Fracture Surgery With a Unified Biological Approach[J]. Techniques in Orthopaedics, 2007, 22(3): 186-190.

[138] Sürer P. Un nouveau matériel d'ostéosynthèse : la plaque à ancrage SURFIX®: son utilisation dans les ostéosynthèses métaphyso-épiphysaires du genou[J]. Ann Orthop Ouest, 1995, 27: 125-128.

[139] Kolodziej P, Lee FS, Patel A, et al. Biomechanical evaluation of the Schuhli nut[J]. Clin Orthop, 1998, 347: 79-85.

[140] Ratliff AH. Ernest William Hey Groves and his contributions to orthopaedic surgery[J]. Ann R Coll Surg Engl, 1983, 65(3): 203-206.

[141] Lindholm RV. The bone-nailing surgeon G.B.G. Küntscher and the Finns: a historical review of wartime collaboration and its consequences[M]. Oulu: University of Oulu, 1982.

[142] Bekos A, Sioutis S, Kostroglou A, et al. The history of intramedullary nailing[J]. International Orthopaedics, 2021, 45: 1355-1361.

[143] Küntscher G. The intramedullary nailing of fractures[J]. J Orthop Trauma, 2014, 28(Suppl 8): S3-S10.

[144] Pierach CA. Give me a break: Gerhard Küntscher and his nail[J]. Perspect Biol Med, 2014, 57(3): 361-373.

[145] Hawk AJ. ArtiFacts: Gerhard Küntscher's Marrow Nail[J]. Clin Orthop Relat Res, 2019, 477(6): 1296-1298.

[146] Leventhal GS. Titanium, a metal for surgery[J]. J Bone Joint Surg Am, 1951, 33-A(2): 473-474.

第五章　骨折冠名术语的时代解读

[147] Wallace DJ, Weisman MH. The physician Hans Reiter as prisoner of war in Nuremberg: a contextual review of his interrogations (1945-1947)[J]. Semin Arthritis Rheum, 2003, 32(4): 208-230.

[148] Bennett EH. The classic. On fracture of the metacarpal bone of the thumb. 1886[J]. Clin Orthop Relat Res, 1987(220): 3-6.

[149] Rivlin M, Fei W, Mudgal CS. Bennett Fracture[J]. J Hand Surg Am, 2015, 40(8): 1667-1668.

[150] Langhoff O, Andersen K, Kjaer-Petersen K. Rolando's fracture[J]. J Hand Surg Br, 1991, 16(4): 454-459.

[151] Andreotti M, Tonon F, Caruso G, et al. The "Chauffeur Fracture": Historical Origins of an Often-Forgotten Eponym[J]. Hand (NY), 2020, 15(2): 252-254.

[152] Colles A. On the fracture of the carpal extremity of the radius[J]. Edinb Med Surg J, 1814, 10(38): 182-186.

[153] Colles A. Fracture of the neck of the femur[J]. Dublin Hospital Reports, 1818, 2: 334-355.

[154] Petit JL. L'Art de Guérir les Maladies de l'Os[M]. Paris: L. d'Houry, 1705.

[155] Pouteau C. Mélanges de chirurgie[M]. Lyon: G. Regnault, 1760.

[156] Desault PJ. Œuvres chirurgicales ou exposé de la doctrine et de la pratique[M]. Paris: Méquignon, Snr, 1801.

[157] Peltier LF. Eponymic fractures: Robert William Smith and Smith's fracture[J]. Surgery, 1959, 45(6): 1035-1042.

[158] Shah HM, Chung KC. Robert William Smith: his life and his contributions to medicine[J]. J Hand Surg Am, 2008, 33(6): 948-951.

[159] Goyrand G. Memoires sur les fractures de l'extremite inferieure du radius qui simulent les luxations dupoignet[J]. Gaz Med, 1832, 3: 664-667.

[160] Moore EM. A luxation of the ulna not hitherto described, with a plan of reduction and mode of after treatment; including the management of Colles' fracture[J]. Transactions of the Medical Society of the State of New York, 1870, XV: 233-245.

[161] Moore EM. Treatment of the clavicle when fractured or dislocated[J]. Transactions of the Medical Society of the State of New York, 1870, V: 107-111.

[162] McGlinn EP, Sebastin SJ, Chung KC. A historical perspective on the Essex-Lopresti injury[J]. J Hand Surg Am, 2013, 38(8): 1599-1606.

[163] Essex-Lopresti P. The mechanism, reduction technique, and results in fractures of the os calcis[J]. Br J Surg, 1952, 39(157): 395-419.

[164] Andjelković S, Vučković Č, Milutinović S, et al. Giovanni Battista Monteggia (1762-1815)[J]. Srp Arh Celok Lek, 2015, 143(1-2): 105-107.

[165] Cooper A. A treatise on dislocations, and on fractures of the joints[M]. London: Longman, 1824: 473-476.

[166] Galeazzi R. Uber ein besonderes Syndrom bei Verletzungen im Bereich der Unterarmknochen[J]. Archiv fur orthopadische und Unfall Chirurgie, 1934, 35: 557-562.

[167] Holstein A, Lewis GM. Fractures of the humerus with radial-nerve paralysis[J]. J Bone Joint Surg Am, 1963, 45: 1382-1388.

[168] Anon. A S. Blundell Bankart 1879-1951[J]. J Bone Joint Surg Br, 1951, 33B(2): 278-280.

[169] Hill HA, Sachs MD. The grooved defect of the humeral head: a frequently unrecognized complication of dislocations of the shoulder joint[J]. Radiology, 1940, 35(6): 690-700.

[170] Freiberg AH. The so-called infraction of the second metatarsal bone[J]. J Bone Joint Surg, 1926, 8: 257-261.

[171] Jones R. Fracture of the base of the fifth metatarsal bone by indirect violence[J]. Ann Surg, 1902, 35(6): 697-700.

[172] Anon. Great teachers of surgery in the past. Sir Robert Jones (1857-1933)[J]. Br J Surg, 1967, 54(2): 85-90.

[173] Lisfranc J. Nouvelle méthode opératoire pour l'amputation partielle du pied de son articulation tarsométatarsienne[M]. Paris: Chez Gabon, 1815.

[174] Fischer LP. Jacques Lisfranc de Saint-Martin (1787-1847)[J]. Hist Sci Med, 2005, 39(1): 17-34.

［175］Klaue K. Chopart fractures［J］. Injury, 2004, 35 Suppl 2: SB64-SB70.

［176］Shepherd FJ. A Hitherto Undescribed Fracture of the Astragalus (talus)［J］. J Anat Physiol, 1882, 17(Pt 1): 79-81.

［177］McDermot HE. History of Canadian surgery: Francis J. Shepherd［J］. Can J Surg, 1957, 1: 5-7.

［178］Cedell CA. Rupture of the posterior talotibial ligament with the avulsion of a bone fragment from the talus［J］. Acta Orthop Scand, 1974, 45(3): 454-461.

［179］Hawkins LG. Fractures of the neck of the talus［J］. J Bone Joint Surg Am, 1970, 52(5): 991-1002.

［180］Canale ST, Kelly FB Jr. Fractures of the neck of the talus. Long-term evaluation of seventy-one cases［J］. J Bone Joint Surg Am, 1978, 60(2): 143-156.

［181］Fonseca LLD, Nunes IG, Nogueira RR, et al. Reproducibility of the Lauge-Hansen, Danis-Weber, and AO classifications for ankle fractures［J］. Rev Bras Ortop, 2017, 53(1): 101-106.

［182］Dauwe J, Nijs S, Gueorguiev B, et al. In Memoriam: Robert Danis, an inspiration for Maurice Müller and origins of the AO Foundation［J］. Acta Orthop Belg, 2020, 86(4): 577-579.

［183］Cech O, Webera BG. Remembrance of Professor B.G. Weber［J］. Acta Chir Orthop Traumatol Cech, 2002, 69(4): 372-373.

［184］Salter RB, Harris WR. Injuries involving the epiphyseal plate［J］. Journal of Bone & Joint Surgery (American), 1963, 45(3): 587-622.

［185］Tillaux PJ. Recherches cliniques et expérimentales sur les fractures malléolaires［J］. Bulletin de l'Academie de médecine, 1872, 21: 817-826.

［186］Chaput H. Les fractures malléolaires du cou-de-pied et les accidents du travail [Malleolar instep fractures and occupational injuries]［M］. Paris: Masson, 1907.

［187］Konofaou V, Dafereras M, Georgakopoulos P, et al. Professor Paul Jules Tillaux (1834-1904): His Contribution to Surgery and His Unknown Pioneer Work in Ophthalmic Surgery［J］. Surg Innov, 2022, 29(1): 125-126.

［188］Wagstaffe W. An unusual form of fracture of the fibula［J］. St. Thomas's Hospital reports, 1875, 6: 43-49.

［189］Le Fort LC. Note sur une variété non decrite de fracture verticale de la malleole externe par arrachement［J］. Bulletin général de thérapeutique médicale, chirurgicale, obstétricale et pharmaceutique, 1886, 110: 193-199.

［190］Volkmann R. Beiträge zur Chirurgie: anschliessend an einen Bericht über die Thätigkeit der chirurgischen Universitäts-klinik zu Halle im Jahre 1873［M］. Leipzig: Breitkopf und Härtel, 1875: 106.

［191］Earle H. Simple, succeeded by compound dislocation forwards, of the inferior extremity of the tibia, with fracture of its posterior edge, comminuted fracture of the fibula, amputation of the leg, and death［J］. Lancet, 1829, 12(302): 346-348.

［192］Peltier LF. Guillaume Dupuytren and Dupuytren's fracture［J］. Surgery, 1958, 43(5): 868-874.

［193］Battaloglu E, Deshmukh RG. Dupuytren's contracture: Current understanding of the condition and its management［J］. Hard Tissue, 2014, 3(1): 3.

［194］Wylock P. The life and time of Guillaume Dupuytren［J］. Can J Surg, 1989, 32(6): 473-477.

［195］Cotton FJ. A New Type of Ankle Fracture

［J］. JAMA, 1915, 64: 318-321.

［196］ Lund FB. Memoir: Frederic Jay Cotton 1869-1938［J］. Ann Surg, 1939, 109(2): 317-319.

［197］ Bosworth DM. Fracture-dislocation of the ankle with fixed displacement of the fibula behind the tibia［J］. J Bone Joint Surg Am, 1947, 29(1): 130-135.

［198］ Anon. David Marsh Bosworth, 1897-1979［J］. J Bone Joint Surg Am, 1980, 62(3): 488.

［199］ Maisonneuve JG. Recherches sur la fracture du péroné［J］. Archives générales de médecine, 1840, 7: 165-187&433-473.

［200］ Gosselin LA. Les fractures en V du tibia［J］. Bulletins et mémoires de la Société de chirurgie de Paris, 1855: 262.

［201］ Gosselin LA. Clinique chirurgicale de l'hôpital de la Charité［M］. Paris: Leçon, 1873: 603-620.

［202］ Bérenger-Féraud LJB. Des fractures en V au point de vue de leur gravité et de leur traitement［M］. Paris: Adrien Delahaye, 1864.

［203］ Segond PF. Recherches cliniques et expérimentales sur les épanchements sanguins du genou par entorse［M］. Paris, 1879: 13-15.

［204］ Milch H. Cortical avulsion fracture of the lateral tibial condyle［J］. J Bone Joint Surg, 1936, 18(1): 159-164.

［205］ Jefferson G. Fracture of the atlas vertebra: report of four cases, and a review of those previously recorded［J］. Br J Surg, 1920, 7(27): 407-422.

［206］ Chance GQ. Note on a type of flexion fracture of the spine［J］. Br J Radiol, 1948, 21(249): 452.

［207］ Nicoll EA. Fractures of the dorso-lumbar spine［J］. J Bone Joint Surg Br, 1949, 31B(3): 376-394.

［208］ Duverney J. Traité des maladies des os［M］. Paris: Cavelier PG, 1751: 285-287.

［209］ Malgaigne JF. Mémoires sur les luxations de la partie supérieure du radius compliquées de fractures du cubitus［J］. Revue médico-chirurgicale de Paris, 1854, 15: 215-220.

［210］ Letteneur J, Labour PE, Rogez JM, et al. Fractures de Hoffa-A propos de 20 observations［J］. Annales de chirurgie, 1978, 32: 213-219.

［211］ Hoffa A. Lehrbuch der Frakturen und Luxationen für Ärzte und Studierende［M］. Heidelberg: Springer Berlin, 1904: 451.

［212］ Heuschen UA, Göhring U, Meeder PJ. Die beidseitige Hoffa-Fraktur--eine Rarität［Bilateral Hoffa fracture—a rarity］［J］. Aktuelle Traumatol, 1994, 24(3): 83-86.

［213］ Jain SK, Jadaan M, Rahall E. Hoffa's fracture—lateral meniscus obstructing the fracture reduction—a case report［J］. Injury, 2015, 46(2): 419-421.

［214］ Hahn NF. Fall von einer besonderen varietät der fractures des ellenbogens［J］. Z. Wundärtze Beburtshlefer, 1853(6): 185-159.

［215］ Steinthal D. Die Isolirte Fraktur der Eminentia Capitata im Ellenbogengelenk［J］. Zentrabl Chir, 1898: 15-17.

［216］ Kocher T. Beitrage zur Kenntniss Eineger Praktisch Wischtiger Fraktur Formen［M］. Carl Sallman, 1896: 767.

［217］ Lorenz H. Zur kenntniss der fractura capitulum humeri (Eminentiae Capitatae)［J］. Dtsche Z Chir, 1905, 78: 531-545.

第六章 影像诊断技术革命

［218］ Jacobsohn PH, Fedran RJ. Making darkness visible: the discovery of X-ray and its introduction to dentistry［J］. J Am Dent Assoc, 1995, 126(10):

1359-1367.

[219] Pupin MI. Rontgen rays[J]. Science, 1896, 3(59): 231-235.

[220] Muller A. The background of Röntgen's discovery[J]. Nature, 1946, 157: 119-121.

[221] 慕乔. 宝镜新奇[J]. 点石斋画报, 1897: 507.

[222] Beck C. Fractures: with an appendix on the practical use of the Röntgen rays[M]. Philadelphia: W. B. Saunders, 1900.

[223] Widder J. The origins of radiotherapy: discovery of biological effects of X-rays by Freund in 1897, Kienböck's crucial experiments in 1900, and still it is the dose[J]. Radiother Oncol, 2014, 112(1): 150-152.

[224] Brecher R, Brecher E. The rays—A history of radiology in the United States and Canada[M]. Baltimore: William and Wilkins Company, 1969.

[225] Forssell G. Heinrich Ernst Albers-Schounberg of Hamburg[J]. Acta Radiologica, 1921, 1: 129-132.

[226] Delépine S. Therapeutic Use Of Roentgen's Rays[J]. The British Medical Journal, 1896, 1(1835): 559.

[227] Withers S. The Story of the First Roentgen Evidence[J]. Radiology, 1931, 17(1): 99-103.

[228] Glasser O. First Roentgen Evidences[J]. Radiology, 1931, 17(4): 789-791.

[229] Bhattacharyya KB. Godfrey Newbold Hounsfield (1919-2004): The man who revolutionized neuroimaging[J]. Ann Indian Acad Neurol, 2016, 19(4): 448-450.

[230] Hounsfield GN. Computerized transverse axial scanning (tomography). 1. Description of system[J]. Br J Radiol, 1973, 46(552): 1016-1022.

[231] Hounsfield GN. The E. M. I. scanner[J]. Proc R Soc Lond B Biol Sci, 1977, 195(1119): 281-289.

[232] Hounsfield GN. Computed medical imaging. Nobel lecture, December 8, 1979[J]. J Comput Assist Tomogr, 1980, 4(5): 665-674.

[233] Ledley R. Medical informatics: a personal view of sowing the seeds[J]. ACM Press, 1990: 84-110.

[234] Friedrich B, Schmidt-Böcking H. Molecular Beams in Physics and Chemistry[M]. Berlin: Springer, 2021: 37-88.

[235] Shampo MA, Kyle RA. Edward M. Purcell—Nobel Prize for magnetic resonance imaging[J]. Stamp Vignette on Medical Science, 1997, 72(6): 585.

[236] Shampo MA, Kyle RA. Felix Bloch—developer of magnetic resonance imaging[J]. Stamp Vignette on Medical Science, 1995, 70(9): 889.

[237] Ai T, Morelli JN, Hu X, et al. A historical overview of magnetic resonance imaging, focusing on technological innovations[J]. Invest Radiol, 2012, 47(12): 725-741.

[238] Mansfield P, Maudsley AA. Medical imaging by NMR[J]. Br J Radiol, 1977, 50(591): 188-194.

[239] Bihan D, Breton E, Lallemand D, et al. MR imaging of intravoxel incoherent motions: application to diffusion and perfusion in neurologic disorders[J]. Radiology, 1986, 161(2): 401-407.

第七章 循证医学与加速康复外科

[240] Francis A. The Seven Books of Paulus Aegineta[M]. London: Syden ham Society, 1846.

[241] 叶蓓卿译注. 列子[M]. 上海: 中华书局, 2015.

[242] 洛阳市地方史志办公室. 洛阳县志[M].

郑州: 中州古籍出版社, 2013.

[243] Hamilton FH. A practical treatise on fractures and dislocations [M]. Philadelphia: Blanchard and Lea, 1863.

[244] 佚名. 周礼 [M]. 扬州: 广陵书社, 2007.

[245] 陈振. 宋史 [M]. 上海: 上海人民出版社, 2020.

[246] 张海英. 明史 [M]. 上海: 上海人民出版社, 2015.

[247] Feuerbach A. Plato's Symposium [M/OL]. Berlin: Alte Nationalgalerie, 1873. [2014-09-12] https://commons.wikimedia.org/wiki/Category:Plato%E2%80%99s_Symposium,_by_Anselm_Feuerbach_(1873)

[248] 姚春鹏评注. 黄帝内经 [M]. 北京: 中华书局, 2011.

[249] Garden RS. Reduction and Fixation of Subcapital Fractures of the Femur [J]. Orthopedic Clinics of North America, 1974, 5(4): 683-712.

[250] Cleveland M, Fielding JW. A continuing end-result study of intracapsular fracture of the neck of the femur [J]. J Bone Joint Surg Am, 1954, 36-A(5): 1020-1030.

[251] Booth C. The rod of Aesculapios: John Haygarth (1740-1827) and Perkins' metallic tractors [J]. J Med Biogr, 2005, 13(3): 155-161.

[252] Beecher HK. The powerful placebo [J]. J Am Med Assoc, 1955, 159(17): 1602-1606.

[253] Cochrane AL. Effectiveness and efficiency: random reflections on health services [M]. London: The Nuffield Provincial Hospitals Trust, 1972.

[254] Sackett DL. Clinical epidemiology [J]. Am J Epidemiol, 1969, 89(2): 125-128.

[255] Sackett DL, Rennie D. The science of the art of the clinical examination [J]. JAMA, 1992, 267(19): 2650-2652.

[256] Richardson PE. David Sackett and the birth of Evidence Based Medicine: How to Practice and Teach EBM [J]. BMJ, 2015, 350: h3089.

[257] Sackett DL. A Primer on the Precision and Accuracy of the Clinical Examination [J]. JAMA, 1992, 267(19): 2638-2644.

[258] Sackett DL, Richardson WS, Rosenberg W, et al. Evidence-Based Medicine—How to Practice and Teach EBM [M]. New York: Churchill Livingstone, 1997.

[259] Wright JG. Evidence-based orthopaedics: The best answers to clinical questions [M]. Philadelphia, PA. Saunders Elsevier, 2009.

[260] Wright JG. A practical guide to assigning levels of evidence [J]. J Bone Joint Surg Am, 2007, 89(5): 1128-1130.

[261] Bardram L, Funch-Jensen P, Kehlet H, et al. Recovery after laparoscopic colonic surgery with epidural analgesia, and early oral nutrition and mobilisation [J]. Lancet, 1995, 345(8952): 763-764.

[262] Tazreean R, Nelson G, Twomey R. Early mobilization in enhanced recovery after surgery pathways: current evidence and recent advancements [J]. J Comp Eff Res, 2022, 11(2): 121-129.

[263] Choi DW. Bench to bedside: the glutamate connection [J]. Science, 1992, 258(5080): 241-243.

[264] Collins FS, Varmus H. A new initiative on precision medicine [J]. N Engl J Med, 2015, 372(9): 793-795.

[265] Jaffe S. Planning for US Precision Medicine Initiative underway [J]. Lancet, 2015, 385(9986): 2448-2449.

第八章 骨科数字技术与手术机器人

[266] Brekelmans WA, Poort HW, Slooff TJ. A new method to analyse the mechanical behaviour of skeletal parts[J]. Acta Orthop Scand, 1972, 43(5): 301-317.

[267] Rybicki EF, Simonen FA, Weis EB Jr. On the mathematical analysis of stress in the human femur[J]. J Biomech, 1972, 5(2): 203-215.

[268] Jusufbegović M, Pandžić A, Šehić A, et al. Computed tomography tissue equivalence of 3D printing materials[J]. Radiography (Lond), 2022, 28(3): 788-792.

[269] Zimmermann F, Franke J, Vetter SY, et al. Computergestützte Verfahren in der Orthopädie und Unfallchirurgie-wo stehen wir? [Computer-assisted procedures in orthopedics and trauma surgery-Where do we stand?][J]. Chirurgie (Heidelb), 2023, 94(4): 292-298.

[270] Kwoh YS, Hou J, Jonckheere EA, et al. A robot with improved absolute positioning accuracy for CT guided stereotactic brain surgery[J]. IEEE Trans Biomed Eng, 1988, 35(2): 153-160.

[271] Bargar WL, Bauer A, Börner M. Primary and revision total hip replacement using the Robodoc system[J]. Clin Orthop Relat Res, 1998, 354: 82-91.

[272] Hernandez D, Garimella R, Eltorai AEM, et al. Computer-assisted Orthopaedic Surgery[J]. Orthop Surg, 2017, 9(2): 152-158.

[273] Hashimoto DA, Rosman G, Rus D, et al. Artificial intelligence in surgery: promises and perils[J]. Ann Surg, 2018, 268(1): 70-76.

[274] Loftus TJ, Tighe PJ, Filiberto AC, et al. Artificial intelligence and surgical decision-making[J]. JAMA Surg, 2020, 155(2): 148-158.

[275] Paul P. The Rise of Artificial Intelligence: Implications in Orthopedic Surgery[J]. J Orthop Case Rep, 2024, 14(2): 1-4.

[276] Naqvi WM, Naqvi IW, Mishra GV, et al. The future of telerehabilitation: embracing virtual reality and augmented reality innovations[J]. Pan Afr Med J, 2024, 47: 157.

引用图片说明

序章　人类早期对骨折的认知

章节页图片来源：National Library of Medicine./Public Domain Mark. (http://resource.nlm.nih.gov/2651377R) Cheselden W. Osteographia, or The anatomy of the bones[M]. London: W. Bowyer, 1733.

图0-1-1来源：Wellcome Collection. Cases 9-12 from J.H. Brested's Edwin Smith Surgical Papyrus. (https://wellcomecollection.org/works/y5d5b6gw.)/CC BY 4.0.（版权许可证CC BY 4.0协议链接均为https://creativecommons.org/licenses/by/4.0/，后不再重复。）

图0-1-2来源：Wellcome Collection./Public Domain Mark. (左-https://wellcomecollection.org/works/rf9pxzy4；右-https://wellcomecollection.org/works/tgqjxcng)

图0-1-3来源：Wellcome Collection./Public Domain Mark. (https://wellcomecollection.org/works/dejeczuv)

图0-2-1来源：National Library of Medicine./Public Domain Mark. (http://resource.nlm.nih.gov/2274003R) Paré A. Les oeuvres d'Ambroise Paré[M]. Paris: Chez Gabriel Buon, 1585: 122&279.

图0-2-2来源：National Library of Medicine./Public Domain Mark. (http://resource.nlm.nih.gov/2651377R) Cheselden W. Osteographia, or The anatomy of the bones[M]. London : W. Bowyer, 1733: 31-53.

图0-2-3来源：Wellcome Collection./Public Domain Mark. (https://wellcomecollection.org/works/atmprrby)

图0-3-1来源：Weber J, Jasch-Boley Ⅰ. Pilon Fracture Sustained 1400 Years Previously[J]. Dtsch Arztebl Int, 2023, 120(12): 710.

图0-3-2来源：National Library of Medicine./Public Domain Mark. (http://resource.nlm.nih.gov/2274003R) Paré A. Les oeuures d'Ambroise Paré[M]. Paris: Chez Gabriel Buon, 1585: 586.

第一章　不同部位骨折的诊疗

图1-1-1来源：（左）二宫彦可，《正骨范》[M].日本桥通(东都):千钟房, 1808, 坤卷: 2.

（右）Wellcome Collection./Public Domain Mark. (https://wellcomecollection. org/works/vrxr983x) Cotton FJ. Dislocations and joint-fractures[M]. Philadelphia; London: Saunders WB, 1910: 52-56.

图1-3-1来源：National Library of Medicine./Public Domain Mark. (http://resource.nlm.nih.gov/2393053R) Paré A, Baker G(translate). The workes of that famous chirurgion Ambrose Parey[M]. London: Th. Cotes and R. Young, anno 1634: 610.

图1-3-2来源：重绘自Primatice. Collection des chirurgiens grecs avec dessins attribués au Primatice.

Paris: Berthaud, 1907: 49. (https://wellcomecollection. org/works/f77quua4)

图1-3-3来源：重绘自（同图1-3-2）p51.

图1-3-4来源：National Library of Medicine./ Public Domain Mark. (http://resource. nlm. nih. gov/ 2274003R) Paré A. Les oeuvres d'Ambroise Paré[M]. Paris: Chez Gabriel Buon, 1585: 615.

图1-3-5来源：Sogut O, Yigit M, Karayel E, et al. Luxatio Erecta Humeri: Hands-up Dislocation[J]. J Emerg Med, 2015, 49(2): e53-e55.

图1-3-6来源：重绘自 Primatice. Collection des chirurgiens grecs avec dessins attribués au Primatice [M]. Paris: Berthaud, 1907: 27. (https://wellcomecollection.org/works/f77quua4)

图1-3-7来源：National Library of Medicine./ Public Domain Mark. (http://resource. nlm. nih. gov/ 2274003R) Paré A. Les oeuvres d'Ambroise Paré[M]. Paris: Chez Gabriel Buon, 1585: 619.

图1-4-1来源：Smith EJ. Traumatic Anterior Dislocation of the Hip[J]. Proc R Soc Med, 1934, 27 (5): 579-581.

图1-4-2来源：National Library of Medicine./ Public Domain Mark. (http://resource. nlm. nih. gov/ 56811140RX2) Hippocrates. The genuine works of Hippocrates [M]. New York: William Wood and Company, 1886: 359-360.

图1-4-3来源：Wellcome Collection. The scamnum Hippocrates, from Vido Vidi. (https://wellcomecollection.org/works/u3zbz7hn)/CC BY 4.0.

第二章　夹板、支具与石膏

图2-1-1来源：Smith GE. The most ancient splints[J]. Br Med J, 1908, 1(2465): 732-736.

图2-2-1来源：National Library of Medicine./ Public Domain Mark. (http://resource. nlm. nih. gov/ 46330450R) Whiting AD. Bandaging [M]. London: Saunders company, 1923: 12-13.

图2-2-2来源：Wellcome Collection./Public Domain Mark. (https://wellcomecollection. org/works/ hb296hq7) Martin W. Ware. Plaster of Paris and how to use it[M]. New York: Surgery Pub. Co., 1911: 2&4.

图2-3-1来源：Wellcome Collection./Public Domain Mark. (https://wellcomecollection. org/works/tfzepwrg) Welch B.Surgeons' splints and improved apparatus for fractures[M]. NewYork: J. Russel, printer, 1861: 26.

图2-3-2来源：Wellcome Collection./Public Domain Mark. (https://wellcomecollection.org/works/qxa2dcxw) Sargent FW. On bandaging, and other operations of minor surgery[M]. Philadelphia: Blanchard, 1862: 154.

图2-3-3来源：National Library of Medicine./ Public Domain Mark. (http://resource. nlm. nih. gov/ 56811140RX2) Hippocrates. The genuine works of Hippocrates[M]. New York: William Wood and Company, 1886: 363.

图2-3-4来源：National Library of Medicine./ Public Domain Mark. (http://resource. nlm. nih. gov/ 2552014R) Dorsey JS. Elements of surgery: for the use of students[M]. Philadelphia: E. Parker, 1823: 224&236.

图2-3-5来源：Wellcome Collection./Public Domain Mark. (https://wellcomecollection.org/works/uq33vfnf) Dorsey JS. Elements of surgery: for the use of students[M]. Philadelphia: E. Parker, 1823: 174.

图2-3-6来源：Wellcome Collection./Public Domain Mark. (https://wellcomecollection. org/works/ mgqsxbha) Pott P. Some few general remarks on fractures and dislocations[M]. London, 1769: 38.

图2-3-7来源：（上）Wellcome Collection./Public Domain Mark. (https://wellcomecollection.org/works/tfzepwrg) Welch B.Surgeons' splints and improved apparatus for fractures[M]. NewYork: J. Russel, 1861: 4.

（下）Wellcome Collection./Public Domain Mark. (https://wellcomecollection.org/works/ha82sba2) Smith N. Medical and surgical memoirs[M]. Baltimore: Wiliam A. Francis, 1831: 139.

图2-3-8来源：Sop AL, Mehlman CT, Meiss L. Hyphenated history the Böhler-Braun frame[J]. Orthop Trauma, 2003, 17(3): 217-221.

图2-3-9来源：Wellcome Collection./Public Domain Mark. (https://wellcomecollection.org/works/tfzepwrg) Welch B.Surgeons' splints and improved apparatus for fractures[M]. NewYork: J. Russel, 1861: 27.

图2-3-10来源：Wellcome Collection./Public Domain Mark. (https://wellcomecollection.org/works/v3j6mxbb) Malgaigne JF. A treatise on fractures[M]. Philadelphia, 1859: 642-643.

图2-3-11来源：Wellcome Collection./Public Domain Mark. (https://wellcomecollection.org/works/dgvg53v8) Gersdorff H. Feldtbuch der Wundartzney, newlich getruckt und gebessert[M]. Strassburg: H. Schott, 1530: 105.

图2-3-12来源：Wellcome Collection./Public Domain Mark. (https://wellcomecollection.org/works/zawyttcm) Kolbé DW. Orthopaedic apparatus and description of the mechanical appliances employed in the treatment of deformities and deficiencies of the body[M]. Philadelphia: Collins, 1868: 10&20&26.

第三章　牵引技术与外固定支架

图3-1-1来源：Wellcome Collection./Public Domain Mark. (https://wellcomecollection.org/works/kpr2kyru) Guidi G. Chirurgia e graeco in latinum conversa[M]. Luceciae Parisiorum: Petrus Galterius, 1544.

图3-1-2来源：Wellcome Collection./Public Domain Mark. (https://wellcomecollection.org/works/e5hbhy3x) Paré A. Oeuvres complètes d'Ambroise Paré[M]. Paris: J.B Baillière, 383-384.

图3-1-4来源：Wellcome Collection./Public Domain Mark. (https://wellcomecollection.org/works/qxa2dcxw) Sargent FW. On bandaging, and other operations of minor surgery[M]. Philadelphia: Blanchard and Lea, 1862: 175-177.

图3-1-5来源：Wellcome Collection./Public Domain Mark. (https://wellcomecollection.org/works/aywrxtrp) Thomas HO. Fractures, dislocations, deformities and diseases of the lower extremities[M]. London: H. K. Lewis, 1890: 60-67, 177-182.

图3-1-6来源：National Library of Medicine./Public Domain Mark. (http://resource.nlm.nih.gov/14211990R) United States Surgeon-General's Office. Splints, appliances, and bandages[M]. Washington, 1940: 32.

图3-1-7来源：Wellcome Collection./Public Domain Mark. (https://wellcomecollection.org/works/dtm3rswd) Earle H. Practical observations in surgery[M]. London: T. & G. Underwood, 1823: 8.

图3-1-8来源：Wellcome Collection./Public Domain Mark. (https://wellcomecollection.org/works/ha82sba2) Smith N. Medical and surgical memoirs[M]. Baltimore: William A. Francis, 1831: 144.

图3-1-9来源：Wellcome Collection./Public Domain Mark. (https://wellcomecollection.org/works/secnnyrs) Smith NR. Treatment of fractures of the lower extremity by the use of the anterior suspensory apparatus[M]. Baltimore: Kelly and Piet, 1867: 11-15.

图3-1-10来源：National Library of Medicine./

Public Domain Mark. (http://resource.nlm.nih.gov/101692902) Mudd H. The Hodgen suspension-splint[M]. Philadelphia, 1890: 4,12.

图 3-1-11 来源:National Library of Medicine./Public Domain Mark. (http://resource.nlm.nih.gov/65120780R) Hobart JHH, Observations on the treatment of fractures of the femur: with a new apparatus and report of seventeen cases[M]. Brooklyn: W. Wilton, 1859: 3-8.

图 3-2-1 来源:(左)Wellcome Collection./Public Domain Mark. (https://wellcomecollection.org/works/n5patn65) Hamilton FH. A treatise on military surgery and hygiene[M]. London: H. Bailliere, 1865: 404.

(右)Wellcome Collection./Public Domain Mark. (https://wellcomecollection.org/works/z9ghhee6) Buck G. Description of an improved extension apparatus for the treatment of fracture of the thigh[M]. New York: William Wood, 1867: 3.

图 3-2-2 来源:(左)Wellcome Collection./Public Domain Mark. (https://wellcomecollection.org/works/z5y93enq) Thomas Bryant. A manual for the practice of surgery (Volume 2) [M]. London: Churchill, 1879: 322.

(右)Wellcome Collection./Public Domain Mark. (https://wellcomecollection.org/works/vrxr983x) Cotton FJ. Dislocations and joint-fractures [M]. Philadelphia; London: W.B. Saunders, 1910: 485.

图 3-2-3 来源:Russell RH. Fracture of the femur. A clinical study, 1924 [J]. Clin Orthop Relat Res, 1987(224): 4-11.

图 3-2-4 来源:Allen DP, Gramse AE, et al. Transcondylar fractures of the humerus treated by Dunlop traction: Report of twenty-one cases [J]. American Journal of Surgery, 1945, 67(2): 217-227.

图 3-3-1 来源:Wellcome Collection./Public Domain Mark. (https://wellcomecollection.org/works/n4g4fpa8) Steinmann F. Lehrbuch der funktionellen Behandlung der Knochenbrüche und Gelenkverletzungen: für Ärzte und Studierende[M]. Stuttgart: Ferdinand Enke, 1919: 28-30.

图 3-3-2 来源:(左)Huber W. Historical remarks on Martin Kirschner and the development of the Kirschner (K)-wire[J]. Indian Journal of Plastic Surgery, 2008, 41(1): 89-92.(https://doi.org/10.4103/0970-0358.41122)/Open Access.

(右)National Library of Medicine./Public Domain Mark. (http://resource.nlm.nih.gov/14211990R) United States Surgeon-General's Office. Splints, appliances, and bandages[M]. Washington, 1940: 35.

图 3-4-1、图 3-4-2 来源:Bartoníček J. Early history of operative treatment of fractures[J]. Arch Orthop Trauma Surg, 2010, 130(11): 1385-1396.

图 3-4-3 来源:National Library of Medicine./Public Domain Mark. (http://resource.nlm.nih.gov/101512192) Parkhill C. A New Apparatus for the Fixation of Bones after Resection and in Fractures with a Tendency to Displacement: With Report of Cases[M]. Philadelphia: Lippincott, 1897: 10-11.

图 3-4-4 来源:Wellcome Collection./Public Domain Mark. (https://wellcomecollection.org/works/ufsrbypb) Lambotte A. L'intervention opératoire dans les fractures récentes et anciennes[M]. Bruxelles: Henri Lamertin, 1907: 60-64&120-121.

图 3-4-6 来源:Grana WA, Kopta JA. The Roger Anderson device in the treatment of fractures of the distal end of the radius[J]. J Bone Joint Surg Am, 1979, 61(8): 1234-1238.

图 3-4-8 来源:Wagner H. Operative lengthening of the femur[J]. Clin Orthop Relat Res, 1978

(136): 125-142.

图3-4-9来源：(左)Ilizarov GA. The tension-stress effect on the genesis and growth of tissues[J]. Clin Orthop Relat Resm, 1989(238): 249-281.

(右)Ilizarov GA. The Tension-Stress Effect on the Genesis and Growth of Tissues, in Transosseous Osteosynthesis[M]. Berlin: Springer-Verlag, c1992: 160.

第四章　骨折内固定技术的发展

图4-3-1来源：Lister J. An Address on the Treatment of Fracture of the Patella[J]. Br Med J. 1883, 2(1192): 855-860. (doi:10.1136/bmj.2.1192.855)/Creative Commons Public Domain Mark 1.0. 该版权许可协议链接为https://creativecommons.org/publicdomain/mark/1.0/, 后不再重复。

图4-4-1来源：Senn N. I. A New Method of Direct Fixation of the Fragments in Compound and Ununited Fractures[J]. Ann Surg, 1893, 18(2): 125-151. /Creative Commons Public Domain Mark 1.0.

图4-6-1来源：Bartoníček J. Early history of operative treatment of fractures[J]. Arch Orthop Trauma Surg, 2010, 130(11): 1385-1396. (doi: 10.1007/s00402-010-1082-7)/Creative Commons Public Domain Mark 1.0.

图4-6-2来源：Wellcome Collection./Public Domain Mark. (https://wellcomecollection.org/works/qbrv78c2) Lane WA. The operative treatment of fractures[M]. London: The Medical Publishing Company, 1914: 66.

图4-6-3来源：(上)Senn N. I. A new method of direct fixation of the fragments in compound and ununited fractures[J]. Ann Surg, 1893, 18(2): 125-151./Creative Commons Public Domain Mark 1.0.

(下)Wellcome Collection./Public Domain Mark. (https://wellcomecollection.org/works/xzua3tt4) Carl B. A manual of the modern theory and technique of surgical asepsis[M]. Philadelphia: Saunders, 1895: 236.

图4-6-4来源：Wellcome Collection./Public Domain Mark. (https://wellcomecollection. org/works/ufsrbypb) Lambotte A. L'intervention opératoire dans les fractures récentes et anciennes[M]. Bruxelles: Henri Lamertin, 1907: 144.

图4-6-5来源：Venable CS. An impacting bone plate to attain closed cooptation[J]. Ann Surg, 1951, 133(6): 808-813. (doi:10.1097/00000658-195106000-00007)/Creative Commons Public Domain Mark 1.0.

图4-6-6来源：Bagby GW, Janes JM. The effect of compression on the rate of fracture healing using a special plate[J]. Am J Surg, 1958, 95(5): 761-771. (doi: 10.1016/0002-9610(58)90625-1)/Creative Commons Public Domain Mark 1.0.

图4-6-7来源：Ratliff AH. Ernest William Hey Groves and his contributions to orthopaedic surgery [J]. Ann R Coll Surg Engl, 1983, 65(3): 203-206./Creative Commons Public Domain Mark 1.0.

第五章　骨折冠名术语的时代解读

图5-2-1来源：(上)Bennett EH. On Fracture of the Metacarpal Bone of the Thumb[J]. Br Med J, 1886, 2(1331): 12-13.

(下)本章影像学检查图像均来自上海市第六人民医院骨科临床病例，后不再逐一标注。

图5-2-2来源：Rolando S. Fracture de la base du premier metacarpien, et principalement sur une variete non encore decrite[J]. Presse Medicale, 1910, 33: 303-304. (A, diaphyseal fragment; B, dorsal fragment; C, palmar fragment.)

图5-2-8来源：Kedous MA, Msakni A, Chebbi W, et al. An uncommon variant of the Essex-Lopresti injury[J]. Skeletal Radiol, 2018, 47(3): 397–400.

图5-3-4来源：Wellcome Collection./Public Domain Mark. (https://wellcomecollection. org/works/mgqsxbha) Pott P. Some few general remarks on fractures and dislocations[M]. London, 1769: 60.

图5-3-5来源：Wellcome Collection./Public Domain Mark. (https://wellcomecollection. org/works/zdhd943c) Nélaton A. Eléments de pathologie chirurgicale[M]. Paris: Londres, 1868, Volume 3: 289.

图5-3-7来源：Wellcome Collection./Public Domain Mark. (https://wellcomecollection. org/works/vrxr98 3x) Cotton FJ. Dislocations and joint-fractures[M]. Philadelphia: Saunders WB, 1910: 558–559.

图5-3-8来源：Bosworth DM. Fracture-dislocation of the ankle with fixed displacement of the fibula behind the tibia[J]. J Bone Joint Surg Am, 1947, 29(1): 130–135.

图5-3-10来源：Wellcome Collection./Public Domain Mark. (https://wellcomecollection. org/works/kfxvfarc) Bérenger-Féraud LJB. Des fractures en V au point de vue de leur gravité et de leur traitement[M]. Paris, 1864: 22.

图5-3-11来源：（右）Wellcome Collection./Public Domain Mark. (https://wellcomecollection. org/works/r7zxnu75) Segond PF. Recherches cliniques et expérimentales sur les épanchements sanguins du genou par entorse[M]. Paris, 1879: 13–15.

图5-4-1来源：Jefferson G. Fracture of the atlas vertebra. Report of four cases, and a review of those previously recorded[J]. Br J Surg, 1919, 7(27): 407–422.

第六章 影像诊断技术革命

图6-1-1来源：Wellcome Collection./Public Domain Mark. (https://wellcomecollection. org/works/em9hc d4x)

图6-1-2来源：Wellcome Collection./Public Domain Mark. (https://wellcomecollection. org/works/yskqqs3s) Hébert A. La technique des rayons X: manuel opératoire de la radiographie et de la fluoroscopie à l'usage des médecins, chirurgiens et amateurs de photographie[M]. Paris: Georges Carré et C. Naud, 1897: 91&109.

图6-1-3来源：Wikimedia. Monument to the X-ray and Radium Martyrs of All Nations. [https://commons. wikimedia. org/wiki/File:Ehrenmal der Radiologie (Hamburg-St. Georg). 1. ajb. jpg]/CC BY-SA 3.0 (https://creativecommons. org/licenses/by-nc-sa /3.0/deed.de)

图6-2-1来源：Schulz RA, Stein JA, Pelc NJ. How CT happened: the early development of medical computed tomography[J]. J Med Imaging (Bellingham), 2021, 8(5): 052110. (https://doi. org/10.1117/1. JMI.8.5.052110)/CC BY 4.0.

图6-2-2来源：Digital Equipmemnt Corporation./Public Domain Mark. Computer: PDP-8. (https://tcm.computerhistory.org/exhibits/PDP8_4.jpg)

图6-3-1来源：Wikimedia Commons./Public Domain Mark. Lawrence and colleague in the Radiation Lab with 60-inch cyclotron. (https://commons.wikimedia.org/wiki/File:Berkeley_60-inch_cyclotron.jpg)

图6-3-2来源：Damadian R, Goldsmith M, Minkoff L. NMR in cancer: XVI. FONAR image of the live human body[J]. Physiol Chem Phys, 1977, 9(1): 97–108. (http://physiologicalchemistryandphysics.com/about-pcp.html)/PCP granted freely.

图6-3-4来源：Wellcome Collection./ (2015) Collage of mixed fruits and vegetables, MRI. (https://wellcomecollection. org/works/z6a3hwgb); Mandarin orange, axial view, MRI. (https://wellcomecollection.

org/works/sxm89b3x); Persimmon, axial view, MRI. (https://wellcomecollection.org/works/u6n4x6at)/By Alexandr Khrapichev, University of Oxford./CC BY 4.0.

第七章 循证医学与加速康复外科

图 7-1-1 来源：Wellcome Collection./Public Domain Mark. (https://wellcomecollection.org/works/uxuqrr5y) Saints Cosmas and Damian performing a miraculous cure by transplantation of a leg. Oil painting attributed to the Master of Los Balbases.

图 7-2-1 来源：The Metropolitan Museum of Art./Public Domain Mark. (https://www.metmuseum.org/art/collection/search/830983)

图 7-3-1 来源：Wellcome Collection. Original Elisha Perkins' patented metallic tractors. (https://wellcomecollection.org/works/dbv43bhp.)/CC BY 4.0.

第八章 骨科数字技术与手术机器人

图 8-3-1 来源：Kwoh YS, Hou J, Jonckheere EA, et al. A robot with improved absolute positioning accuracy for CT guided stereotactic brain surgery[J]. IEEE Trans Biomed Eng, 1988, 35(2): 153-160. doi: 10.1109/10.1354.

图 8-3-2 来源：Liow MHL, Chin PL, Pang HN, et al. THINK surgical TSolution-One® (Robodoc) total knee arthroplasty[J]. SICOT J, 2017, 3: 63. (DOI: 10.1051/sicotj/2017052)/Figure 7: TSolution-One Ò (Robodoc) system./CC BY 4.0.

骨折诊疗大事记

◆ 公元前2800年

　　古埃及莎草纸文稿记载有根据骨折端"骨擦音"诊断骨折、小夹板固定骨折、颞下颌关节脱位的诊断和复位手法。

◆ 公元前2494—前2345年

　　埃及第五王朝期间使用木制夹板治疗四肢骨折有考古实物证据。

◆ 公元前1792—前1750年

　　古巴比伦开始出现职业外科医生。

◆ 公元前1500年

　　古埃及人在木乃伊制作中积累了一定解剖学知识。埃及外科医生使用钳子、锯子、镊子、手术刀和剪刀。

◆ 公元前5世纪

　　古印度医生妙闻所著《妙闻集》中记载了鼻成形术、白内障摘除术、疝气手术以及脱臼的复位和用夹板固定治疗骨折等方法。

◆ 公元前460—前370年

　　希波克拉底在著作中介绍了骨折脱位的诊疗、夹板、木制外支具、卷轴绷带、希波克拉底复位床等。其肩关节脱位复位方法至今仍在使用。

◆ 公元前335—前280年

　　埃及亚历山大城的医生开始以医学为目的的人体内部结构研究，以希腊人希洛菲卢斯和埃拉西斯特拉图斯为代表。

◆ 公元前300年

　　古希腊外科医生用葡萄酒清洗伤口预防感染。

◆ 约公元30年

　　古罗马奥卢斯·科尔内柳斯·塞尔苏斯编纂一套大型百科全书，其中的《论医学》记载了大量的骨折诊疗技术，包括多种夹板、淀粉浆糊绷带等外固定器具。

◆ 130—210年

　　古罗马外科医生克劳迪乌斯·盖伦在罗马行医和讲学，著有《论人体骨骼》和《希波克拉底文集中的骨折评论》等专著。他的骨折治疗理论影响了欧洲几个世纪。

◆ 280—360年

　　中国晋朝葛洪著《肘后备急方》，记载了包括髋关节前、后脱位，颞下颌关节脱位在内的骨折脱位的诊断和治疗。

◆ 476年

　　西罗马帝国灭亡，许多医疗技能在西欧消失。拜占庭帝国保留下来的古希腊和古罗马文化后经阿拉伯人翻译传承并延续。

◆ 841—846年

　　中国唐朝蔺道人著《仙授理伤续断秘方》，系统地介绍了理伤、正骨的基本原则与方法，包括伤处冲洗、诊断、手法复位、局部敷药、夹缚固定等。

◆ 970年

　　波斯医生阿布·曼苏尔·穆瓦法克用石膏浆包

埋方法固定下肢骨折。

◆ 936—1013年

西班牙穆斯林医生阿布尔·卡西斯·扎哈拉维著《医学手册》，包括大量骨折治疗方法。

◆ 11—13世纪

世界上第一所大学博洛尼亚大学约于1088年创立，约1200年巴黎大学成立，1289年蒙彼利埃大学成立。欧洲各大学医学院可以对人体进行解剖，目的是学习盖伦的解剖思想。

◆ 1363年

法国外科医生盖伊·德·乔利亚克著《外科学》，在"创伤与骨折"章节，推荐使用扎哈拉维的接骨夹板，提出对股骨干骨折需要在脚部用铅块通过滑轮在腿部轴线上进行牵引，首次提出等张牵引概念。

◆ 1543年

安德烈·维萨里出版了《人体之构造》一书，标志着近代人体解剖学的开始。

◆ 1561年

法国医生安布鲁瓦兹·帕雷将维萨里的《人体之构造》精华版翻译成法语出版，冠名《通用解剖学》，便于不懂拉丁文的外科医生学习掌握现代解剖学知识。

◆ 1575年

现代外科之父帕雷出版《帕雷著作集》，书中详细描述和图解他在治疗骨折和脱位中常用一些机械装置，比如用于肩关节脱位用的杠杆复位装置，用于股骨干骨折时使用的滑轮组（后人称其为Paré滑轮组），并在书中首次描述了股骨颈骨折。

◆ 1733年

英国外科医生与解剖学家威廉·切塞尔登用英语而不是拉丁语出版了《骨骼解剖学》，该书被公认为是18世纪最重要的外科学专著之一。

◆ 1768年

珀西瓦尔·波特在《骨折与脱位概述》中，提出了踝关节骨折的第一个临床分类系统，将损伤分为单踝、双踝和三踝骨折，并提出双斜面理论治疗下肢骨折。

◆ 约1770年

法国外科医生皮埃尔-约瑟夫·德索尔特设计治疗股骨干斜行骨折的Desault夹板，采用了持续等距牵引原理。

◆ 1790年

英国骨科医生罗伯特·切瑟尔根据Pott体位原理，设计制造了一种用于治疗胫骨骨折的双斜面支具。

◆ 1819年

法国医生巴伦·吉约姆·迪皮特朗男爵在大量的尸体标本上进行了踝关节骨折的模拟观察，开创了骨折损伤机制实验研究。

◆ 1823年

亨利·厄尔设计一种以双斜面固定为主导的骨折治疗床。

◆ 1827年

美国医生约翰·雷亚·巴顿为一个叫约翰·科伊尔的水手施行了髋关节成形手术取得成功。

◆ 1834年

J. R. 巴顿首次尝试髌骨骨折内固定手术，患者在术后死于感染。

◆ 1838年

弗雷德里克·奥德菲尔德·沃德出版《人体骨骼学概论》。这是关于人体骨骼解剖的经典之作。

◆ 19世纪40年代

维也纳医生伊格纳茨·塞梅尔韦斯呼吁医护人员必须彻底洗手清洁，并确保器械完全清洁之后，才能检查患者和施行手术。

◆ 1846年

在美国牙医威廉·莫顿（1819—1868）于麻省总医院公开演示乙醚麻醉取得成功的2个月后，苏格兰医生罗伯特·利斯顿进行了欧洲第一例乙醚麻醉下的大腿截肢手术。

1847年

约瑟夫·弗朗索瓦·马尔盖涅设计了一种金属钩治疗髌骨骨折的外固定方法,即Malgaigne钩。

1848年

美国费城的埃勒斯利·华莱士用皮肤黏胶配合长夹板进行小腿等距牵引。

1851—1852年

荷兰军医安东尼厄斯·马泰森以及俄国军医尼古拉·伊万诺维奇·皮罗戈夫分别发明石膏绷带。

1857年

英国医生合信与江宁(现中国南京)管茂材结合中外文献编译《西医略论》,将西方外科学理念引入中国。

1858年

德国外科医生伯恩哈德·冯·朗根贝克完成的世界第一例股骨颈骨折内固定手术,患者死于败血症。

1864年

路易斯·利奥波德·奥利埃通过兔子的实验证明,只要含有成骨细胞的骨膜深层保持完好,将游离的骨膜切成细条埋在皮下,就可以形成新骨。

1865年

外科医生约瑟夫·李斯特在苏格兰格拉斯哥皇家医院用石炭酸消毒方法成功治疗一例11岁的开放性骨折患者,首次消毒技术下的临床实践取得成功。外科消毒技术开始普及。

1867年

内森·赖诺·史密斯设计前悬吊夹板。

1872年

卡尔·威廉·冯·海涅采用2枚15厘米长的象牙钉横向插入骨折线的两个断端的双层皮质,借助套管和固定夹将象牙钉固定在外面的石膏上,以此治疗股骨骨折不愈合。

1873年

伦敦盖伊医院的托马斯·布莱恩特爵士设计了一种用于治疗儿童股骨干骨折的双下肢垂直悬吊牵引方法。

1875年

弗兰茨·克尼格在外科无菌技术下用金属螺钉给一个年轻的股骨颈骨折患者进行了经皮内固定手术,取得了成功。

1877年

J.李斯特成功给一位闭合性新鲜髌骨骨折患者进行了切开复位内固定。

1886年

德国海德堡大学的卡尔·汉斯曼设计了一种固定骨折的接骨板和螺钉,这种接骨板由镍、铜、锡合金制造,单皮质螺钉固定,钢板的一端以弯曲成直角穿过皮肤以便于拆除。

1886年

瑞士海因里希·比歇尔在髓内插入象牙钉用于复杂骨折的急诊手术治疗。几年后,德国的泰米斯托克莱·格卢克在象牙髓内钉末端开孔,首次提出了交锁的概念,并首次用象牙制作出髋关节和膝关节假体植入人体。

1888年

英国医生休·欧文·托马斯设计了Thomas支架。

1889年

美国外科医生尼古拉斯·森尝试用化学脱钙骨作植骨材料。

1894年

英国威廉·阿巴斯诺特·莱恩爵士发明了一种钢板螺钉固定方法并用于临床,这种钢板即"Lane接骨板"。

1895年

美国医生卡尔·贝克设计了一种凹槽状金属接骨板,称为金属夹板,宽度约为骨干周长的3/4,其凹面与骨折部位碎片的凸面相匹配,夹板用几个螺钉固定在骨干上。

◆ 1895年

德国物理学家威廉·康拉德·伦琴发现X射线。

◆ 1897—1898年

克莱顿·帕克希尔设计了连接外固定部件的夹具，提高了外固定架的稳定性和便捷性。

◆ 1902年

比利时医生阿尔宾·朗博特研制出除了固定装置设计提供的固定装置外，不需要任何额外的固定装置的外固定器。2年后，他设计出抗腐蚀的接骨板，并同时设计了整套的配合钢板和螺钉固定的器械。

◆ 1907年

伯尔尼的弗里茨·斯泰恩曼医生设计了股骨髁骨骼牵引用于股骨干骨折治疗。

◆ 1909年

美国医生弗雷德·豪德莱特·阿尔比开始在临床尝试骨移植手术。1911—1916年他先后发表了20余篇关于骨移植应用技术方面的文章，骨生长和骨修复问题成为研究热点。

◆ 1909年

德国医生马丁·基施纳将镀铬且表面光滑直径0.7—1.5毫米的钢琴线改成的细针，用于骨折牵引，即克氏针牵引。

◆ 1912—1913年

英国医生欧内斯特·格罗夫斯首先采用逆行髓内钉技术固定股骨干骨折以及垂直骨干穿针外用横棒连接的固定技术。

◆ 1921年

澳大利亚医生罗伯特·汉密尔顿·罗素设计出一种等张皮肤牵引技术治疗股骨干骨折，即Russell牵引。

◆ 1931年

美国骨科医生马里厄斯·奈加德·史密斯-彼得森推出了一种三翼状不锈钢钉用于股骨颈骨折内固定。同年，法国保罗·莱茵霍尔德在Hansmann钢板上增加了带螺纹的螺钉孔，并申请了锁定钢板专利。

◆ 1936年

罗格·安德森医生发明可调节的夹具将骨钉固定连接在金属棒上，可以早期负重的外固定支架。

◆ 1937年

莱斯利·沃恩·拉什和他的兄弟H.洛韦·拉什推出了弹性髓内钉的概念。维也纳的学者恩德继续采用这种技术作为Ender骨折固定学派的基础，并且直至今天仍用于小儿骨折。

◆ 1938年

日内瓦的拉乌尔·霍夫曼研究改良以用于不同损伤的需要的骨骼外固定支架。

◆ 1939年

德国外科医生盖哈德·屈切尔研发了一种不锈钢髓内钉，用于治疗股骨干骨折。

◆ 1939年

美国医生约翰·博伊德·邓洛普发明了治疗复位困难的肱骨髁上骨折的牵引方法。

◆ 1940年

美国外科医生奥斯汀·塔利·莫尔给一名股骨近端骨巨细胞瘤复发患者成功进行金属髋关节置换手术。

◆ 1944年

V.V.特洛伊特斯基和D.N.齐斯特林使用钙镁合金钢板固定骨折。

◆ 1945年

M.S.茨纳门斯基使用镁铝合金治疗枪伤致的骨折。

◆ 1947年

罗伯特·丹尼斯提出骨折原始愈合理念。

◆ 1947年

法国医生让·朱代和罗贝尔·朱代兄弟首次对新鲜股骨颈骨折患者进行了人工股骨头置换。

◆ 1950年代

苏联骨科医生加夫里尔·阿布拉莫维奇·伊利扎洛夫发明Ilizarov环形外固定支架，形成了"牵拉成骨技术"生物学理论，是20世纪骨科领域最伟大的发现之一。

◆ 1951年

查尔斯·斯科特·维纳布尔对丹尼斯的加压接骨板设计作了改进，引入了一个"内在的"加压装置。

◆ 1956年

乔治·威廉·巴格比基于钢板的椭圆形孔形状和螺钉头的形状设计了一种自动加压钢板系统。

◆ 1958年

莫里斯·埃德蒙·米勒发起成立骨愈合问题工作小组，即内固定研究协会（AO）。

◆ 1963年

中国医生陈中伟完成世界首例断肢再植手术。

◆ 1965年

内固定研究协会设计了一种加压器来实现骨折端的加压。

◆ 1971年

CT进入临床应用。

◆ 1972年

埃德蒙·弗兰克·雷比茨基等应用有限元分析研究骨骼力学。

◆ 1974年

在1974年欧洲出现的Litos锁定钢板系统，以及紧随其后在1982年波兰开发出的Zespol稳定接骨系统之后，人们纷纷对锁定钢板进行了改良，使得锁定钢板技术的概念在临床有了更多的运用与发展。

◆ 1979年

新西兰医生罗杰·科茨和保罗·阿穆尔报告全髋关节置换治疗股骨颈骨折。

◆ 1984年

美国食品药品管理局（FDA）批准MRI用于临床诊断。

◆ 1986年

法国骨科医生阿兰·夏尔·马斯克莱首次提出利用自体松质骨移植填充的诱导膜技术，被称为Masquelet技术。

◆ 1986年

查克·哈尔发明了立体光固化成型技术，并生产了第一台3D打印机。

◆ 1988年

美国加利福尼亚大学和IBM公司联合研制出用于人工髋关节置换手术的机器人。

◆ 1990年

托尼·罗素和约翰·查尔斯·泰勒医生设计的Russell-Taylor静态锁定髓内钉得到国际骨科界的广泛肯定。

◆ 1992年

美国ISS公司推出了一款主动型骨科手术机器人——RoboDoc。

◆ 2001年

AO推出第一代锁定加压钢板（LCP）。

◆ 2021年

FDA批准了美国强生公司的VELYS机器人。

◆ 2022年

中国获批至少10款骨科手术机器人，涵盖了关节、脊柱、创伤等亚专科。

人名译名对照

A

Abbas, Haly 阿里·阿巴斯
Abedinnasab, Mohammad H. 穆罕默德·H.阿贝丁纳萨布
Abernethy, John 约翰·阿伯内西
Adréy, José 若泽·阿德雷
Aesculapius 阿斯克勒庇俄斯
Aitken, David McCrae 戴维·麦克雷·艾特肯
Aitken, John 约翰·艾特肯
Albee, Fred Houdlette 弗雷德·豪德莱特·阿尔比
Albers-Schönberg, Heinrich 海因里希·阿尔贝斯-舍恩贝格
Allgöwer, Martin 马丁·阿尔戈尔
al-Zahrawi, Abu al-Qasim 阿布尔·卡西斯·扎哈拉维
Ambrose, James 詹姆斯·安布罗斯
Amesbury, Joseph 约瑟夫·阿梅斯伯里
Anderson, Roger 罗格·安德森
Anschütz, Alfred Wilhelm 阿尔弗雷德·威廉·安许茨
Antyllus 安泰勒斯
Archigenes 阿奇格尼斯
Argyris, John H. 约翰·H.阿吉里斯
Aristophanes 阿里斯托芬
Ashhurst, A. P. A. P.阿什赫斯特
Aurelius, Marcus 马卡斯·奥理里阿斯
Axhausen, Georg 格奥尔格·阿克斯豪森

B

Bado, José Luis 何塞·路易斯·巴多
Bagby, George William 乔治·威廉·巴格比
Bankart, Arthur Sydney Blundell 阿瑟·悉尼·布伦德尔·班卡特
Bardenheuer, Bernhard 伯恩哈德·巴登霍伊尔
Barton, John Rhea 约翰·雷亚·巴顿
Barton, William 威廉·巴顿
Bartoníček, Jan 扬·巴尔托尼切克
Bauer, Walter 瓦尔特·鲍尔
Beaumont, William 威廉·博蒙特
Beauregard 博勒加尔
Beck, Carl 卡尔·贝克
Beecher, Henry K. 亨利·K.比切尔
Belchier, John 约翰·贝尔希耶
Bell, Benjamin 本杰明·贝尔
Bell, Charles 查尔斯·贝尔
Bell, Samuel 塞缪尔·贝尔
Belloc, Jean-Jacques 让-雅克·贝洛克
Bennett, Edward Hallaran 爱德华·哈拉兰·本内特
Berkes, Marschall B. 马歇尔·B.伯克斯
Bertuccio, Nicola 尼古拉·贝尔图乔
Bible, Jesse E. 杰西·E.拜布尔
Bick 比克

人名译名对照

Bigelow, Henry Jacob　亨利·雅各布·比奇洛
Bircher, Heinrich　海因里希·比歇尔
Bloch, Felix　费利克斯·布洛赫
Böhler, Lorenz　洛伦茨·伯勒尔
Bohr, Niels　尼尔斯·玻尔
Bond, Henry　亨利·邦德
Bonnet, Amédée　阿梅代·博内
Born, Max　马克斯·玻恩
Bosworth, David Marsh　戴维·马什·博斯沃思
Bouchet, Claude-Antoine　克洛德–安托万·布歇
Boyd, Douglas　道格拉斯·博伊德
Boyd, Harold Buhalts　哈罗德·布哈尔茨·博伊德
Boyer, Alexis　亚历克西斯·布瓦耶
Bradford, Edward H.　爱德华·H.布拉德福德
Braun, Christian Heinrich　克里斯蒂安·海因里希·布劳恩
Braun, Heinrich　亨里希·布朗
Brearley, Harry　亨利·布雷尔利
Breasted, J. H.　J. H.布雷斯特德
Breasted, James Henry　詹姆斯·亨利·布雷斯特德
Brekelmans, W. A.　W. A.布雷克尔曼
Bromer, R. S.　R. S.布勒默
Bromfield, William　威廉·布罗姆菲尔德
Brumback, Robert J.　罗伯特·J.布伦巴克
Brumel, Valery　瓦列里·布鲁梅尔
Bryan, R. Samuel　R. 塞缪尔·布莱恩
Bryant, Thomas　托马斯·布莱恩特
Buck, Gurdon　格登·巴克
Bulley, F. A.　F. A.布利
Burge, J. H. Hobart　J. H.霍巴特·伯奇
Burwell, Richard Geoffrey　理查德·杰弗里·伯韦尔
Busch, Friedrich　弗里德里希·布施

Campbell, Willis　威利斯·坎贝尔
Canale, S. Terry　S.特里·卡纳尔
Cattaneo, Roberto　罗伯托·卡塔内奥
Celsus, Aulus Cornelius　奥卢斯·科尔内柳斯·塞尔苏斯
Chance, George Quentin　乔治·昆廷·钱斯
Chaput, Henri　亨利·沙皮
Charnley, John　约翰·查恩利
Cheselden, William　威廉·切塞尔登
Chesler, David A.　大卫·A.切斯勒
Chessher, Robert　罗伯特·切瑟尔
Cheyne, John　约翰·切恩
Chiron　喀戎
Choi, Dennis W.　丹尼斯·W.乔
Chopart, François　弗朗索瓦·肖帕尔
Cleveland, M.　M.克利夫兰
Clough, Ray. W.　雷·W.克拉夫
Cochrane, Archie　阿奇·科克伦
Cochrane, Walter　沃尔特·科克伦
Codivilla, Alessandro　亚历山德罗·科迪维拉
Colles, Abraham　亚伯拉罕·科利斯
Cooper, Astley Paston　阿斯特利·帕斯顿·库珀
Cooper, Bransby　布兰斯比·库珀
Cooper, Elias Samuel　伊莱亚斯·塞缪尔·库珀
Cormack, Allan Macleod　艾伦·麦克劳德·科马克
Cortés, Hernán　埃尔南·科尔特斯
Cosmas　科斯莫
Cotton, Frederic Jay　弗雷德里克·杰伊·科顿
Cowper, William　威廉·考伯
Coyle, John　约翰·科伊尔
Cresson, Elliott　艾略特·克雷森
Crosby, Josiah　乔赛亚·克罗斯比

C

Cameron, Hector　赫克托·卡梅伦

D

Dally, Clarence Madison　克拉伦斯·麦迪逊·达利

Damadian, Raymond　雷蒙德·达马迪安
Damien　达米恩
Danis, Robert　罗伯特·丹尼斯
Davies, Brian L.　布莱恩·L.戴维斯
Davy, Humphrey　汉弗莱·戴维
de Bastiani, Giovanni　乔瓦尼·德·巴斯蒂亚尼
de Chauliac, Guy　盖伊·德·乔利亚克
de Gordon, Bernard　贝尔纳·德·戈登
de Luzzi, Mondino　蒙迪诺·德·鲁齐
de Mondeville, Henri　亨利·德·蒙德维尔
de Sahagún, Bernardino　伯纳迪诺·德·萨阿贡
de Villeneuve, Manning　曼宁·德·维尔纳夫
deJong, Cornelius　科内柳斯·德容
Delbet, Pierre　皮埃尔·德尔贝
Delitala, Francesco　弗兰切斯科·德利塔拉
Depage, Antoine　安托万·德帕格
d'Eril, Francesco Melzi　弗朗切斯科·梅尔齐·代里尔
Desault, Pierre-Joseph　皮埃尔-约瑟夫·德索尔特
Desguin, Léon　莱昂·德甘
Dieffenbach, Johann Friedrich　约翰·弗里德里希·迪芬巴赫
Dom　多姆
Down, John Langdon　约翰·兰登·唐
Duhamel, Henri-Louis　亨利-路易斯·杜哈梅尔
Dunlop,John Boyd　约翰·博伊德·邓洛普
Dunn, Naughton　诺顿·邓恩
Dupuytren, Baron Guillaume　巴伦·吉约姆·迪皮特朗
Duraiswami, P. K.　P. K.杜拉斯瓦米
Duverney, Joseph Guichard　约瑟夫·吉夏尔·迪韦尔内

E

Earle, Henry　亨利·厄尔
Earle, James　詹姆斯·厄尔
Eaton, William　威廉·伊顿
Edison, Thomas Alva　托马斯·阿尔瓦·爱迪生
Ender of Vienna　维也纳的恩德
Engleman, Ephraim P.　伊弗雷姆·P.恩格尔曼
Ernst, Richard R.　理查德·R.恩斯特
Eryximachus　埃里克西马霍斯
Essex-Lopresti, Peter Gordon　彼得·戈登·埃塞克斯-洛普雷斯蒂

F

Faraday, Michael　迈克尔·法拉第
Faxon, John　约翰·法克森
Fearon, Ken　肯·费伦
Felsenreich, Fritz　弗里茨·费尔森莱希
Fermi, Enrico　恩利克·费米
Ffolliott　弗利奥特
Fielding, J. William　J.威廉·菲尔丁
Fisher, A. W.　A. W.费希尔
Freeman, Leonard　莱昂纳德·弗里曼
Freiberg, Albert Henry　艾伯特·亨利·弗莱伯格
French, George　乔治·弗伦奇
Friedenberg, Zachary B.　扎卡里·B.弗里登伯格
Friedrich, Paul Leopold　保罗·利奥波德·弗里德里希

G

Galeazzi, Riccardo　里卡尔多·加莱亚齐
Galenus, Claudius　克劳迪乌斯·盖伦
Galvani, Luigi　路易吉·加尔瓦尼
Garden, Robert Symon　罗伯特·西蒙·加登
Garfield, James Abram　詹姆斯·艾布拉姆·加菲尔德
Geraghty, James　詹姆斯·杰拉蒂
Gimeno, M. S.　M. S.吉梅诺

Gluck, Themistocles 泰米斯托克莱·格卢克
Gooch, Benjamin 本杰明·古奇
Gosselin, Léon Athanase 莱昂·阿塔纳斯·戈瑟兰
Goyrand, Jean-Gaspard Blaise 让-加斯帕尔·布莱斯·戈朗
Grantham, S. A. S. A.格兰瑟姆
Graves, Robert 罗伯特·格雷夫斯
Gray, Roscoe N. 罗斯科·N.格雷
Greenless, James 詹姆斯·格林利斯
Gross, Samuel David 塞缪尔·戴维·格罗斯
Grosse, A. A.格罗斯
Groves, Ernest William Hey 欧内斯特·威廉·海·格罗夫斯
Grubbé, Émil Herman 埃米尔·赫尔曼·格鲁贝
Gschwend, Norbert 诺贝特·克施文德
Guidi, Guido 圭多·圭迪，拉丁名 Vidus Vidius
Guillet, Léon Alexandre 莱昂·亚历山大·吉利耶

H

Hahn, N. F. N. F.哈恩
Halsted, William Stewart 威廉·斯图尔特·霍尔斯特德
Ham, Arthur Worth 阿瑟·沃斯·哈姆
Hamilton, Frank Hastings 弗兰克·黑斯廷斯·汉密尔顿
hansen, William W. 威廉·W.汉森
Hansmann, Carl 卡尔·汉斯曼
Harris, W. Robert W.罗伯特·哈里斯
Hawkins, Leland G. 利兰·G.霍金斯
Hawks, Micajah 迈凯亚·霍克斯
Haygarth, John 约翰·海加斯
Haynes, Herbert 赫伯特·海恩斯
Heisenberg, Werner 沃纳·海森堡
Heister, Lorenz 洛伦茨·海斯特尔
Heliodorus 赫利奥多罗斯
Henderson 亨德森
Hendriks, Pieter 彼得·亨德里克斯
Heuschen, U. A. U. A.霍伊辰
Hibbs, Russell A. 罗素·A.希布斯
Hildanus, Guilhelmus Fabricius 吉廉默斯·法布里丘斯·希尔达努斯
Hill, Harold Arthur 哈罗德·阿瑟·希尔
Hippocrates 希波克拉底
Hobson, Benjamin 合信
Hodgen, John 约翰·霍金
Hoffa, Albert 阿尔贝特·霍法
Hoffmann, Raoul 拉乌尔·霍夫曼
Holstein, Arthur 亚瑟·霍尔斯坦
Hounsfield, Godfrey Newbold 戈弗雷·纽博尔德·洪斯菲尔德
Hrennikoff, Alexander 亚历山大·赫伦尼科夫
Hull, Chuck 查克·哈尔
Hunter, John 约翰·亨特
Hussein, Mohammed Kamel 穆罕默德·卡迈勒·侯赛因
Hutchinson, James 詹姆斯·哈钦森
Hutchinson, Jonathan 乔纳森·哈钦森
Hygieia 许革娅

I

Ilizarov, Gavriil Abramovich 加夫里尔·阿布拉莫维奇·伊利扎洛夫
Imamaliev, A. S. A.S.伊马马利耶夫
Imhotep 伊姆霍特普
Inclán y Costa, Alberto Francisco 阿尔韦托·弗朗西斯科·因克兰-科斯塔
Ireland, Merritte Weber 梅里特·韦伯·爱尔兰

J

Jain, Sumit Kumar 苏米·库马尔·贾殷

Janes, J. M.　J. M.简斯
Jasch-Boley, Isabelle　伊莎贝尔·雅施-博莱
Jefferson, Geoffrey　杰弗里·杰弗森
Johansson, Sven　斯文·约翰松
Johnson, Clayton R.　克莱顿·R.约翰逊
Jones, John　约翰·琼斯
Jones, Robert　罗伯特·琼斯
Judet, Henri　亨利·朱代
Judet, Jean　让·朱代
Judet, Robert　罗贝尔·朱代

K

Keetley, Charles Bell　查尔斯·贝尔·基特利
Kehlet, Henrik　亨里克·克莱特
Kelly, F. B.　F. B.凯利
Kempf, Ian　伊恩·肯普夫
Kessler, Sigurd B.　西古德·B.凯斯勒
Key, Aston　阿斯顿·基
Key, John Albert　约翰·阿尔贝特·基
Kienböck, Robert　罗伯特·基恩博克
Kirschner, Martin　马丁·基施纳
Klemm, Klaus　克劳斯·克莱姆
Knight, James　詹姆斯·奈特
Kocher, Emil Theodor　埃米尔·特奥多尔·科赫尔
Kolbé, D. W.　D. W.科尔比
König, Franz　弗兰茨·克尼格
Krause, Fedor　费多尔·克劳泽
Krupp　克虏伯
Kühn, C. G.　C. G.屈恩
Kundt, August　奥古斯特·孔特
Küntscher, Gerhard　盖哈德·屈切尔
Kwoh Yik San　郭奕山

L

Lafargue, G. V.　G. V.拉法尔格

Lambotte, Albin　阿尔宾·朗博特
Lambotte, Elie　埃利·朗博特
Lane, William Arbuthnot　威廉·阿巴斯诺特·莱恩
Lapoyde　拉波德
Larrey, Dominique Jean　多米尼克·让·拉雷
Lauge-Hansen, Niel　尼尔·劳厄-汉森
Lauterbur, Paul C.　保罗·C.劳特伯
Le Dran, Henri François　亨利·弗朗索瓦·勒德兰
Le Fevre, Owen Edgar　欧文·埃德加·勒费弗尔
Le Fort, Léon Clément　莱昂·克莱芒特·勒福尔
Ledley, Robert　罗伯特·莱德利
Leighton, Joseph　约瑟夫·莱顿
Leonidas　利奥尼达斯
Leriche, René　勒内·勒里什
Letournel, Émile　埃米尔·莱杜内尔
Letteneur, J.　J.莱特纳
Lewis, Gwylim Bill　威利姆·比尔·刘易斯
Lewis, S. L.　S. L.刘易斯
Lexer, Erich　埃里克·莱克赛尔
Lilienthal, Howard　霍华德·里林索尔
Lisfranc, Jacques　雅克·利斯弗朗
Lister, Joseph　约瑟夫·李斯特
Liston, Robert　罗伯特·利斯顿
Littré, Émile　埃米尔·利特雷
Ljungqvist, Olle　奥勒·永奎斯特
Lodge, Oliver　奥利弗·洛奇
Loewi, Otto　奥托·勒维
Logan, Thomas Muldrup　托马斯·马尔德勒普·洛根
Lorenz, Hans　汉斯·洛伦茨
Lovett, Robert W.　罗伯特·W.洛维特
Lowell, Charles　查尔斯·洛韦尔
Lucas-Championnière, Just　朱斯特·卢卡-尚皮翁尼埃
Ludloff, Karl　卡尔·卢洛夫

M

Maatz, Richard　理查德·马茨
Macewen, William　威廉·麦克尤恩
Macgowan, John　约翰·麦高恩
Machaon　马卡昂
Macintyre, John　约翰·麦金太尔
Maisonneuve, Jacques Gilles　雅克·吉勒·迈松纳夫
Malgaigne, Joseph François　约瑟夫·弗朗索瓦·马尔盖涅
Mallon, William James　威廉·詹姆斯·马伦
Mansfield, Peter　彼得·曼斯菲尔德
March, Alden　奥尔登·玛琪
Marcy, Henry Orlando　亨利·奥兰多·马西
Martin, H. C.　H. C. 马丁
Masquelet, Alain Charles　阿兰·夏尔·马斯克莱
Mathijsen, Antonius　安东尼厄斯·马泰森
Mauri, Carlo　卡洛·莫里
McClellan, George　乔治·麦克莱伦
McCulloch, Warren　沃伦·麦卡洛克
McDowell, Joseph Nash　约瑟夫·纳什·麦克道尔
McKee, Micheal D.　米歇尔·D.麦基
McMurray, Thomas Porter　托马斯·波特·麦克默里
Meges of Sidon　西顿的梅格斯
Menegaux, Georges　乔治·梅内戈
Middledorph, M.　M.米德尔多夫
Milch, Henry　亨利·米尔奇
Mitchell, Henry　亨利·米切尔
Monnartz, Philip　菲利普·蒙纳茨
Monteggia, Giovanni Battista　乔瓦尼·巴蒂斯塔·蒙泰贾
Moore, Austin Talley　奥斯汀·塔利·莫尔
Moore, Edward Mott　爱德华·莫特·莫尔
Morgan, John G.　约翰·G.摩根
Morrey, Bernard F.　伯纳德·F.莫里
Morton, William　威廉·莫顿

Mostofi, Seyed Behrooz　赛义德·贝赫鲁兹·穆斯图菲
Mouchet, M. A.　M. A.穆谢
Müller, Maurice Edmond　莫里斯·埃德蒙·米勒
Muwaffaq, Abu Mansur　阿布·曼苏尔·穆瓦法克

N

Nélaton, Auguste　奥古斯特·内拉东
Nicetas　尼西塔斯
Nicolaysen, Julius　尤利乌斯·尼古拉森
Nicoll, E. A.　E. A.尼科尔
Nightingale, Florence　佛罗伦斯·南丁格尔
Nourse, Edward　爱德华·诺斯

O

Odiette, Donatien　多纳西安·奥迪特
Ollier, Louis Léopold　路易斯·利奥波德·奥利埃
Oppenheimer, Robert　罗伯特·奥本海默
Orell, Svante　斯万特·奥雷尔
Oribasius　奥里巴修斯
Orr, Hiram Winnett　海勒姆·温尼特·奥尔
Otis, Ed　埃德·奥蒂斯
Ottolenghi, Carlos E.　卡洛斯·E.奥托伦吉
Owen, David　戴维·欧文

P

Paget, James　詹姆斯·佩吉特
Paré, Ambroise　安布鲁瓦兹·帕雷
Parkhill, Clayton　克莱顿·帕克希尔
Pasicrates　帕西拉茨
Pasteur, Louis　路易斯·巴斯德
Paul of Aegina　埃伊纳的保罗
Pauli, Wolfgang　沃尔夫冈·泡利
Pauwels, Friedrich　弗里德里希·保韦尔斯
Pelliot, Paul　伯希和

Perkins, Elisha　伊莱沙·珀金斯
Perren, Stephan M.　斯特凡·M.佩伦
Perthes, Georg Clemens　格奥尔格·克莱门斯·佩尔特斯
Peterson, Leonard T.　莱纳德·T.彼得森
Petit, Jean-Louis　让-路易·珀蒂
Phemister, D. B.　D. B.费米斯特
Physick, Philip Syng　菲利普·辛格·菲齐克
Pierson　皮尔逊
Pirogov, Nikolay Ivanovich　尼古拉·伊万诺维奇·皮罗戈夫
Pitts, Walter　瓦尔特·皮茨
Podalirius　波达利里奥斯
Pohl, Ernst　恩斯特·波尔
Policard, Albert　阿尔贝·波利卡尔
Posadas, Alexander　亚历山大·波萨达斯
Pott, Percivall　坦西瓦尔·波特
Pouteau, Claude　克劳德·普托
Purcell, Edward Mills　爱德华·米尔斯·珀塞尔
Putti, Vittorio　维托里奥·普蒂

R

Rabi, Isidor Isaac　伊西多·艾萨克·拉比
Radiguet, Arthur Honoré　阿蒂尔·奥诺雷·拉迪盖
Ransohoff, Joseph　约瑟夫·兰索霍夫
Rehn, Ludwig Wilhelm Carl　路德维希·威廉·卡尔·雷恩
Reik, Theodor　西奥多·赖克
Reinhold, Paul　保罗·莱茵霍尔德
Reisner, George Andrew　乔治·安德鲁·赖斯纳
Reiter, Hans　汉斯·赖特
Revhaug, Arthur　亚瑟·雷夫于格
Rhazes　拉齐斯
Rigaud　里戈
Rivers, William Halse　威廉·哈尔斯·里弗斯

Rizzoli, Francesco　弗兰切斯科·里佐利
Rolando, Silvio　西尔维奥·罗兰多
Röntgen, Wilhelm Conrad　威廉·康拉德·伦琴
Roux, M.　M.鲁
Ruma the doorkeeper priest　守护牧师鲁玛
Rush, H. Lowey　H.洛韦·拉什
Rush, Leslie Vaughn　莱斯利·沃恩·拉什
Russell, Robert Hamilton　罗伯特·汉密尔顿·罗素
Russell, Thomas A.　托马斯·A.罗素
Russell, Toney　托尼·罗素
Rybicki, Edmund Frank　埃德蒙·弗兰克·雷比茨基

S

Sachs, Maurice David　莫里斯·戴维·萨克斯
Sackett, David　大卫·萨基特
Salmon, William　威廉·萨蒙
Salter, Robert Bruce　罗伯特·布鲁斯·索尔特
Sargent, Fitz William　菲茨·威廉·萨金特
Schenk, Robert K.　罗伯特·K.申克
Schleman, Wolf-Dieter　沃尔夫-迪特尔·施勒曼
Schneider, Robert　罗伯特·施奈德
Schrödinger, Erwin　埃尔温·薛定谔
Scudder, Charles Locke　查尔斯·洛克·斯卡德
Scultetus, Johannes　约翰内斯·斯库尔特图斯
Seavey, Barbara　巴巴拉·西维
Segond, Louis-Auguste　路易-奥古斯特·塞贡
Segond, Paul Ferdinand　保罗·费迪南·塞贡
Semmelweis, Ignaz　伊格纳茨·塞梅尔韦斯
Senn, Nicholas　尼古拉斯·森
Seutin, Louis-Joseph　路易斯-约瑟夫·佐廷
Severino, Marcus Aurelius　马库斯·奥雷柳斯·塞维里诺
Sevitt, Simon　西蒙·赛维特
Shepherd, Francis John　弗朗西斯·约翰·谢珀德
Sherman, William O'Neill　威廉·欧尼尔·舍曼

Sicre　西克雷
Sidel, Victor W.　维克托·W.赛德尔
Silbert, Paulin　保兰·西尔贝
Sina, Ibn　伊本·西纳
Smith, E. J.　E. J.史密斯
Smith, Edwin　埃德温·史密斯
Smith, Grafton Elliot　格拉夫顿·埃利奥特·史密斯
Smith, James　詹姆斯·史密斯
Smith, Jason　杰森·史密斯
Smith, Morris K.　莫里斯·K.史密斯
Smith, Nathan　内森·史密斯
Smith, Nathan Ryno　内森·赖诺·史密斯
Smith, Robert William　罗伯特·威廉·史密斯
Smith-Petersen, Marius Nygaard　马里厄斯·奈加德·史密斯-彼得森
Sommer, René　雷内·佐默
Soranus of Ephesus　以弗所的索拉努斯
Speed, Kellogg　凯洛格·斯皮德
Stader, Otto　奥托·斯塔德
Stein, George Wilhelm　乔治·威廉·施泰因
Steinmann, Fritz　弗里茨·斯泰恩曼
Steinthal, D.　D.施泰因塔尔
Stern, Otto　奥托·斯特恩
Stokes, William　威廉·斯托克斯
Straub, G. F.　G. F.斯特劳布
Stryker, Homer　霍默·斯特赖克
Stuck, Walter Goodloe　瓦尔特·古德洛·斯塔克
Sürer, Patrick　帕特里克·叙雷尔
Susruta　妙闻
Swift, Joseph K.　约瑟夫·K.斯威夫特
Syme, James　詹姆斯·赛姆

T

Taylor, Harold S.　哈罗德·S.泰勒
Taylor, John Charles　约翰·查尔斯·泰勒

Theodoric　狄奥多里克
Thomas, Hugh Owen　休·欧文·托马斯
Thompson, Charles John Samuel　查尔斯·约翰·塞缪尔·汤普森
Thompson, R. G.　R. G.汤普森
Tillaux, Paul Jules　保罗·朱尔·蒂洛
Topp, L. J.　L. J.托普
Trélat, Ulysse　于利斯·特雷拉
Trendelenburg, Friedrich　弗里德里希·特伦德伦堡
Troitskii, V. V.　V. V.特洛伊特斯基
Trueta, Josep　何塞普·特鲁塔
Tsitrin, D. N.　D. N.齐斯特林
Tulp, Nicolaes　尼古拉斯·蒂尔普
Turner, M. J.　M. J.特纳
Tyrrell, Frederick　弗雷德里克·泰瑞尔

U

Urey, Harold　哈罗德·尤里
Urist, Marshall R.　马歇尔·R.厄里斯特
Usermontu　乌塞尔蒙图

V

van de Loo, Johannes Pieter Hubertus　约翰内斯·彼得·许贝特斯·范德卢
van Meekeren, Job　约布·范·米凯伦
Varian, Russell　拉塞尔·瓦里安
Varian, Sigurd　西古德·瓦里安
Venable, Charles Scott　查尔斯·斯科特·维纳布尔
Vesalius, Andreas　安德烈·维萨里
Vidal, Jacques Georges　雅克·乔治·维达尔
Villa, Angelo　安杰洛·维拉
Viricel, Jean-Marie　让-马里·韦里塞尔
Volkmann, Richard　里夏德·福尔克曼
Volkov, M.　M.沃尔科夫
von Baeyer, Adulf　阿道夫·冯·拜耳

von Gersdorff, Hans　汉斯·冯·格斯多夫
von Hebra　冯·黑布拉
von Heine, Carl Wilhelm　卡尔·威廉·冯·海涅
von Hübenthal　冯·许本塔尔
von Langenbeck, Bernhard　伯恩哈德·冯·朗根贝克
von Meyenfeldt, Martin　马丁·范·梅延费尔特

W

Wagner, Heinz　海因茨·瓦格纳
Wagstaffe, William Warwick　威廉·沃里克·瓦格斯塔夫
Wakley, Thomas　托马斯·瓦克利
Wallace, Ellerslie　埃勒斯利·华莱士
Ward, Frederick Oldfield　弗雷德里克·奥德菲尔德·沃德
Warren, John Collins　约翰·柯林斯·沃伦
Watson-Jones, Reginald　雷金纳德·沃森-琼斯
Weber, Bernhard Georg　伯恩哈德·格奥尔格·韦伯
Weber, Jochen　约亨·韦伯
Weber, Karl Otto　卡尔·奥托·韦伯
Welch, Benjamin　本杰明·韦尔奇
White, James William　詹姆斯·威廉·怀特
Whyte, Francis　弗朗西斯·怀特
Willenegger, Hans Robert　汉斯·罗伯特·维勒内格
Wilson, Philip　菲利普·威尔逊
Wright, James　詹姆斯·赖特
Wyeth, John Allan　约翰·艾伦·韦斯

Z

Zierold, Arthur Adalbert　阿瑟·阿德尔伯特·齐罗尔德
Znamenski, M S　M.S.茨纳门斯基
Zoser　左赛尔

后　　记

很多年前我在美国某医院访问时,偶然在一家小店看到詹姆斯·亨利·布雷斯特德(1865—1935)教授编译的《史密斯外科纸草书》,这是一本1930年芝加哥大学出版的旧书。因为此书的内容经常被专业文献引用,所以就买回来打算仔细看看源头的风景。经过断断续续的翻阅,我发现文字内容几乎都被人引用、解读过,唯有那些古埃及象形文字——一些由小人、小鸟、小虫、小兽等图像组成的符号,对心灵的震撼尤为强烈!其实纵观骨科古籍,无论是中国的还是外国的,其中的骨伤内容,在诊疗方法上都有很高的相似度。唯一例外的是,相对于先后出现的古埃及文明、古巴比伦文明和古印度文明而言,包括传统医学理论在内的中国古代文明一直鲜活地延续至今,不曾间断。因此,如果说中国骨伤诊疗的理论和实践就是世界骨伤发展的活化石,一点也不为过。

大学时我就把骨伤科当作我日后执业的主要选项。因为我本科就读的贵阳中医学院,当时是"卫生部全国骨伤医师教学进修基地",经常会邀请一些名字只能在书本上才能看到的国内知名专家来,给来自全国的进修学员讲课。贵阳中医学院是于1965年从贵阳医学院独立出来的,我们刚入学时学院骨伤科的领军者是时光达教授,他拥有纯粹的西医背景。由他领衔举办的全国进修班对学校是件大事,学校鼓励有兴趣的在校学生去旁听。我至今记得首次去听课的内容,讲的是股骨干骨折内固定失败的原因及手术技巧。那一刻,我就彻底被这手脑并重的医学领域吸引了。

1985年大学毕业后,我被分配到遵义市中医院骨伤科工作。科里有2位医生是从民间骨伤医生中选调而来的。选调民间中医到国家医院工作是20世纪60年代的时代产物,是1958年"全国中医中药工作会议"之后,全国各地进一步贯彻国家中医药政策的一项政治举措。到20世纪80年代初,恢复高考后的中专、大专和本科生陆续毕业,这些民间医生也快到退休年龄了。我到科里报到后没几天,就听到先我进院的学长们在背后议论他俩在医疗中的种种笑话,而他俩却从来不屑与这些"天之骄子"争辩,淡定而从容地工作。

因为要备考研究生的缘故,科室领导照顾我到门诊,免了夜班。于是就与其中一位老先生同处一间诊室,我真正开始认识和了解民间骨伤应是始于此。因为在大学的理论课与毕业实习中,师生们最津津乐道的,无非是骨折复位手法的玄妙与外科手术的种种传奇。但在这里,我看到了不一样的风景。

或许是老先生担心技艺后继无人,或许是我对他足够尊重(一方面是因为他年长,二来是希望他能在我溜出去复习背书时能睁一只眼闭一只眼),不知从哪天起,他对我特别的好起来,所谓特别,就是他不仅开始给我讲他师父和他自己的正骨往事,甚至还聊起他亲手炼制的丹药有多神奇。他的丹药总是随身带着,但一般不轻易示人。有时候,会有一些熟人或朋友向他讨要些丹药送给有需要的亲友;有时候,也会看到他会主动送些给患者,但从不收钱。曾经我有一朋友的孩子因尺桡骨骨折不愿手术治疗,请他手法复位小夹板固定后,他让我带点丹药给孩子吃,我谢绝了。我至今仍记得他那失望的表情,也后悔当时的失礼——哪怕是不用,也应该满怀感激地收下。

他没有学过系统的人体解剖,甚至连X线片也看得不那么专业,完全是依靠师徒相传的经验和自己的悟性给患者提供帮助。实事求是地讲,他对骨折闭合复位手法还是颇有些心得的。看着我的骨折闭合复位水平的进步,老先生也很高兴。有一天他突然告诉我,说我的骨折复位手法基本都会了,以后就是靠自己的悟性提高了。然后,他神秘地对我说,他想教我炼丹,但按祖宗的规矩,要学炼丹必须正式拜师……这让我很意外,因为我从来就没有相信过他丹药的神奇,更没有打算学习如何炼丹,所以就以考研为借口拒绝了。此后,他就再没和我提及炼丹的事,即使在我考研结束后时间很充裕的时候。现在回头想想,我也很遗憾,我应该跟他学习炼丹的,是否相信不重要,重要的是丹药作为中医传统文化的一部分,这里面肯定有许多值得回味的故事,而我却失之交臂。读研后的第一个假期,我回到原单位访友,老先生已经退休。同事说,他回到乡下的老家去养老了。此后就再没有关于他的消息。

读研是在南京中医学院。导师诸方受教授是上海石氏伤科的正式弟子,作为"中学西"人员在北京医学院学了5年。记得在一本关于"中医骨伤科流派"的书中,把导师这一门的所有研究生均列入了石氏伤科的传人,当然也包括我。副导师周福贻教授毕业于河南平乐正骨学院正骨班,也是当时的学徒+院校模式。因此,研究生期间接触的中医骨伤,与大学时截然不同。现在看来,在研究生期间所学的中医骨伤内容似乎更为"纯正"。这里对理伤手法和中药的内、外运用更为侧重,特别是对骨骼肌肉的慢性损伤,治疗上有很多讲究。对骨关节创伤而言,更重视非手术治疗和骨折后的功能康复,对手术指征的把握则比较严格。因为大学先入为主的影响,或许也有些外科医师的"手术刀情结",在研究生期间我并没有把学习重心放在"石氏伤科"和"平乐正骨"的学习理解上。特别是研究生毕业后到上海工作,这可是石氏伤科的故乡,想来就更觉遗憾。

研究生毕业,我被分配到上海铁道医学院附属甘泉医院(现同济大学附属同济医院)骨科,这是一家综合性医院,当时的骨科主任是郭荻萍教授,毕业于民国期间的教会医学院,是那种平常规矩很多,查房中会不时的说英语讲渊源的长者。医院的第三任院长蔡宣松教授也是骨科医生,经常是在"法定工作时间"之外给病人查房,他大概也是科里唯一一位用纯英文写手术记录的医生。两位领导在手术中都有点"细节强迫",对下属的业务学习也抓得很紧,但都不怎么关注中医,于是我便开始了西医知识的补漏,并跟随前辈实践操作,不觉间就和中医骨伤的队伍走失了。

好在我大学和研究生的同学中,还有不少人坚持在中医骨伤的岗位上,而今他们都已成为高级专家,是目前中医骨伤领域的骨干和精英。我们这一代人都很明白,由于我们大学期间的骨伤老师大多是"西学中"背景,所以我们对于真正传统的中医骨伤，了解还是不够深入的。特别是随着后来我国医疗政策的变化，现在中医院的伤骨科也基本成了手术科室。任意打开一家中医院的网页看看，关于骨伤科医生的介绍基本都是以手术见长，甚至很多中医医院的骨伤科掌门人均来自西医医院的人才流动，他们的经历就完全没有和中医骨伤有过交集。虽然我对中医骨伤谈不上精通，但看看全国的中医药大学以及科研机构的附属医院，骨伤科医生在一起讨论最多的还是骨科手术。在我参评的无数课题申报或成果评奖中，涉及中医核心理论的内容总是少数。记得有一次我和同学开玩笑说，像你们这样的大学附属医院都这样，中医骨伤就真的只是一个政策的标签了。

或许这也是历史的必然，就如同涓涓细流终将流入大海，传统医学也必将在时间的长河中与不同时期的科技进步不断的交汇融合。

古代的医疗，在地球上所有的国家大多相似，若非发生重大瘟疫，国家很少对地方的医疗事务进行干预。由于没有官方的医院，一些区域性的群体伤病的救治，多是由地方乡绅或寺庙或教会组织参与，一般老百姓的日常医疗主要是依靠"走方铃医"或称为"江湖郎中"。无论是在西方的古希腊还是在东方的古中国，专职医生一般在较大的城镇中才有，且人数极少，更多的是兼职的游医，他们往往需要在行医的同时从事其他行业，所赚的钱才能养家糊口，这种状况在西方一直持续到文艺复兴之后。传统理发师是中世纪欧洲最常见的外科医疗从业者，战争期间或战争后照顾伤员士兵主要是依靠理发师这一职业群体。至今理发店门口安装的那个红白相间的斜线条带转灯，就是理发师们身兼理发与外科手术二职的标识。在中国直到20世纪初，一些理发师或者武馆拳师或者铁匠等，兼职接骨疗伤也是很寻常的事。

相当长的时间中，外科医生的社会地位和内科医生是不能相提并论的。以英国为例，外科医生的行业协会从1540年最初的"理发师-外科医生公司"（The Company of Barber-Surgeons）成立开始，到1843年发展为现在的"英国皇家外科学院（The Royal College of Surgeons of England）"，数千年的行业在这短短300年的时间里发生了根本的变化。

随着19世纪中后期医学教育日渐普及，英国在全国范围内开始实行医疗注册制度，要求任何从事外科治疗的从业者，包括传统的正骨师，都必须接受医学专业教育并获得相关学位之后才能合法行医。英国著名骨科医生H. O.托马斯就是这一转型时期的代表人物。H. O.托马斯出生于一个传统的正骨师世家，其曾祖父埃文·托马斯曾是威尔士正骨行业的领军人物。在英国开始实行医疗注册制度之际，H. O.托马斯的父亲将5个儿子全部送入医学院学习，在获得医学学位后回家继承家族事业。这也使得没有行医资质的父亲能够在合法行医的招牌下继续他的行医生涯。

也正是在这样的背景下，正骨师逐渐成为了代表落后和传统的专属词，外科医生一词则代表着先进的医疗群体。在英国众多的传统正骨师之中，没有像H. O.托马斯那样转轨的民间正骨师，包括大名鼎鼎的萨拉"疯狂的萨莉"（Sarah "Crazy Sally"）和约翰·阿特金森，虽然他们也有过激烈的抗争，但最终都在医疗注册制度的栅栏前偃旗息鼓。已经功成名就的正骨师尚且如此，一般的民间正骨师要么参加正规的医疗培训获得行医执照，要么就被时代的潮流所淘汰。

相比之下，我国对于包括传统正骨师在内的医生执业认证要比西方晚100多年。1860年英国伦敦会派遣来华的传教士约翰·麦高恩医生曾如此描述当时中国的医业状况："在中国，无论男女，都可以不受任何限制地公开行医。这和英国不同，英国有严格的限制，只有学医者才能行医。中国没有大学考试，没有医院，没有对医药学和解剖学的专门研究，行医也不需要烦人的执照。只需要一件象征医生职业的长衫，一副有学识的外表，以及对于汤药和草药的一般知识，他就可以治疗令西方顶尖医生也感到头疼的疑难杂症。"这客观上也让我们能够有机会直接触摸到中国传统骨伤的传承与发展的脉搏。那些游走于城镇乡间以卖艺聚众，"专治跌打损伤"的民间正骨师，在20世纪80年代还可以看到。我也曾亲身感受过传统民间正骨师的言传身教，很多骨伤诊疗的传统技艺之所以能够流传下来，或许是因为它们都经过了漫长的时间考验，传统中西方骨伤技术，竟如此不谋而合。

历史就是这样，即使我们知道过去发生过什么，也难以确定过去和现在的因果，更不能以此预测未来。我们能够预测的，大概只能是对未来的不可预测性。正如美国学者维克托·W.赛德尔（1931—2018）所说："在任何社会，医疗卫生政策都是国家政治和经济集团之间的资源权衡，它是社会政治、经济和文化历史中的一部分，受制于政治也反映了政治。"

书中的资料主要来自于作者在长期临床和教学工作中的一些阅读笔记。如果要一一列出查阅过的书籍和期刊,恐有矫情炫夸之嫌。但要将这些杂乱而独立的资料整理成书,确也是一件繁琐而让人焦躁的事,就像是要从一屋子杂乱的堆放物中找出一些零件,来组装自己想要的一件玩具那样。所以本书关于骨折诊疗发展进程的描述,一些历史细节难免有遗漏或误读,我相信读者的任何指责与批评都应该是正确的。所以我在结尾借用帕雷在其专著中所说的那句话聊以自慰:"大可不必为此感到内疚,这只不过是用了其它蜡烛(candle)来点亮了这根蜡烛(taper)而已。"

当然这"烛光传递"远不及"薪火相传"宏大,读者若能从中窥见些许微光,便是对作者和出版社编辑团队的最好回报。感谢上海科技教育出版社副总编匡志强老师和编辑周彦呈老师的专业指导与耐心修改。从初稿的框架搭建到史料的核实校正以及文字的润色打磨,他们以专业而严谨的学术态度,为书稿的结构优化、语言的凝练准确、以及表述的规范学术等诸多方面,提出了很多宝贵建议,才使本书以更清晰的面貌呈现给读者。

梅 炯

2025 年 7 月 22 日